JN079872

ヒューマン・セクソロジー

改訂新版

HUMAN

生きていること、生きていくこと、もっと深く考えたい

SEXOLOGY

狛 潤一　佐藤明子　水野哲夫　村瀬幸浩

子どもの未来社

はじめに ——性を学ぶ視点に関して

　セクソロジー（Sexology）という言葉は、性教育について論じる時にようやく使われるようになりつつあるが、まだ十分になじみのある言葉になっているとは言えない。字句通り「性学」と訳すのが正しいのであろうが、いまのところ一般的には「性科学」と表わされているようである。

　『ヒューマン・セクソロジー』と題した本書は、性の科学と人間の性をめぐる事実・現実とを結び、"人間にとっての性"を幅広い視野でとらえなおすことによって、学生・市民の性的教養を深める学びのテキストとして編んだものである。

　近年わが国において、性に関して従来の考え方を根底からくつがえすような新たな動きがはじまっている。この背景には人権と性についての世界的な認識の変化という潮流がある。それは長く続いた性別二元論（世の中には男と女の二つの性別だけが存在するという論）と、異性愛絶対論という二つの柱が大きく揺らぎ、根本から問い直されようとしていることである。たとえば、世界の中には同性婚姻の合法化など新たな法的措置をとる国が次々と現れるということは、およそ20年前には考えられもしなかった変化である。これは性を宗教の下においたり、性に対する因習や差別・偏見が支配してきた歴史から、人間一人ひとりの権利としてその多様性を十分に尊重すべし、という考え方への底深い変化の始まりとして認識しなければならない。この変化を私たちは、性自認や性的指向のちがいを越えた、言わばジェンダー・セクシュアリティの平等※という観点から、人間の性をどう見るかという、新しい人間観につながる重要な課題としてうけとめたい。

※かつての男女平等という表現だけでなくジェンダー・セクシュアリティの平等という表現も意識的に使っていきたい。

　つぎに、今日、ジェンダーの視点から性暴力を考える時、被害の深刻さはますます大きく鋭くなっている。戦時下におけるレイプや性の強制はもとよりのこと、日常の社会生活、家庭生活、あるいは学校生活においてもセクシュアルハラスメント、DV、ストーカー行為など後を絶たない現状がある。こうした現状に対する法的対応の改革は当然であるが、教育においてもこうした問題の背景にあるジェンダー意識や両者の関係性（関係のあり方）に焦点を当て、一歩も二歩も踏みこんで学ぶことがいま切実に求められている。

　また、20世紀末から新たな人類的課題として突きつけられてきているHIV感染、あるいはその他の性感染症について、私たちは決して気を許してはならない状態が続いていることを認識しなければならない。たしかにHIV感染は薬剤の開発などによって基本的に死に直結する病ではなくなった。とはいえ感染者・患者は増加し続けており、"性生活習慣病"といわれるように、特殊、特別な病としてではなく日常性の中でとりくむ課題となった。この意味で、予期しない妊娠や人工妊娠中絶に対する対応と同様に、性にかかわる両者の関係性を見つめるうえで意味深い学びである。

　以上、本書のはじめにトピック的にいくつか取り上げてみたが、今日性について学ぶ上での重要な

視点として、多様性、科学性、関係性の三点を挙げておきたい。

　さて、人間として生きていくうえで、性をめぐる学習課題がこのように多面にわたって存在するにもかかわらず、わが国の昨今の性教育の状況はきわめて貧しいものと言わざるを得ない。その貧しさを生む理由として性＝本能とする、いわゆる性本能論があるのではなかろうか。この本能論は知性や理性の及ばぬものとして性を卑しみ、蔑む考え方につながることが多い。ならばその本能とは何かと問うた時、挙げられるのは種族維持本能であった。個体維持本能たる食欲と並んでの二大本能などと言われてきたのである。

　しかしすでに人間は性欲に基く性行為も、誰とどのように表現し合うかを、相手との関係に基いて自己決定する力を持つようになっており、その意味で種族維持（生殖）そのものも選択の対象としている。しかも、中には性的欲求を持たず、性行為をしない人生を生きる人もいるのである。

　さらに誰もが子どもを産み育てるわけでもない。つまり、人間の性は誰も彼も同じような本能の営みとしてではなく、その人の育ちや生き方そのものを映し出すほど多様で個性的で文化的な営みなのである。

　このように性について学ぶのは、それが人間にとって知的文化的な行為として営まれるものだからである。また、性について理解が深まるほど慎重でやさしい性行動がとれるようになるし、性の理解が乏しいほど無謀で自己中心的な性行動をとるようになるなど、性の学びの文化的意味をあらわしている。

　世界的にみると、こうした性への捉え方と教育の重要性こそ正当なものとみなされ、いくつもの国際的文書やガイダンス（指針）が示されるようになった。残念ながらわが国の性教育の現状は、国際的な潮流から考えるとかなり遅れた状態と言わざるを得ない。

　しかし子ども・青年・学生はもとより、大人・市民の間から性について学習する機会を求める声は切実なものになっている現実がある。社会における性の情報の氾濫や変転する風潮の中で、確かな学びへの期待の大きさを感ずる。

　この時期に私どもはセクシュアリティ（性と生のあり方）にかかわりの深い諸分野の先達の研究成果に導かれながら、次の時代を生きる人びとへのメッセージの意味も込めて、本書を刊行することにした。本書が活用されることによって、わが国における性文化と教育及び性をめぐる人間関係の充実発展にいくらかでも寄与できることを願うばかりである。

狛 潤一　佐藤明子　水野哲夫　村瀬幸浩

CONTENTS

Chapter Ⅱ　生殖をめぐる科学と人間関係……………47

Chapter Ⅲ 性愛（エロス）のゆくえ
──性の関係性を問いなおす……………89

ChapterⅤ　性と人権をめぐる現状・展望……………161

性の多様性と
ジェンダー・
セクシュアリティ平等

Section 1

性の多様性——性別について考える

　人間と性について考える本書の冒頭のテーマとして「多様性」をとりあげることには特別な意味がある。

　これまで長い間私たちは、性というと男と女のこと、性別と言えば疑うことなく男か女、その男と女は別々のもの、生理も心理も、もちろん性器も全く違う別のものというように考えてきた。元々 Sex という言葉自体が「切り離す」とか「切り分ける」という意味を持っていたことも、そうした思い込みを強化していたといえよう。

　いま、このことが根本的に問い直されるようになった。

　そこでいったい、性別は何によって生ずるのか、人間の性のあり方を考える上で根本的に大きな影響を及ぼすこの問題について、性の分化の過程を振り返りながら、その複雑さをたどってみたい。

❶ 性腺原基から精巣、卵巣へ

　人間の性別が決まる上で大きな役割を果たすのは、まず性染色体である。精母細胞が分裂（※Ⅰ-1-1）をしてX染色体をもつ精子とY染色体をもつ精子に分かれる。そのどちらの精子が卵子（X染色体）と結合するかによって性別が決まる。しかしXXの受精卵であればすべて女性になるのか、あるいはXYの受精卵がすべて男性になるのかというと、必ずしもそうではない。

　今日わかってきたことに、Y染色体上に精巣決定遺伝子SRY（※Ⅰ-1-2）があるかどうかが、性別を分ける重要な決め手だということがある。つまり、染色体はXXでも男性のようなからだ・こころ・性を持つ人、染色体はXYでも女性のようなからだ・こころ・性を持つ人がいるが、それはSRYの有無によるところが大きいのである。このことは何を意味しているのか。

　人間としての発生過程で、妊娠6週目ぐらいまで男女の違いはなく、性腺原基は卵巣にも精巣にもなる状態にあ

※Ⅰ-1-1 **性染色体の減数分裂**
出典：大島清著『性がここまでわかってきた』光文社

※Ⅰ-1-2
SRYとは Sex-determining Region Y のこと。

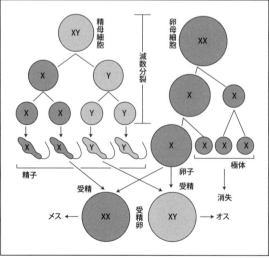

る。いわば未分化なのである。この性腺のもとになるものに対しSRYから指令が出されると精巣になり、出されないでいると卵巣になる。

　ところが稀にではあるが、性染色体がXXであっても「転座」と呼ばれるメカニズムによってSRYを持っているケース（XX男性）が生じたり、SRYが欠損したXY女性が生まれることがある。すべて原因がわかるわけではないが、こうした事情も含め、多様な性分化の可能性にまず思いを馳せてもらいたい。このSRYの有無による性腺原基から精巣・卵巣への変化が、性分化の第一段階である。

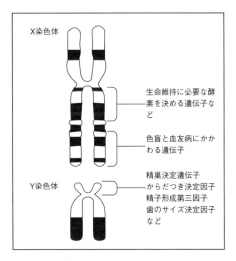

X染色体

生命維持に必要な酵素を決める遺伝子など

色盲と血友病にかかわる遺伝子

Y染色体

精巣決定遺伝子からだつき決定因子
精子形成第三因子
歯のサイズ決定因子
など

※I-1-3　性染色体の遺伝子地図
「人類が誕生した時、Y染色体とX染色体は同じぐらいの大きさと長さだったと考えられるが、現在ではX染色体には約1,098の遺伝子があるのに対し、Y染色体の遺伝子は約78と14分の1にまで減少してしまった」とあった。（石蔵文信著『なぜ妻は夫のやることなすこと気に入わないのか』幻冬舎新書より）。
その理由として、細胞が分裂してふえていく時、DNAが複製される最中に何らかの間違いが生じた場合、染色体が2本あるXXは、もう1本の染色体を使って修復できるが「オスが持つY染色体は1本しかないために修復がきかず、壊れたらそのまま放置される。このため人類が誕生して以来、Y染色体はすり減り、小さくなってきた」などと説明されていた。

　つまり、通常の場合、Y染色体上にあるSRYによって胎児の性腺原基は精巣に変化し、SRYがなければそのまま卵巣を形成するのである。

　ところで、このY染色体はX染色体と比較してずいぶん小さいばかりでなく、SRYを載せているだけでそれ以外ほとんど生命維持に役立つものを含んでいないといわれる（※I-1-3）。それに比べて、X染色体は「全遺伝物質の5％を含んでいる。そればかりかX染色体には細胞の生命維持に不可欠な酵素と蛋白質を決定する遺伝子がびっしりとつまっている。X染色体がなければ生命の灯がともらない」（大島前掲書）のである。ちなみに不分離減数分裂等による染色体異常（※I-1-4）の場合、XO（ターナー症候群）の

※I-1-4
XXYをクラインフェルター症候群、XXXをトリプロX、その他にXYY型というケースもある。XOは女性3,000人に1人、XXYは男性500人に1人、XXXは女性800人に1人程度、現われることがあるという。

※I-1-5-a　性別による罹病率の差

病気	対比
●男性	
動脈硬化症	2.5 対 1
呼吸器系のがん	8 対 1
脳溢血	多数
肝硬変	3 対 1
十二指腸かいよう	7 対 1
胃かいよう	6 対 1
筋萎縮症	ほとんど全面的に
心筋こうそく	7 対 1
肺炎	3 対 1
坐骨神経痛	大幅に
狭心症	5 対 1
膵臓がん	4.5 対 1
冠状動脈不全	30 対 1
痛風	49 対 1
血友病	100％
ヘルニア	4 対 1
震顫まひ（パーキンソン病）	大幅に
肋膜炎	3 対 1
壊血病	大幅に
脊髄ろう	10 対 1
●女性	
性器がん	3 対 1
甲状腺腫とそれによる眼球突出	6ないし8 対 1
甲状腺機能亢進	10 対 1
偏頭痛	6 対 1
骨軟化症	9 対 1
変形関節炎	3 対 1
胆のうがん	10 対 1
萎黄病（貧血症）	100％
胆石症	4 対 1
痔	多い
肥満	多い

※I-1-5-b　原因の大半が伴性遺伝子であって、ほとんど男性にしか認められない症状

中切歯の欠如
エナメル質形成不全（歯のエナメル層欠如）
汗腺形成不全（汗腺の奇形）
先天性白内障
赤緑色盲
先天性難聴
血友病
脳水腫
毛孔性角化症（皮膚の肥厚、脱毛）
僧帽弁狭窄（心臓の二尖弁の狭窄）
夜盲症
パーキンソン症候群
網膜剥離

※I-1-5-a,b
A.モンタギュー著『女はすぐれている』平凡社（出典：村瀬幸浩著『男性解体新書』大修館書店）

組み合わせでも生命維持に支障はないが、Yだけでは生命が成り立たないのである。

　ここに象徴されるような"生きる力の性差"ともいうべきことが、寿命の長さ、病気にかかる率のちがい（※Ⅰ-1-5-a,b）、暑さ寒さや飢えに耐える強さなど、すべての女性がすべての男性よりも、というわけではないが、一般的に両性の生命力の強さのちがいとして現われているといってよいだろう。"Yの悲劇"と評される所以である。

❷ 内性器、外性器の性分化

　SRYによって変化してできた精巣ではアンドロゲン（男性ホルモン）が作られ、分泌されるようになる（妊娠8週頃から）。その作用によってまず内性器の性分化が起こる（12週頃から）。男性の場合、アンドロゲンと合わせてミュラー管抑制物質が分泌されるので、ミュラー管（女性内性器に変わっていくもの）は消失（※Ⅰ-1-6）し、ウォルフ管が発達して精巣上体、精管、精のうなどに変化していくのである。これに対し、女性の場合はミュラー管が発達し、卵管、子宮、さらに膣の上部などの内性器を形成して（ウォルフ管は消失）いく。

　このような内性器の性分化に関して重要なことは、胎生期にはウォルフ管・ミュラー管をともに持っているということであり、アンドロゲンやミュラー管抑制物質の存在によっ

※Ⅰ-1-6
消失といっても消えてなくなるのではなく、繊維化するのである。

※Ⅰ-1-7　外性器の分化の図
出典：村瀬幸浩著『性教育のこれまでとこれから』大修館書店より一部改変

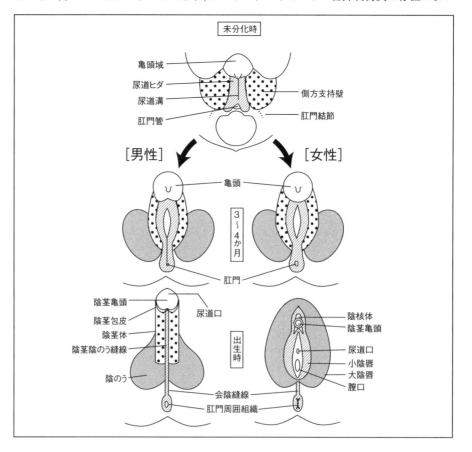

て男性の表現型を示すこと、それらが分泌されなければ女性型を示すということである。

さらに妊娠16週頃からアンドロゲンによる外性器の性分化が進んでいく。

男性の場合、ペニス（陰茎）、陰のうの形成がそれであり、アンドロゲンの作用のない場合は大陰唇、小陰唇、クリトリス（陰核）等、女性型の形成が進む。

男　性	女　性
ペニスの海綿体	クリトリス（陰核）の茎
ペニスの亀頭	クリトリスの亀頭
陰のう	大陰唇
ペニスの茎部	小陰唇
精巣	卵巣
尿道球と尿道海綿体	前庭球
カウパー腺	バルトリン腺

※I-1-8　骨盤内臓器（外性器も含む）の比較
男性と女性の臓器は発生上、相同性（同じ組織から発達する）と相似性（機能が似ている）を現わしている。
出典：ボストン女の健康の本集団著『からだ・私たち自身』松香堂を参考に作成。

こう見ていくと、内外性器はもともと女性型が基本であり、それに「特別な作用が適当な時期」にあった時にだけ男性型に変わっていくということが理解できるだろう（※I-1-7、8）。なぜそうなのか、それは母体内の胎児は胎盤や卵巣で作られたエストロゲン

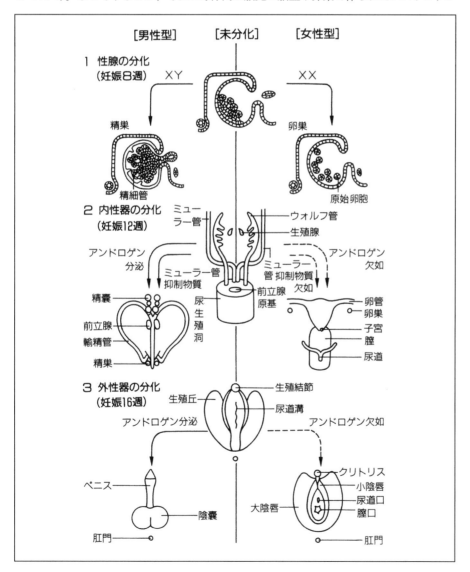

※I-1-9　胎児には三つの性器の分岐点がある
出典：大島清著『性がここまでわかってきた』光文社カッパサイエンス

をはじめとする女性ホルモンにさらされて成長しているために（女性ホルモンの海というべきか）胎児は女性型の性表現に向かいやすいのである。それゆえに、男性化するには、アンドロゲンなど強力な働きかけが不可欠なのであろう。

さらに前述した「特別な作用が適当な時期」に行われたか否かによって非定型な分化がすすむ可能性が生ずることがあることも記しておきたい。性の多様性を論ずる中に、この項を位置づけた意味はここにもある。

以上述べてきた性の分化、とりわけ性器の性分化についてまとめのような形で示したのが※図Ⅰ-1-9である。

③ 脳もまた性分化する

SRYの働きによって精巣がつくられ、精巣からの分泌物であるアンドロゲンによって内外性器が分化した。それで男性化が完成したかというとそうではない。性器の分化（※Ⅰ-1-10）を推しすすめたアンドロゲンは脳の性分化にも大きな影響をもたらすものである。

図（※Ⅰ-1-11）のように胎児期の8週〜24週の間に分泌されるアンドロゲンの作

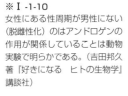

※Ⅰ-1-10
女性にある性周期が男性にない（脱雌性化）のはアンドロゲンの作用が関係していることは動物実験で明らかである。（吉田邦久著『好きになる　ヒトの生物学』講談社）

※Ⅰ-1-11　胎生期と新生期におけるアンドロゲンの消長
出典：新井康允著『脳から見た男と女』講談社

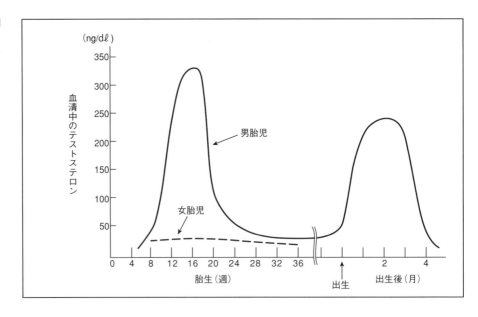

用によって脳の男性化がすすむと考えられている。また、出生後にも少し小さめの山がある。人間の場合もちろん実験するわけにはいかないが、動物実験によってこのことは証明されているようである。

この脳の性分化について重要なことは、これが遺伝子とは別個の問題だということである。つまり、ホルモン等による性器やからだの性分化と脳の性分化は無関係であるということ。このこともまた、性の多様化を考える上で重要なポイントとなる。即ち、分泌されるホルモンの量もさることながら、分泌される時期には「臨界期」といってある特定の期間に限って影響を受けるのであって、その期間を外れればいくら分泌

されても影響を受けないという性質があるということである。

　つまり、アンドロゲンが正常より多いとオンナの新生児でも脳はオトコ化し、逆にオトコの新生児であっても、ホルモン分泌の状況によってはオンナ化した脳を持つ可能性があるということである。そして場合によっては、遺伝子の性、性器の性と脳の性がずれてしまうことがあるのである。

　しかも脳の性分化はそこでまだ終わらない。「さらに生後4年間の"育て方"という文化的な要因によっても脳の性分化が影響を受ける。それからさらに4年間、8、9歳でいちおう脳が完成するまで性の自己認識（ジェンダー・アイデンティティ）は固定されない（※I-1-12）」（大島、前掲書）という。

　では、男性と女性の脳のちがいはどこにあるのだろうか。新井康允著『脳から見た男と女』によれば、「最近、左右半球を連結する線維束の大きな塊である"脳梁"の形に男女差があることが見つかった。…（中略）…脳梁全体の前後長では男女の差は認められなかったが、後部にあたる膨大部の形に男女差があり、女の方が球状をなし、男のものは円柱状で、あまりふくらんでいない。膨大部の部分だけの長さは女の方が長く、断面積も女の方が大きいことがわかった」とある。これは言語機能なども含めて大脳皮質の側性化の程度と関連する現象かもしれない。

　さらに両性の脳の性差について、性的欲求に直接影響する可能性のある点で「性的二型核」（※I-1-13）について紹介しておこう。これは大脳辺縁系の視床下部に位置するいくつかの核（小さな脳）のうちの前群のひとつである。この前群は性欲を生み出しそれを調節する性欲中枢の中心といわれるが、この大きさの男女の容積差がほぼ2対1であるというのである。この形態的性差は生後も続き、4歳になって終了するとある。また、サルによる実験の結果

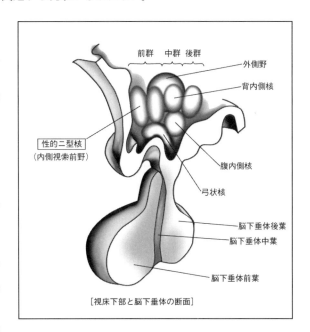

前群　中群　後群

外側野

背内側核

性的二型核
（内側視索前野）

腹内側核

弓状核

脳下垂体後葉
脳下垂体中葉

脳下垂体前葉

［視床下部と脳下垂体の断面］

※I-1-12
大島清の前掲書によると性心理的発達に伴う脳への刻印を「ラブマップ」（性意識の脳地図）と呼ぶが、その土台は胎内でつくられるにせよ性欲中枢の形態的変化は4歳まで続き、さらにラブマップは8歳まで環境によって修飾（影響）を受ける、という。

※I-1-13　性的二型核
新井康允の前掲書には「膨大の部分は、後頭葉、側頭葉、頭頂葉からの線維が主として通っていると考えられる。ことに後頭葉からの視覚の情報は空間認識や言語機能にとって重要なものであり、この種の情報を左右半球で交換する回線が女性の脳の方が男性の脳よりも多いことになる。空間認識や言語機能の特殊分化が男女で差があり、男性の方が左脳あるいは右脳への集中化の度合が強いことを考えると、膨大の線維の数は機能の『側性化』の程度と反比例するように見える」とある

として、性的な関心や性的欲求を触発された後の実際の性行為のときに興奮するのは、オスの場合は背内側核であるのに対し、メスの場合は腹内側核であるらしいと大島清著にはある。

　ホルモン研究、脳研究など、いずれも最新の分野であり、まだまだ確定されていなかったり、今後の研究によって新たに発見されることも多いにちがいない。そして、そうした研究を通じて人間への理解はますます豊かなものになっていくであろうが、すでに

明らかになってきていることは、性器も脳も「分化」していくものであること、そして、分化の程度によって100％の男性も100％の女性も存在しないということである。しかも、人間はホルモンによって行動が決められるわけではない。視床下部や内分泌系の働きを大脳・前頭連合野によって、統轄し行動化していくのである。つまり、生まれた後の学習や経験によって、さらにさまざまに個性化されていくということである。

❹ さらに複雑な性分化のしくみ

これまで述べてきたように、性分化にとってアンドロゲンの有無が決定的に大きな意味を持っているが、同時にホルモンが分泌されればすべてその通りにいくのではない。分泌の時期、量そして受容体の存在と感応の力によってその作用は大きく影響を受けるのである。このような分化をめぐる複雑なしくみとその影響が実際の人間にどういう形で現れることがあるのか、麻生一枝著『科学でわかる男と女になるしくみ』(ソフトバンククリエイティブ刊) から紹介してみよう。

◆「完全型アンドロゲン不応症」の遺伝的男児の場合

遺伝的には男性であるが、アンドロゲンがつくられなかったり、アンドロゲンへの感受性がなく、脳は女性になったと予測される。外見は明確に女性であるが卵巣はなく、内性器も短い膣以外、子宮や卵管もなく、当然月経もない。しかし、心の性も女性なので性別に対する違和感もなく普通に女子として育つ場合が多いとあった。もっとも思春期になっても月経が始まらないことから、医師の診断を受けて、自分の性の事実を知ることによる混乱と苦悩は思いに余りあるが、それを乗り越えて女性として生きている、と同書にはあった。

◆「部分型アンドロゲン不応症」の遺伝的男児の場合

前述の「完全型」とは異なり、アンドロゲンへの感受性はあるが、それが標準レベルよりも低い場合がこれである。精巣のアンドロゲン分泌機能に問題はないが、未分化の外性器の細胞はアンドロゲンに十分反応しない。つまりアンドロゲンがフルに働かないために、未分化の外性器は非定型か女性型になるというのである。女性型になるといってもその度合いはさまざまである。この場合の性自認は男性、女性、不明と分かれており、中途で性別変更する人もいるという。

◆「先天性副腎過形成」の遺伝的女児の場合

性ホルモンは主に精巣・卵巣から分泌されるが、それ以外に副腎からも分泌される。この女児の場合は副腎からアンドロゲンが過剰に分泌されたために性器がさまざまな度合いで男性化されるケースである。この場合卵巣と女性型の内性器を持ち二次性徴も表れるので、幼いうちに適切な治療を受ければ妊娠する可能性もあるため女子として育てられることが多い。しかし、外性器の男性化の度合いが高い場合、先天性副腎過形成と気づかれないまま男子として育てられることもあるという。

　このように、個々の子どもが将来どのような心の性を発達させていくかは、外性器の見た目からでは予測できないと言わなければならない。

　性別の基本となる性染色体がXX、XYであっても、決まりきったような女性男性として成長するわけではないということを、上記の3ケースから考えてもらいたいと思い、紹介した。そして性分化がアンドロゲンの分泌の程度の違いによって、また内外性器と脳がアンドロゲンに対して反応する臨界期及び、それぞれの感応力のちがいなどによって、実に多様になることを理解してほしい。

　さらにすでに述べたようにXO、XXY、XXX、XXYYなどなど染色体の組合せもさまざまあることを考えれば、男といえ、女といえ人間は一人ひとりが違う（同じ人間はいない）ことを当たり前のこととして受け入れることができるであろう。科学的解明がすすめばすすむほど人間の多様性とそれゆえに一人ひとりの存在の豊かさ、かけがえのなさに気づかされるのではないだろうか。

　ところでわが国では、こうした非定型の性的特徴を持った人たちは「半陰陽」とか「両性具有」あるいは「男でも女でもない性」などと言われてきた。Intersexual、つまり男と女の間の性、「間性」などとも表現されていた。しかし、それらの表現には差別性がうかがわれるとして、Disorders of Sex Development の訳を「性分化疾患」と統一して呼称するよう指示された。しかし dis-order の意味する「障害」とか「疾患」の表現にも異議が出されている。

　ヨヘイル（日本性分化疾患患者家族会連絡会：ネクスDSDジャパン）の論考によれば「医学では──」と条件付けした上で、性分化疾患との呼び方はあるにせよ、一般には DSD を Differences of Sex Development= 性に関する様々なからだの発達状態と表すのが望ましいと提起している（『季刊セクシュアリティ』No.72 参照）。また麻生は前掲書の中で、Variations of Sex Development= 性分化多様性を使うべしとの主張が出されていることを紹介している。

　言葉というのは多くの人たちが事がらの本質を理解する上できわめて大切なものである。と同時に、当人が自分の気持ちにもっとも適する表現であるかどうかということも重要な問題といわなければならない。

　性器、性腺、性染色体の分かれ方は決まりきっておらず、70種類以上の組み合わせがあるとされるが、重要なのは性器の状態が男女のどちらに近いかということではなく、自分自身をどのような性的存在として認識するのかということである。

　性別についてあらためて深く考えてみたい。

❺　性自認と性的指向

　この2つの言葉は、性に関する人間の状態を表わす全く意味の異なる概念である。しかし、わが国ではこの2つのことについて、明確に区別せず混同して使われる傾向が依然としてある。それゆえに、ヒューマン・セクソロジーを学ぶ上での基本的なテーマの1つとして正しく理解したい。

　性自認（Gender Identity）とは、自分を男性と思うのか、女性と感じるのか、つまりどのような性別に帰属していると意識するかを表わす概念である。生物学的な性を「からだの性」というのに対し、性自認を「こころの性」と表現することもある。一般にはこの両者は一致していることが多いが、なかには一致していない人がいて「からだの性」に基いて生活させられることにストレスを感じることになる。これを今日では「性別違和」（Gender Dysphoria）と言い表わすようになった（※Ⅰ-1-14 参照……この表で読みとっておきたいことは、一般に考えられているよりもずっと早い年齢で性別違和感を自覚していることである）。

※Ⅰ-1-14　性別違和感を自覚しはじめた時期
MTF：心は女性、体は男性、FTM：心は男性、体は女性
出典：教育医事新聞、2011年4月25日、中塚幹也氏へのインタビュー記事より

	全症例（n=1,167）	MTF（n=431）	FTM（n=736）
小学入学前	660（56.6%）	145（33.6%）	515（70.0%）
小学低学年	158（13.5%）	67（15.5%）	91（12.4%）
小学高学年	115（ 9.9%）	56（13.0%）	59（ 8.0%）
中学生	113（ 9.7%）	74（17.2%）	39（ 5.3%）
高校生以降	92（ 7.9%）	77（17.9%）	15（ 2.0%）
不明	29（ 2.5%）	12（ 2.8%）	17（ 2.3%）

　わが国では長い間、その人の性別は出生時の外性器の形（からだの性）で判定し、それに基いて割り当てられ、提出され記載された戸籍上の性別は生涯、変更を認められなかった。そのために性別違和感を覚える人は奇人、変人扱いされたり、おとしめられたりした。また、そのような差別扱いを避けるために違和感を隠し、こころの性を封じこめて自らを装いつつ不本意な人生を生きていたのである。

　これに対し、性的指向（Sexual Orientation）はどのような性の相手に恋愛感情や性的欲求を持つのか、その方向性を指す概念である（※Ⅰ-1-15）。

※Ⅰ-1-15
「これ以外にもさまざまな名づけがなされています。」と補足されている。（『季刊セクシュアリティ』No.72　渡辺大輔の論考より）

（性自認に対し）異性が好きな場合	異性愛（ヘテロセクシュアル）
（性自認に対し）同性が好きな場合	同性愛（ホモセクシュアル） 男性…ゲイ＊同性愛全般を表すこともあります。 女性…レズビアン
両方に恋愛感情を抱く	両性愛（バイセクシュアル） ＊両性に同等に惹かれる場合やどちらかに比較的強く惹かれる場合などがあります。
「男／女」などの枠組みを気にしない	全性愛（パンセクシュアル）
誰に対しても恋愛感情や性的欲望をもたない	無性愛（アセクシュアル、Aセクシュアル） ＊性的行為だけ無関心や、「付き合うこと」に無関心な場合もあります。

　性愛の対象が誰に向かうのか、それは当人の自由と人権の問題であることは今日では当然と思われるようになった。と言いたいところだが、まだまだそうは言い切れない現状がある。その背景には実に長い間、同性を愛するという理由だけで、無数ともいうべき多くの人たちが迫害され、社会的諸権利を奪われ、時には殺されたりしてき

た（現代でもイスラム教国など同性愛を犯罪としている国の方が、むしろ多数であるという現実がある）。その主な理由は性否定の宗教的倫理観にあった。

　性の快楽を人間世界の混乱、堕落、腐敗の根源と考え、これを罪悪とした宗教は、しかし「子産みの性」だけは認めざるを得なかったし、むしろ礼賛さえした。その結果、男と女の、婚姻関係内の、若い、子産み・子育てが可能な性のみを「是」とし、子産みにつながらない性は「価値なきもの」「罪」とした。

　このような考え方、社会環境の中で人びとの意識の中に Reproductive Bias ＝性を生殖においてのみ正当とする偏見、が「常識」として植えこまれていったのである。

　その後時代が経過し、人権思想の深まりや長いあいだの当事者たちを中心とした闘いや運動によって、今日ようやく同性婚を承認する国がふえてきた。あわせて、必ずしも婚姻関係に結びつかない性も容認されたり、また高齢者の性もむしろ望ましいことと考えられるようになったりしている。さらに障がい者の性や結婚について、これを支えていこうという考え方も広がっている。

　性的指向による差別、抑圧からの解放は、生殖のみを正当とした性のあり方から快楽としての性もまた正当とする視座をしっかりと据えたという点で画期的である。

　この性自認や性的指向をめぐる世の中の変化がジェンダー・セクシュアリティの平等にどのように影響を与え、どのような動きがおきているかなどについては次の section でくわしく扱いたい。

❻　「〜らしさ」のとらわれ、呪縛

　性の分化を考えるこの項のしめくくりとして、男らしさ女らしさについて考えてみよう。いま国語辞典で「男らしい」を引いてみると「容姿・性質・態度などがいかにも男性という感じである」とあり、「女らしい」には「容姿・性質・態度などがいかにも女性という感じである」とあった（『明鏡国語辞典』大修館書店刊）。かつての辞書には「男らしい」を「男にふさわしい立派なさまであること」、「女らしい」を「しとやかでやさしく、いかにも女としてふさわしいこと」などと対比して解説されていた時代もあったことを考えると、まさに昔日の感がする。たしかに今日、男らしい、女らしいという言葉の意味のちがいを表わすことは難しいというか不可能であろう。「いかにも男性という―」とか「いかにも女性という―」という説明には「にも拘らず、男と女は同じではない」ということをどう言い表したらいいのかという苦渋がにじんでいるようにも思われる。

　そこでこれまで、「女らしさ」「男らしさ」という言い方でどんなことが言われ、イメージされ常識づけられてきたのか、そしてそれが、その時代を生きる人びとにどのような影響を及ぼしてきたのか振り返ってみたい。

　「女らしさ」とは何か。それは人によってさまざまにイメージされるであろうが、一般的にいえば「やさしい、受動的である、弱々しい、細やかなことによく気がつく、辛抱強い、出しゃばらない、世話好きである」などがよく挙げられる。辞書にはかつ

て「しとやかでやさしく、いかにも女としてふさわしいこと」とあった。マイナスイメージ（先ほど述べたものがプラスイメージだというわけではないが）を列挙すると「感情的である、ぐちっぽい、めそめそする、嫉妬深い」……そんなのは男にもたくさんいるが、ひとまず"一般的に"そういわれてきたのではないかということで紹介してみた。そしてそういわれるとすぐさま、その一つひとつに反論が出てくるのはなぜか。それはすべてがそうだとはいえないにせよ、基本的に女らしさという言葉でその人の個性を"抑圧"しようとしてきたからだと思われる。女性が人間として伸び伸びと自由に生きようとする芽を抑え込むメッセージが、「女らしさ」であったのではないか。力によって抑え込まれた結果が「ぐちっぽい、めそめそする、……」ではなかったか。

いま大きな時代の変化の中で、女性の人権が叫ばれるようになり、「女らしさ」をあからさまに強制されたり押しつけられることは少なくなった。「女らしさ」の強要によって抑圧と差別が行なわれてきたからである。

さて、こうした「女らしさ」に比べ、男性にとっての「男らしさ」はどんな意味を持っていたのであろうか。先例にならって、そのイメージを並べ挙げてみよう。かつての辞書には「男にふさわしい立派なさまであること」とあった。立派なさまとは何か。思いつくまま書き連ねれば、次のようになるだろう。たくましい、強い、活動的である、我慢強い、粘り強い、決断力がある、実行力がある、理性的である、サッパリしていて物事にあまりこだわらない、リーダーシップがとれる、たのもしい、恐がらない、勇気がある、包容力がある、ぐちや泣き言をいわない、明朗快活である、スポーツが得意である……「女らしさ」に比べると、書き出したらキリがないほどである。人をほめる形容詞はほとんど「男らしさ」を表わす言葉と重なっているといってよい。"荒っぽい"などという本来批判されるべき表現も、男性に対しては積極的に肯定されることもあったりするほどである。

こうした数々の賛辞に彩られた「男らしさ」を、それでは実際に体現できる男性が果たしているのであろうか。いるはずがないのである。絶対にいないとはいえないが、いてもそれは極めて稀有なる存在であって、圧倒的多数の男性はそれらの「男らしさ」に該当する資質と能力をほとんど、あるいはほんのわずかしか持ちあわせていない。しかし、男性は女性のように、その「らしさ」を拒否しにくいし、まず拒否できないのである。なぜか。それは"男らしさ"の期待には"抑圧"ではなく、"激励のメッセージ"が込められているからである。そして男の子は、生まれて間もなく物心つくころから、親から家族から、学校でも社会からも「男らしく生きる」ことを求められ続けるのである。そうした中で男の子には、いつの間にかそれが周囲からの期待であると同時に、より強い形で"自己期待"として意識されていくようになる。ここに「らしさ」の期待が女性よりも、より深く男性にとってのとらわれ（呪縛）となる可能性が生まれる根拠がある。

この"自己期待"に自ら応え得ないことに気づき始めるのが思春期である。人（他の男性）との比較において、また自らイメージする理想たる"男らしい男"と比べて、自分は劣っているというコンプレックスを大なり小なり、ほとんどの男性は引きずりながら生きるようになるといってよいだろう。

　このように、実は男性への激励のメッセージであるはずの「男らしさ」の期待も、大多数の男にとって抵抗しがたいほどのプレッシャーとして、「抑圧」に転化し、自身を苦しめることにつながる可能性があるのである。実際に「〜らしさ」の重圧も手伝ってひきこもり、うつ、あるいは自死（殺）にいたるケースが、全年齢にわたって男の方に多いなど、このことを裏付けているのではあるまいか。

　考えてみれば、出生直後「男の子なの？」「女の子ですか？」という性別確認から始まって、着るもの、言葉づかい、遊び、髪型、玩具、絵本などなど、すべてといっていいほど男の子向け、女の子用の文化が待ちうけている。ジェンダー・ロールを「性別役割」と言い表わすのも、性別によるちがいは本来固定的にすべての子どもに備わっているものではなく、基本的にその社会の文化のあり様によって育てられるものと考えるからである。つまり本来の性のちがいは雌雄の別（生物としてのちがい）、すなわち、男＝妊娠する可能性がない、女＝妊娠する可能性を持つ、それこそが社会のちがいを超えて生きものとして一般的に備わっている、唯一の生殖の機能差である。

　ところが妊娠する可能性を持つ性である女性だから、産んで育ててその子の養育の担い手となるのが自然であり、そしてそれこそが「母性」であるというような考え方が長い間、疑うべくもない"常識"とされてきた。そしてまた、それに対応するように、男性の役割（妻、そしてその子の生活と安全を守ると同時に、これを支配する権利を持つというように）もまた、固定化されてきた歴史が続いてきた。

　これは決してすぎ去った時代の出来事ではなく、現代においても多くの女性、男性を苦しめている性別に対する思いこみ、偏見と言わねばならない。と同時にそれは個人の意識の問題ではなく、社会における性別観、性別に対する扱い方、扱われ方の問題であることを忘れてはならない。

　この項ですでに学んできたように、人間は発生から誕生、及びその後の育ちの過程で分化していくものである。しかも2つの性に明確に分割され、どちらかに完全に属するのではなく、連続性の中でいずれかにわずかに傾斜しつつ、その位置を占めているというべき存在である。このことは Gradation（徐々なる変化）と言われている。これを右記の2つの図（※I-1-16-a,b）によって考えてみよう。

　いま左端に100%の女、右端に100%の男を仮に

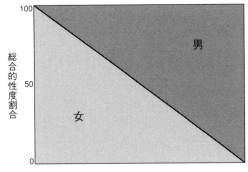

※I-1-16-a　1人の人間の中の女性要素と男性要素
出典:『Quark』1983年11月号、講談社

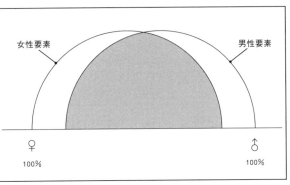

※I-1-16-b　グラデーションとしての性（gradation）

置いてみると、ほとんど大多数の男と女は重なり合った部分に散在するのである。その意味では男らしい女、女らしい男がさまざまに存在すると考えるのが、むしろ当たり前で自然ということになる。そして男は右、女は左に寄らなければならないとされればされるほど、自己抑圧が強くなり"偽りの自分"を生きることになるのである。

　我々は性別社会に生きている。しかし異なった性とはいえ、もともとのちがいは極めて限定されたものであり、ちがうちがうと思っていることの多くは文化的社会的につくられたものといってよい。

　またもともとのちがいはあるにせよ、それを理由にして差別や格差をつけたり、上下・優劣という関係を是認することなどあってはならない。

　性の多様性についての学びによって一人ひとりの違いを個性として対等に尊重しあう豊かな関係づくりにつながる考え方と力を身につけたいものである。

（村瀬幸浩）

〈参考・引用文献〉

『科学でわかる男と女になるしくみ』　（麻生一枝、ソフトバンククリエイティブ）

『性がここまでわかってきた』　（大島　清、光文社）

『アダムとイヴの科学』　（熊本悦明、光文社）

『子づくりの博物誌』　（碓井益雄、工作舎）

『図解雑学　ジェンダー』　（加藤秀一ほか、ナツメ社）

『男性解体新書』　（村瀬幸浩、大修館書店）

『好きになる　ヒトの生物学』　（吉田邦久、講談社）

『脳から見た男と女』　（新井康允、講談社）

『季刊セクシュアリティ』No.72　特集「性教育実践のためのキーワード51」（エイデル研究所）

Section 2
ジェンダー・セクシュアリティ平等

　この Section 2 では、人間がこれまで性の意味をどのように捉えてきたのかを振り返り、現在の到達点をつかみ、人間と性の未来を展望することをめざす。

　本書の 12 ページに、「これまで長い間私たちは、性というと男と女のこと、性別と言えば疑うことなく男か女、その男と女は別々のもの、生理も心理も、もちろん性器も全く違う別のものというように考えてきた」とある。

　その考え方を見直すべく、「性の多様性」をあえてこのテキストの冒頭のテーマとして取り上げたのであるが、性の多様性について学ぶときに、必ずと言っていいほど「多様な性は『自然の摂理』に反するのではないか？」という疑問が出される。このような疑問は、人間の性を見つめなおす上で大切な意味を持っている。そこでまず、自然界における性の実態を概観していく。

❶　自然はオス・メスだけなのか

　前述したように、「性」とは、雌雄の別、メスとオスの別、男女の別であると考えられがちである。

　しかし、生物学における「性」とは、「同種の異なる個体内で遺伝子情報を混ぜ合わせてゲノム（＝ある生物のもつすべての核酸上の遺伝情報のこと）を再編成すること」（※Ⅰ-2-1）であり、オス・メスの別だけにとどまる概念ではない。

　「性」と同一視されることの多い「生殖」は、「個体が自己と似た個体を再生産すること」である。「性」と「生殖」は密接な関係にあるが、生物学的には異なる現象であることを確認しておこう。

　「生殖」に「性」が必要ではない生物もいる。これらの生殖は「無性生殖」と呼ばれ、遺伝情報の混合を伴わないものである。単細胞生物の多くは細胞分裂によって個体を増やす。多細胞生物の場合は、体が大きく二つに分裂して個体を増やす。

　「性」を伴う生殖は「有性生殖」と呼ばれ、遺伝情報の混合を伴う。有性生殖を行う生物の性について見てみよう。

　これらの生物における性は、実に多様であり、決してオス・メスの二つの性別にとどまらない。

　38 種類もの「性」を持つ生物がいる。ユープロテス・クラッサス（Euplptes Crassus）という種の「繊毛虫」（原生動物）である（※Ⅰ-2-2-a）。

　7 つの性（接合型）を持っている「テトラヒメナ・サーモフィラ」という繊毛虫のケースで、接合型と

※Ⅰ-2-1
安部眞一・星元紀共編『シリーズ 21 世紀の動物科学　4　性と生殖』培風館

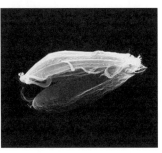

※Ⅰ-2-2-a　ユープロテス・クラッサス
ここでいう「性」は、厳密には「接合型」というものである。

生殖の関係をみてみよう（※Ⅰ-2-18-b）。

※Ⅰ-2-2-b　テトラヒメナ・サーモフィラの７つの性（接合型）

「＋は接合が行われることを、－は接合が行われないことを示す。接合が２種類であっても、38種類であっても、同じ型どうしはふつう接合しない。ちがう型どうしで接合することで、新しい遺伝子の組み合わせが生まれる。」

出典：『Newton』別冊『男性か女性かを決める　XY染色体の科学』株式会社ニュートンプレス発行　2013年

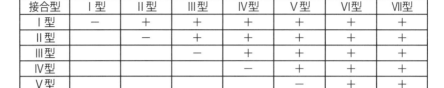

接合型	Ⅰ型	Ⅱ型	Ⅲ型	Ⅳ型	Ⅴ型	Ⅵ型	Ⅶ型
Ⅰ型	－	＋	＋	＋	＋	＋	＋
Ⅱ型		－	＋	＋	＋	＋	＋
Ⅲ型			－	＋	＋	＋	＋
Ⅳ型				－	＋	＋	＋
Ⅴ型					－	＋	＋
Ⅵ型						－	＋
Ⅶ型							－

※Ⅰ-2-2-c　ウミウシ

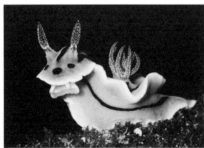

※Ⅰ-2-2-d　クマノミ

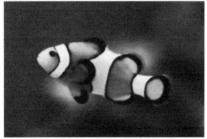

※Ⅰ-2-2-e　アカウミガメ

例えばアカウミガメ。卵を温める砂の温度でオス・メスが決まると言われている。温度が29℃より高いとメス、低いとオスが生まれることが多く、ほんの２～３℃の違いで、全てがオスかメスの一方になることもある。また、同じシーズン中でも産卵される時期や地域によって、オス・メスの割合が大きく変わった例も知られている。

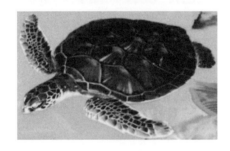

※Ⅰ-2-3

従来これら「生殖に結びつかない性行動」は、「異常行動」と解釈されることも多かったが、野生条件下でも決してまれではないことがわかるにつれて、「性行動を生殖とのかかわりによってのみ定義することが困難になっている」ととらえられるようになっている。（安部眞一・星元紀共編　前掲書）

また、一つの個体でオスとメスの二つの性を持つ生物がいる。ウミウシ、カタツムリ、ミミズなどである。一個体で自家受精することも可能である（※Ⅰ-2-2-c）。

魚類には中途で性が転換するベラやクマノミなどの種が知られている。タイ科のキダイも成長するにつれて性転換をする（※Ⅰ-2-2-d）。

さらに、温度によって性別が決まる生物がいる。ある種のカメ、トカゲなどである。これらの種では、卵が産み落とされた場所の温度が性別を決定する（※Ⅰ-2-2-e）。

性行動においても、多様な姿を見ることができる。

生殖と直接結びつかない性行動（たとえば同性間における相互交渉、手や口など生殖器でない身体部位を使って他個体の性器を刺激する行動やマスターベーション、未成熟な個体による性行動など）は、ヒト以外の動物、特にヒトに最も近い霊長類のあいだで広く見られることが知られるようになってきた（※Ⅰ-2-3）。

自然界における性の姿は、私たちの想像を超えた多様さと変化に満ちている。このような事実を知ることで、「多様な性は『自然の摂理』に反するものではないのか」などの疑問は解消されることと思う。

❷　「人間と性」に関する認識のあゆみ

　人間は、長い間にわたって性とは何かを考え、どのような意味を持つのかを捉えようとしてきた。この節では、人間の性に対する認識がどのように深まってきたのか、その歩みを駆け足でたどる。

(a)　人間の性＝セックス

　極めて古くから20世紀前半まで、人間の性は英語では単に「セックス（sex）」としてだけ表現されていた。これは、からだの性別を表していたが、同時に「男らしさ」や「女らしさ」のことも意味していた。「男らしさ」や「女らしさ」というものは、からだと同じく、男女それぞれに生まれつき備わっているものと考えられていたのである。「ジェンダー（gender）」という単語は、名詞などの性別を意味する文法上の用語であった。

　模式図①は、性というものを大きな円で表している。ある時代まで、性はすなわち「セックス」そのものであった。

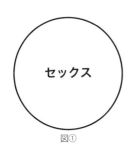

図①

(b)　人間の性を「セックス」と「ジェンダー」としてとらえる

　1960年代末の第二次フェミニズム（※I-2-4）以降、セックス（生物学的な性差）とジェンダー（社会的・文化的性差・性別役割）を区別する考えが生まれた。

　もともとは文法上の用語であった「ジェンダー」という語に、フェミニストたちは新しい意味「社会的・文化的性差・性別役割」というものを盛り込んで、人間の性に関して新しく使いはじめたのである。そこには「現実社会には、セックスとは違う、作られる性＝ジェンダーがある」という主張がこめられていた。

　また、セックスとジェンダーを分けることには、セックスが生まれながらのものであるのに対して、ジェンダーは社会・文化的に作られているのであり、変えることができる、という気持ちもこめられていたといえる。ただし、この当時（1960年代末から1980年代ころまで）は、セックスの差異（男と女）は「本質的なもの」と捉えられていた。

　模式図②は性をセックスとジェンダーに分けて捉える考え方を示したが、セックスとジェンダーとの差異が固定していることと、セックスの差異（男と女）を「本質的なもの」として捉えていることを実線で表した。

　フェミニズムを反映した学問研究の進展や、これまでの知的枠組み自体を問いなおす哲学研究の深化などによって、ジェンダー論の研究も発展した。

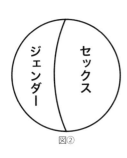

図②

(c)　セックスとジェンダーの関係を問い直す

　これらの研究を通じてはたして、セックスが「本質的な」存在であり、ジェンダー

※I-2-4
フェミニズム（feminism）とは、性差別を廃止し、抑圧されていた女性の権利を拡張しようとする思想・運動、性差別に反対し女性の解放を主張する思想・運動などの総称。フェミニズムを主張する人のことをフェミニストと呼ぶ。
19世紀以来の、女性の参政権や高等教育権獲得を主要な獲得目標とした第一次フェミニズムに対して、1960年代から70年代にかけての「ウーマン・リブ」とも呼ばれた運動を第二次フェミニズムと呼ぶ。この運動がもたらしたものの一つが、ジェンダー概念の確立である。

28

※Ⅰ-2-5
1980年代後半、J.W.スコット（1941〜）はジェンダーを「肉体的な差異に意味を付与する知」と規定した（『ジェンダーと歴史学』平凡社ライブラリー 1992年）。「肉体的な差異に意味を付与する知」とは、平たく言えば、セックスを見る「視点」である。スコットは、知（認識と言ってもよいだろう）としてのジェンダーがセックスをどうとらえるか、どういうまなざしを持つかによって、セックスの意味内容も変わってくるということを指摘した。

※Ⅰ-2-6
ジュディス・バトラー（1956年〜）は「ジェンダーは、それによってセックスそのものが確立されていく生産装置のことである」と指摘した。（『ジェンダー・トラブル』青土社 1999年）。「生産装置」という語は難解だが、「知的操作という行為」と言い換えてもいいだろう。
バトラーは、スコットがジェンダーを「肉体的な差異に意味を付与する知」と規定したことを踏まえ、さらに一歩踏み込んで、「ジェンダー」という「知的操作」そのものが、「セックス」を「つくり出す」と述べたのだった。そして、これまでの「セックスこそが本質である」という捉え方を鋭く批判し、ジェンダーとセックスの関係を転覆させた。

※Ⅰ-2-7
International Planned Parenthood Federation：IPPF 民間の家族計画と人口問題を社会学と医学の両面から研究している団体。1952年設立。本部はロンドン。世界保健機関、国連児童基金、国際労働機関、国連食糧農業機関、国連教育科学文化機関（ユネスコ）など国連の実務機関が協力している。国連の諮問団体のひとつである。

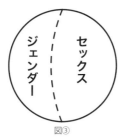
図③

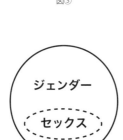
図④

はそれに付随するものなのか、セックスとジェンダーの関係は固定的なものなのか、それらが問われはじめたのである（※Ⅰ-2-5）。

模式図③は、セックスの意味内容が変化するということ、すなわちセックス（男と女の差異）が「本質的なもの」ではなくなっていること、およびセックスとジェンダーの境界が揺れ動くものであることを点線であらわした。

(d) セックスもジェンダーによって作られる

1990年代に入ってからのジェンダー理論の進展は非常に大きかった。

「セックス」という概念も、実は、社会的・文化的なジェンダーの規範に縛られて作られている、ということを明らかにしたのだった（※Ⅰ-2-6）。

模式図④はそのことを図示したものである。

今日では、「セックス」と「ジェンダー」は、人間の認識の歩みを反映して、非常に多様な意味内容が盛り込まれる言葉となった。

整理しておこう。

IPPF（国際家族計画連盟）（※Ⅰ-2-7）のセックスとジェンダーに関する定義を紹介する。この定義を、現段階での最大公約数的な共通認識としておきたい。

◆「生物学的性差　sex」

「ヒトの女性と男性を定義する生物学上の特性。一連の生物学的特徴は、男女を区別する結果になりがちだが、双方の特徴をもった個人もおり、男女の違いは互いにきっぱり分けられるものではない」

◆「ジェンダー　gender」

「男性または女性であることに関連づけられる生物学的、法的、経済的、社会的、文化的属性と機会をいう」（『新版　IPPF セクシュアル／リプロダクティブ・ヘルス用語集』 2010年）

(e) 大切な概念——セクシュアリティ

人間の性を考える上で、欠かせない重要な概念として「セクシュアリティ」がある。ジェンダーとセックスが、多数の人びとの集合的な現実を指す概念であるのに対して、セクシュアリティは、どちらかというと、個人の中にある性のあり方に注目した概念だということができるだろう。

日本社会では明確に意識されていなかった概念のため、要約も翻訳も極めて難しい語であるが、日本語で言うなら、「性と生（生と性と表現する人も）」あるいは「性のあり方の総体」ということになるだろう（本書の「はじめに——性を学ぶ視点に関して」では「性と生のあり方」としている）。

❸　セクシュアリティの基本的な特徴──多様性

　セクシュアリティを少なくとも 4 つの面から見ていくと、それぞれがどれほど多様であるのかを理解しやすいだろう。性自認と性的指向については Section 1 でも触れたが、ここでは、身体の性や性的表現についても図示してみた。

生物学的な性（身体の性）（※ I -2-8）（これ以外にとても多くの体の状態がある）

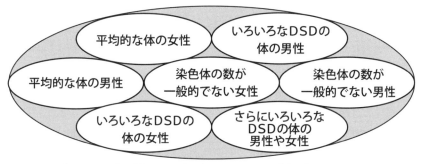

＊それぞれの楕円で示した体の状態は一人ひとり違っており、それを「グラデーション」としてとらえ、
　表現することもできる。

性自認（自分の性別を何であると考えるか）（※ I -2-9）

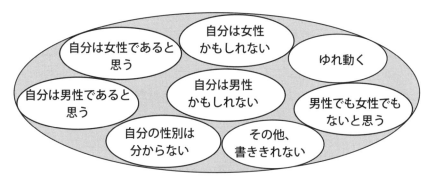

性的指向（自分の恋愛や性愛の対象とするのはどんな性別、どんな存在か）

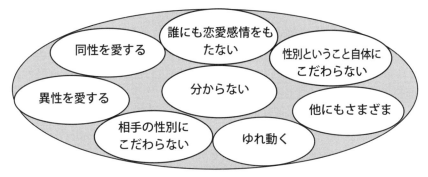

＊異性愛（ヘテロセクシュアル）に対応する言葉は、同性愛（ホモセクシュアル）である。
＊「ホモ」は日本では長い間、男性同性愛者のことだけを意味するように使われてきた。男性同性愛者は
　自らを「ゲイ」と呼ぶことが多い。女性同性愛者は「レズビアン」と自称することが多い。
＊相手の性別にこだわらない＝バイセクシュアル。
＊性別ということ自体にこだわらない＝パンセクシュアル。
＊恋愛感情をもたない＝アセクシュアル、あるいはエイセクシュアル。

※ I -2-8
DSD とは「性分化疾患」または「体の性の様々な発達状態」のことで、2017 年現在では 70 あまりのパターンが知られている。

※ I -2-9
自分の体の性と心の性が一致しない人を「トランス・ジェンダー」、自分の体の性と心の性が一致する人を「シス・ジェンダー、英：cisgender」と呼ぶ。

性的表現（自分をどんな性別として表現するか）

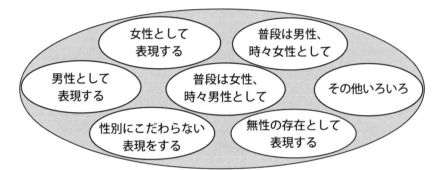

以上見てきた個人のセクシュアリティの他に、法・制度における性という問題がある。

日本においては法律上の性別は「男女」の二つであるが、インドでは2013年4月6日、インド最高裁判決において「男女」の他に「第3の性」（third gender）を認めた。ドイツでは2013年11月から、出生証明書性別欄に「男女」と記入する以外に、性別欄を空白にする選択も可能になった。オーストラリアでも2013年7月にはパスポートに「X」という性別を記入できるようになった。

人間はさまざまな「属性」（その人に備わる固有の性質）を持っている。「性別」はその中の一つにすぎない。「身体の性」だけで人間の性を語ることはできない。生殖機能だけに注目し、身体の仕組みから人間を「男女」と分けてきたが、身体の仕組みも実は単純ではない。身体には無数のパターンがある。それらはグラデーションをなしているということもできる。

地球上に生きる私たちすべてが、誰ひとり例外なく、多様な性と無数のグラデーションの壮大な織物を織りなしている。それが性の現実なのである。

❹ 性的マイノリティ（LGBT）をめぐって

人間の多様な性の現実を反映し、さまざまな性的指向や身体の状態を持つ人びと、あるいはさまざまな性自認をしている人びとが、社会的に押し付けられた呼称（多くの場合、蔑称であった）ではなく、自己のアイデンティティとしての自称を探し当て、交流し、議論しあいながら確立してきた。

(a) 性的マイノリティと「LGBT」

よく目にする「LGBT」という言葉は、「Lesbian（＝女性同性愛者）・Gay（＝男性同性愛者）・Bisexual（＝相手の性別にこだわらない人）・Transgender（＝身体の性と心の性が一致しない人）」それぞれの頭文字を並べた略称である。狭い意味では、これら4つの性的指向やセクシュアリティをあらわすが、広い意味では「性的マジョリティ」（多数者）に対する「性的マイノリティ」（少数者）をあらわす。

このほかに「LGBTI」（IはIntersexual＝インターセクシュアルの頭文字）や、

「LGBTQ」（QはQuestioning『クエスチョニング』＝性自認が不明確、または
Queer『クイア』＝奇妙な存在という意味の頭文字）などと表記されることもある。

　LGBTは、当事者が比較的すんで使用している呼び方でもあり、世の中に広く流
布した言葉でもあると言えるが、LGBTという言葉が、概念の違うもの（性的指向と
性自認）を同列に並べているという批判から、すべての人間のセクシュアリティを表
す言葉として、SOGI（Sexual Orientation and Gender Identity＝性的指向と性自認）
も使われている（SOGI　読み方はソジ）。

　「性的マイノリティ」という用語に関しては、国連などの国際文書での使用例はな
い（※I-2-10）ことや、性的「指向」ではないさまざまな性的「嗜好」も含めること
になるという理由から使用しない人もいる。他方、マジョリティ（多数派）と自分た
ちとの関係性を明らかにしたいという理由などから、そう自称する当事者もいる。

　このような事情を踏まえてここでは、「性的マイノリティ」と「LGBT」（広義）を
同じような意味で使用する。また、最近では、「少数か多数か」という角度からではなく、
「ダイバーシティ（多様性）」として表現することも広く行われている。

※I-2-10
国際文書での「マイノリティ」
という語の使用例は、少数民族
や社会的な少数グループを指す。

2015年4月23日　　電通ダイバーシティ・ラボが「LGBT調査2015」を実施
―LGBT市場規模を約5.9兆円と算出―

株式会社電通におけるダイバーシティ（多様性）課題対応専門組織「電通ダイバー
シティ・ラボ」（以下、DDL）は、この4月に全国69,989名を対象に、LGBTを含
む性的少数者＝セクシュアル・マイノリティ（以下、LGBT層）に関する広範な調
査を実施しました。その結果、LGBT層に該当する人は7.6％、LGBT層の商品・サー
ビス市場規模は5.94兆円となりました。
（中略）
電通総研とDDLは、2012年にLGBT調査を実施しましたが、ほぼ3年が経過し社
会情勢にも変化があったことや、企業・自治体からの問い合わせやマーケティング
に関する相談が増加してきたことを受け、再度調査を実施いたしました。
（中略）
ここでは調査で得られたファインディングス（発見）の一部をご紹介します。
■LGBT層の比率は7.6％
・LGBT層に該当する人は7.6％（2012年調査では5.2％）と算出されました。
本調査では、セクシュアリティを「身体の性別」、「心の性別」（自分は男だ、女だ
という性自認）、「好きになる相手・恋愛対象の相手の性別」の3つの組み合わせで
分類し、DDL独自の「セクシュアリティマップ」を元に、ストレート（異性愛者で、
身体と心の性別が一致している人）セクシュアリティであるストレート男性と、ス
トレート女性と答えた方以外をLGBT層と規定しています。
（電通　ニュースリリース2015年から）

(b)　大規模調査から見えてくるもの

　LGBTの人びとはどれほどの規模になるのか。これまで、さまざまな調査と推計が
行われてきた。

　2012年、アメリカのギャロップ社による世論調査（全米12万人）によると、18

歳から 29 歳の 6.4％が LGBT にあたるという結果が報告されている。

2015 年電通総研ダイバーシティ・ラボが日本の成人約 7 万人を対象に行った調査では、7.6％が LGBT であると報告されている（2012 年調査では 5.2％）。

この推計数字をどのように考えることができるだろうか。

10％に達しないことをもって、「少数の人びと」と捉えることもできるだろう。

しかし日本の全人口との比率で考えると、7.6％は神奈川県民（約 960 万人）、5.2％は千葉県民（約 620 万人）と肩を並べる人数である。この点に注目すれば、とうてい無視できない数であろう。左利きの人の割合が、多くの統計で人口の 8 ～ 15％であることになぞらえることもある。

この結果を、多様な性の広汎な現実の中にあらゆる人間が存在するのであり、たまたま「LGBT」というカテゴリーの人間が数値化されているにすぎないと考えることもできる。そもそも多様な存在であるはずの人間を、カテゴライズすること自体に対して違和感や拒否感を持つ考えも当然ある。

すべての人間が多様なのだから、多数か少数かにそれほどの意味はない、人数の多少にかかわらず人権保障がされるべき、と考えることが至当である。

(c)　直面している問題

最近のさまざまな調査により、性的マイノリティの人びとが、共通の苦しい経験をしていることが明らかにされてきた。

たとえば「海外の調査にもとづく先行研究では、LGBT の人びとの、精神的健康状態の悪さ（抑うつや不安傾向が他集団より高い）や、慢性的な精神的ストレス、いじめ被害経験、高い自殺未遂率（10 代の自殺者の 3 割は性的指向と関連）、性的被害経験率の高さ、アルコール・薬物使用割合の高さなどが報告されていた」（※Ⅰ-2-11）とある。

日本でも、「いのちリスペクト。ホワイトリボン・キャンペーン」の「LGBT の学校生活に関する実態調査（2013）」（※Ⅰ-2-12）などにより、LGBT（性的マイノリティ）であると自己認識している児童・生徒・学生および若者の、学校生活での問題が浮き彫りにされてきた。

そこで報告されている問題の一端を記すと、

◆性的マイノリティをネタとした不快な冗談やからかいを見聞きした者は回答者全体の 84％。

◆自分が直接不快な冗談やからかいを受けた者は約半数。

◆いじめや暴力と性的マイノリティであることとの関連性＝いじめや暴力を受けた生徒たちの約半数が「関連性があると思う」などと回答している。

また、これらのいじめや暴力を受けた経験がどのような影響を及ぼしたのかを尋ねているが、その経験がその後の人生にも心の傷として残っている回答者が少なくない。

回答者の 32％が「自殺を考えた」と回答しており、22％はリストカットなどによって「わざと自分の身体を傷つけた」と回答している。

このように、いじめや暴力が自殺願望や自傷行為にも少なからず影響を及ぼしてい

※Ⅰ-2-11
「性的マイノリティのメンタルヘルスの現状と人権課題」
日高庸晴 http://www.soumu.metro.tokyo.jp/10jinken/tobira/pdf/02-shiryou3-1.pdf を要約

※Ⅰ-2-12
2014 年 4 月 29 日発表。1 から 3 の 3 つの条件すべてに当てはまる者を対象とした調査。
1.　LGBT（レズビアン、ゲイ、バイセクシュアル、トランスジェンダー・性同一性障害など）当事者、およびそうかもしれないと思っていること。
2.　2013 年末時点で 10 歳～ 35 歳であること。
3.　小学生から高校生の間、主に関東地方（茨城県、栃木県、群馬県、埼玉県、千葉県、東京都、神奈川県）で過ごしたこと。
アンケートサイトから 835 名の回答を得たうち、上記の条件に合致した回答者 609 名について分析を行った。

ることが明らかとなった。

学生以外の調査でも、深刻な状況が浮かび上がっている（※Ⅰ-2-13）。

2001年、大阪ミナミのアメリカ村で実施した若者の健康リスクに関する街頭調査の結果からは、ゲイ・バイセクシュアル男性の自殺未遂リスクは、異性愛者よりも5.9倍高いことがうかがわれた。

さらに、6.5％が自殺を考えたことがあり、15％は自殺未遂の経験がある、と答えている。

岡山大学の新井富士美、中塚幹也らが行った別の調査では、MTF（男性から女性への移行を望む人）とFTM（女性から男性への移行を望む人）の20％が自傷・自殺未遂経験を持ち、69％は自殺願望があると答えている（※Ⅰ-2-14）。

※Ⅰ-2-13
日高庸晴・大森佐知子他「わが国における都会の若者の自殺未遂経験割合とその関連要因に関する研究―大阪の繁華街での街頭調査の結果から―」を改変

※Ⅰ-2-14
新井富士美・中塚幹也他「性同一性障害の思春期危機について」2008年 『日本産科婦人科學會雑誌』

性的少数者（LGBT）　6割「職場で差別を受けた」
（「東京新聞」2015年10月12日）

「もっと女らしくした方がいい」「いつ、スカートをはいてくるか賭けよう」

大阪市の団体職員（29）は3年前、当時勤めていたIT会社で、日常的なセクハラに悩んだ。

戸籍上は女性だが、「男性にも女性にも思えないX（エックス）ジェンダー（中性）でバイセクシュアル（両性愛者）」。それを隠すため、嫌いなハイヒールをはき、付き合っているのは女性なのに、同僚には「彼氏がいる」と偽った。

それでも「少しでも自分らしく」と化粧を薄くし、いつもパンツ姿。それがからかいの対象になった。未婚の同僚男性が「おかまじゃないのか」と言われているのを見るのもつらかった。

認められようと仕事を頑張り、評価も上がった。でも、「いつもうそをつき、ブレーキを踏んでいるような感覚」がしんどく、上司に結婚予定を聞かれた際に自分の性を告白。数日後、社内に広まり、「周囲が腫れ物に触るようになった」。

人を信じられなくなり、ひどい耳鳴りも出て突発性難聴に。2カ月後に退社を余儀なくされた。その後、商品の開封作業や工場のラインなど、人と会わずにすむアルバイトを転々。いまもカウンセリングに通う。

LGBTが働きやすい職場づくりを目指すNPO法人「虹色ダイバーシティ」（大阪市）と国際基督教大（東京都）が昨年、LGBT1612人と非当事者325人に行った職場環境アンケートで、差別的言動について当事者の57％が「よくある」「ときどきある」と回答。同性と付き合っていることを理由に退職を促されたケースもあった。

差別的言動のない職場では働き続けたいと答えた当事者は62％だったが、差別的言動のある職場では49％にとどまった。当事者は40％が睡眠障害、27.8％がうつにかかり、非当事者を大きく上回った。

虹色ダイバーシティ代表の村木真紀さん（40）は「自分を偽るストレスは大きく、もがき、追い詰められて心を病む当事者は少なくない」と話す（以下略）。

※Ⅰ-2-15
阿江竜介、中村好一、坪井聡、古城隆雄、吉田穂波、北村邦夫「わが国における自傷行為の実態 2010年度全国調査データの解析」『日本公衛誌』第9号 2012年9月15日

一般集団を対象とした調査（※Ⅰ-2-15）において、16歳から29歳の男女506名のうち、9.9％が自傷を経験しているという数字と比較しても、性的マイノリティの人びとの自傷行為経験率は非常に高いことがわかる。こうした調査結果から多くの性

的マイノリティの人びとの感じる「生きづらさ」を想像することができるのではないだろうか。

職場での差別やハラスメントも被害を与えている。「『彼はどうもゲイらしいよ』『え、そうなの？』」──。社内や飲み会の場で、何気なく口にしたウワサやからかいの言葉が性的少数者（LGBT）を追い詰める「SOGI ハラスメント」が問題になっている。5月には職場でのパワーハラスメント防止を企業に義務付ける関連法が成立し、LGBTへの差別的な言葉や嫌がらせといった SOGI ハラへの対策も盛り込まれた。先行して対応する企業はまだ少数派だ。」（日本経済新聞電子版　2019年9月11日）

さらに具体的な生活の上で、同性カップルは異性カップルと同等の権利が法的に保障されていない。たとえば、共有財産や子どもを持つこと、遺産を相続すること、年金や保険金を受け取ることについて、法律の整備が行き届いていない点が多くある。

また、同性カップルの間で起きた DV が法的保護の対象になっていないという問題もある。差別やいじめの問題だけでなく、性的マイノリティの人びとをねらった襲撃事件（※Ⅰ-2-16）さえも起きている。

次に、同性カップルの婚姻関係と認められないことによる不利益や不都合なことを示す（※Ⅰ-2-17）。

※Ⅰ-2-16
「夢の島緑道公園」では、2000年2月10日に無職男性（33）が撲殺され、所持金 8,000 円が奪われる事件があった。強盗殺人容疑で逮捕された当時中3と高1の少年と無職男（25）の3人は、「同性愛者なら警察に届けないと思った」と供述した。

※Ⅰ-2-17　婚姻関係と認められないことによる不利益、不都合なこと
出典：NPO 法人「EMA日本」のサイトから抜粋

1	公営住宅に入居できない
2	病院で、緊急時の面会や手術などの同意ができない
3	収入のない同性パートナーを会社の健康保険の「扶養」に入れられない
4	職場で配偶者や家族向けの福利厚生制度が利用できない
5	携帯電話の家族割引など企業が提供する夫婦や家族への各種サービスが受けられない
6	同性パートナーの介護に介護休暇が使えない
7	税金の配偶者控除がない
8	遺族年金を受給できない
9	救急時に詳しい病状を教えられない。葬儀で親族として扱われなかった
10	多くの保険会社では死亡保険金の受取人になれない。財産の相続を受けられない
11	外国人パートナーの配偶者ビザが発給されない、など

2004年、「性同一性障害の性別の取扱いの特例に関する法律」が施行され、生物学的・社会的に割り当てられた性別に一致しないことを理由に戸籍上の性別の変更が認められた。しかし、未成年の子どもがいないことや、実質的に子孫を残すことを不可能にする性別適合手術などの治療が前提となるため、手術を望まない人びとは戸籍の性別を変更することはできない。また、家族や職場の理解が得られなかったり、経済的、健康上の理由から手術を受けられない人も多くいる。

※Ⅰ-2-18
これを「ヘテロセクシズム」（異性愛規範にもとづく性差別主義）ということもある。「セクシズム」とは、「性差別主義」のこと。「ヘテロセクシズム」はその言葉を使った新語。ヘテロセクシズムにもとづいて同性愛や同性愛者を嫌悪・忌避する価値観を「ホモフォビア」という。

(d)　性的マイノリティを忌避する考え

かつて、同性愛は治療が必要な疾病であるとされたことがあった。WHO（世界保健機関）の疾病及び関連保健問題の国際統計分類（ICD-10）には、同性愛が疾病として治療の対象にされていたが、1990年5月17日、同性愛をそこから削除するこ

とが決議された。1994 年には日本の文部省（当時）も、同性愛を生徒指導の手引きの「性非行」項目から除外した。

　同性愛を疾病とする考え方の基盤にあるのは、異性愛こそが自然で正常であるとする価値観（※Ⅰ-2-18）である。生殖につながる異性愛こそが自然で正常であるという思想は根強い。多くの宗教では、「性を生殖においてのみ肯定する」という性倫理観にもとづき、教義として同性愛を排除しているものもある（※Ⅰ-2-19）。

(e)　はじまっているさまざまな取り組み

　前述した性的マイノリティの若者の実態を前に、国もようやく対策に取り組みはじめた。

　国の責任において政府が定める「自殺総合対策大綱」（2012 年 8 月に閣議決定）という文書がある。その文書の「（2）教職員に対する普及啓発等の実施」の部分では、「自殺念慮の割合等が高いことが指摘されている性的マイノリティについて、無理解や偏見等がその背景にある社会的要因の一つであると捉えて、教職員の理解を促進する」と述べられている。

　これは、ほんの短い一文であるが、当事者、支援者、研究者等関係者が何度も意見を寄せることによって、ようやく取り入れられたものである。

　2015 年 4 月 30 日には、文部科学省が「性同一性障害に係る児童生徒に対するきめ細かな対応の実施等について」という通達を出した。

　その趣旨は、「性同一性障害に関しては社会生活上様々な問題を抱えている状況にあり、その治療の効果を高め、社会的な不利益を解消する」ことが必要であり、「学校における性同一性障害に係る児童生徒への支援についての社会の関心も高まり、その対応が求められるようになってき」たので、「きめ細かな対応の実施に当たっての具体的な配慮事項等を下記のとおりとりまとめ」た、というものである。

　通達のタイトルは「性同一性障害に係る児童生徒」となってはいるが、「悩みや不安を受け止める必要性は、性同一性障害に係る児童生徒だけでなく、いわゆる『性的マイノリティ』とされる児童生徒全般に共通するものである」ことを明らかにし、「これらについては、『自殺総合対策大綱』を踏まえ、教職員の適切な理解を促進することが必要」と述べている（※Ⅰ-2-20）。

　「性同一性障害特例法」が存在し、対策や支援の法的な後ろ盾のある「性同一性障害」だけを扱おうとする国・文科省側と、LGBT 全体に対策や支援を広げるべきとする当事者や支援者、研究者の主張が交錯したが、結果、前述した文言が入ることになったという。

　2016 年から、東京都渋谷区で「パートナーシップ証明書」の交付、世田谷区で「パートナーシップの宣誓書受領書」の発行という施策がはじまっている（※Ⅰ-2-21）。

　渋谷区の場合、パートナーシップ証明書に法的な拘束力はないが、同性カップルが家族として区営住宅に入居できるほか、病院や不動産の窓口で家族として扱われる等の効果が期待できる。

　異性婚の婚姻届けとは異なり、届出に費用がかかる点、婚姻届けでは求められていない「宣誓」的な内容がある点に対する批判もある。

※Ⅰ-2-19
キリスト教は、宗派によって同性愛に対する姿勢はさまざまである。聖書に同性愛を否定する内容が書かれていることをもって同性愛を否定する宗派もある一方、同性愛を認める宗派もある。あるいは聖職者によっても異なる。
イスラム教においても、キリスト教と同様に、同性愛を許容するか禁止するかで考えが分かれている。「コーラン」には同性愛を禁止するべきだと記されているが、これを厳格に適用して処罰するかどうかで違いがあったのだ。比較的寛容だった時代もある。近年、同性愛者に対する迫害が、主としてイスラム原理主義的な政策を導入している国々で行われている。いくつかの国々では同性愛行為を死刑で罰している。

※Ⅰ-2-20
この点については、「このたび初めて（!）性同一性障害に限定しない文部科学省の方針が示されることになった。内容の検証を始める前に、まずそのことだけでも記念すべき『石器時代からの脱出』だったと私は評価したい」と評価する見解がある（遠藤まての「文部科学省通達を読み解く　LGBT と教育のこれから」『季刊セクシュアリティ』NO.74　2016 年 1 月）。

※Ⅰ-2-21
2020 年 2 月現在、三重県伊賀市、愛知県西尾市、兵庫県宝塚市、三田市、尼崎市、香川県三豊市、福岡県全県と福岡市、北九州市、長崎県長崎市、沖縄県那覇市、北海道札幌市、大阪府全府と大阪市、堺市、枚方市、大東市、交野市、東京都中野区、豊島区、江戸川区、府中市、群馬県大泉町、千葉県千葉市、神奈川県横須賀市、鎌倉市、小田原市、岡山県総社市、熊本県熊本市、栃木県鹿沼市、宮崎県宮崎市、茨城県全県で「同性パートナー公認制度」が導入されている。

※Ⅰ-2-22
日本国憲法は、同性婚を禁止しているのではないかという議論がある。第24条1項は「婚姻は、両性の合意のみに基いて成立し」と規定していることを根拠とし、同性婚が憲法上禁止されているとするものだ。これに対し、「この条文は、家族関係形成の自由・男女平等の理念を家族モデルに取り入れることを目的としたもので、憲法制定当時に同性婚を禁止する意図はない」とする意見もある。
憲法第14条1項は「法の下の平等」を定めており、このことから、異性カップルにのみ結婚を認め、同性カップルに認めないことは憲法の理念に反する、さらに、第24条2項の「個人の尊厳」、第13条の「幸福追求権」、第14条1項の「性別に基づく差別の禁止」などの規定も、同性婚を支持する根拠とする考えもある。

※Ⅰ-2-23
「申立の趣旨
貴連合会が、1 被申立人内閣総理大臣及び同法務大臣に対し、同性婚法案を国会に提出するよう勧告する
2 被申立人衆議院議長及び同参議院議長に対し、同性婚法を制定するよう勧告する旨の人権救済を求める」（申し立て本文はインターネット「同性婚を立法するよう政府等に勧告することを求める人権救済」で検索可能）

※Ⅰ-2-24
「米国では婚姻に関する法律は原則として州が定めている。AP通信によると、同性婚は現在、36州と首都ワシントンで行われ、14州で禁止されていた。訴訟は、禁止州のカップルらが起こしていた。
最高裁は判決で婚姻が社会の重要な基盤であり、同性カップルだけにその受益を認めないのは差別だと判断。同性カップルに、婚姻という根源的な権利の行使を認めない法律は違憲だと結論づけた。9人の判事のうち5人による多数意見で、4人は反対した」（「朝日新聞」2015年6月27日）

また、同性婚（※Ⅰ-2-22）の法制化を求める動きも強まっている。

LGBT支援法律家ネットワーク有志が代理人となり、2015年7月、日本弁護士連合会（日弁連）に対し、日本で同性婚が認められていないことが人権侵害であるとして、同性婚を立法するよう政府等に勧告することを求める人権救済を申し立てた（※Ⅰ-2-23）。

2019年2月、同性カップル13組が、同性婚を認めない民法や戸籍法の規定は憲法違反だとして国を相手に一人当たり100万円の賠償を求め、札幌、東京、名古屋、大阪の4地裁に一斉提訴した。憲法が保障する「婚姻の自由」を侵害され、精神的苦痛を受けたと主張している。同性婚の是非を正面から問う国内の訴訟は初めてのことである。

世界に目を向けてみよう。

2015年5月、ルクセンブルグの首相が同性婚をすると発表した。国家首脳としてはアイスランドの首相に次いで2人目のことである。

同年5月、アイルランドでは世界初の同性婚に関する国民投票の結果、賛成が6割以上を占め、憲法を改正して同性婚が合法化されることになった。カトリック教会が依然として政治・社会的に大きな影響力を発揮し、1993年まで同性愛が、96年まで離婚が違法とされ、いまだに妊娠中絶が禁止されている（母親の命が危険にさらされている場合は別）アイルランドにおいて、同性婚の合法化は「地殻変動級」の変化を意味するといわれている。

同年6月、米国のすべての州で同性婚が認められるかどうかが争われた訴訟で、連邦最高裁は「結婚の権利がある」とする判決を言い渡した。同性カップルが結婚する権利は法の下の平等を掲げる米国の憲法で保障され、これを禁止する法律は違憲だと判断した（※Ⅰ-2-24）。

2019年現在、同性婚および登録パートナーシップなど同性カップルの権利を保障する制度を持つ国・地域は世界中の約20％の国・地域に及んでいる（※Ⅰ-2-25）。

※Ⅰ-2-25 同性婚を認める国（28カ国・地域 2019年現在 NPO法人EMA日本による）

米州	カナダ、アメリカ（連邦と36州）、メキシコ（複数州）、ブラジル、アルゼンチン、ウルグアイ、エクアドル、コロンビア、（コスタリカ：2020年5月までに）
欧州	ポルトガル、スペイン、フランス、アイスランド、ベルギー、オランダ、デンマーク、ノルウェー、スウェーデン、イギリス（北アイルランドを除く）、アイルランド、ルクセンブルク、フィンランド、マルタ、ドイツ、オーストリア
アフリカ	南アフリカ
オセアニア	ニュージーランド、オーストラリア
アジア	台湾

同性愛が違法の国
中東・アフリカを中心に70カ国（ILGA 「世界の性的指向に関する法マップ」2019年版）

最高刑が死刑	サウジアラビア、イラン、イエメン、モーリタニア、スーダン、ソマリア、イラク
禁固14年〜終身刑	シェラレオネ、ウガンダ、タンザニア、ザンビア、パキスタン、バングラデシュ、マレーシア、ガイアナ、インド、シリア、レバノン、エチオピア、エリトリア、モルディブ

ILGA（国際レズビアン・ゲイ・バイセクシュアル・トランスジェンダー・インターセックス協会）は2019年3月20日、世界の性的少数者（LGBT）を取り巻く状況をまとめた報告書を公表した。同性婚を合法化した国は欧米など28カ国に増えた一方、中東やアフリカを中心に70カ国が同性愛行為を禁じていると指摘。日本については、LGBTへの差別を禁じる法律がないことを挙げ、国の対策に不備があるとして改善を求めた。

❺ 男女平等からジェンダー・セクシュアリティ平等へ

(a) 人権・平等概念の拡大

　フランス革命における「人権宣言（＝人間と市民の権利の宣言）」（1789年国民議会で採択）は、大きな意義を持つ宣言だったが、「人間と市民」とは、「市民権を持つ白人の男性」のことであり、女性や子ども、有色人種や奴隷は対象外だった。

　その後、たゆまぬ運動の結果、世界は人権の範囲を女性にも広げ、男女の平等を一つの大きな目的として歩んできた。そのさい、「男女平等」は「差別されている女性を男性並みに引き上げて、女性差別をなくし平等にする」という意味合いが強かったともいえる。1948年の「世界人権宣言」（※I-2-26）、1979年の「女性差別撤廃条約」（※I-2-27）は、その歩みの画期をなすものであった（子どもへの拡大は、『子どもの権利条約』が1989年に国連総会で採択されるまで待たなければならなかった）。

　その「男女平等」をめざす歩みの過程で、「男女平等」では見逃されがちだったいくつかの課題が指摘されるようになる。

　この点について渡辺大輔は、「一つは、男性が『基準』であること自体を問い直すこと。もう一つは『女性』や『男性』の内部にも差異があることを認識し、その差異を尊重するとともに、そこに生ずる権力格差を解消することです。こうして、国際的には『男女平等』では見逃されがちな『性の多様性』というものが意識化されてきています」と述べている（※I-2-28）。

　また、2007年に国連人権理事会で「性的指向および性別自認に関連する国際人権法の適用に関するジョグジャカルタ原則」が採択され、2011年には「人権と性的指向・性自認」と題する決議も国連人権理事会で初めて採択された。この決議では「性的指向とジェンダー・アイデンティティを理由として個人に対して行われる暴力と差別のすべての行為」に「重大な懸念」が表明された。どのような性的指向、性自認もその人の権利であることが国際的に確認されたのである。このようにして、平等の概念は「男女」からすべてのジェンダー、セクシュアリティの人びとへと拡大してきたのである。本書ではそれを「ジェンダー・セクシュアリティ平等」と表現しているが、そこには「多様性を前提にして、性差や性別にかかわらず、すべての人間の平等を実現すること」という意味が込められている。

(b) ジェンダー・セクシュアリティ平等をめぐって

(ア) 性差別は男女双方の問題

　歴史的な経緯から、性差別は「女性問題」、「女性差別」としてとらえられがちであった。女性が自立することを妨げる差別の壁＝教育の機会の差別、就業における差別、賃金・昇進その他における差別等、差別の壁は厚く、高いものであり、その撤廃こそが重要な課題であり続けてきたのである。さまざまな具体的な差別と相まって、自立をはばみ、差別を支える性別役割（Gender Roll）の大きさも指摘されるようになってきた。

　まず問われたのは、「女らしさ」とは何なのか、ということだったが、女性役割か

※I-2-26
「すべて人は、人種、皮膚の色、性、言語、宗教、政治上その他の意見、国民的若しくは社会的出身、財産、門地その他の地位又はこれに類するいかなる事由による差別をも受けることなく、この宣言に掲げるすべての権利と自由とを享有することができる」

※I-2-27
「あらゆる分野において女子が男子と平等の条件で最大限に参加することを必要としていること」「社会及び家庭における男子の伝統的役割を女子の役割とともに変更することが男女の完全な平等の達成に必要であること」

※I-2-28
渡辺大輔「男女平等からジェンダー・セクシュアリティの平等へ」『季刊セクシュアリティ』No.72

※Ⅰ-2-29
「フェミニズム運動が、『女性性』が作られたものであって、女性が自分らしく生きることを妨げる原因になっていることを主張すれば、その裏返しとして、今ある『男性性』も作られたものであり、男性が『生きにくい』原因であるという主張が出てくるのは自然の流れである」(山田昌弘著『ジェンダーの社会学入門』岩波書店)

らの解放を目指す運動の進展の中で、初めて「男らしさ」の抑圧性と、その「男らしさ」も作られたものであることが指摘されるようになった(※Ⅰ-2-29)。性差別は「女性問題」「女性差別」というだけではない、「男性問題」でもあることが理解されるようになってきたのである。

過労死、過労自殺に追い込まれるのは、圧倒的に男性である。男性をそのような状況に追い込むものが、男性が育ちの中で強いられてきた「男らしさ」の持つ圧力であることも指摘されるようになってきた。それらは、「男だから泣くな」、「男だったら積極的に」、「男だったらたくましく」、「男だったら妻子を養って」、「男だったらたたかって」などである。

もちろん、これの裏返しとして「女だったら…」という無数のジェンダーバイアスもあることを忘れてはならない。

(イ) 同じにすることが平等なのか？

「ジェンダー・セクシュアリティ平等」とは、男女をまったく同じようにすることなのか、という疑問が出されることがある。

男女は確かに同じではない。しかし、同じではないとか違うこと自体が問題なのではない。男女の違いや、「男らしさ・女らしさ」とされているさまざまな特性とはどういうものなのかを見直し、問い直す必要があると考える。

さらに、性別や性差を「根拠」としてつくられている性別分業や社会秩序、社会関係そのものを問い直す視点が必要といえる。

一例を挙げる。

広く流布している典型的な性別分業論に、「男性は仕事、女性は家庭」というものがある。男性と女性の本質的な特性によって、太古以来このような「狩りをする男、(洞窟の奥などで)子育てをしながら、獲物を持ち帰る男を待つ女」という形で分業が成り立ってきたという主張だ。しかし、最近の研究によってその主張が「神話」に過ぎないということが明らかにされはじめている。

「狩りをする男という神話が再検討されたのは最近になってのこと、1980年代だった。(中略)ニューメキシコ大学のルイス・ビンフォードは、初期のヒト科は最初のうち、すでに死んでいる動物を食べるハイエナのような存在だったという見解に達した。狩猟をするにしても、獲物は大型獣ではなく小動物であり、網や槍、斧などの道具を使った。女性も男性と同様にこうした仕事に従事したはずだ。自然に依存した小集団では、狩猟への全員参加なくして生存しえないとだれしも想像がつくはずだ」(カトリーヌ・ヴィダル、ドロテ・ブノワ＝ブロウェズ著『脳と性と能力』集英社新書　2007年)

この例は、性別分業などの根拠とされている「男女の差異」論自体の科学性や真実性をあらためて問い直すことが必要だということを示してはいないだろうか。

(c) ジェンダー・セクシュアリティ平等のゆくえ

「ジェンダー・セクシュアリティ平等」という考えの前提には、人間は多様であるという認識がある。

現在の日本社会は、「男らしさ・女らしさ」(作られたものであるが、あたかも天然

自然の現象のように語られる）をはじめとするジェンダー規範にまだまだ縛られており、人間の多様性を充分に認識するに至ってはいない。

逆に、「男女共同参画（※I-2-30）条例は男らしさや女らしさを否定する」などと、「ジェンダー・セクシュアリティ平等」を敵視する潮流があり、性教育やジェンダー平等教育へのバッシングを行うなど、現実の政治への発言力を強めている状況もある。

ジェンダーに縛られた、「男らしさ・女らしさ」の強要は、「男らしくない男性、女らしくない女性」とされた人びとの排除につながる。また、このような社会では、LGBTをはじめとした性的マイノリティも認められない。性別は個人の属性の一つとして適切に理解され、さらにその属性は多様であると理解される必要がある。

❻　ジェンダー・セクシュアリティ平等 ── 日本の現状

ここでは、1.男女をはじめとして、あらゆるジェンダー・セクシュアリティの人びとが平等に選択の機会をもっているのか、2.個々人の能力に合わせた選択の自由が保障されるように、国と社会が格差を生み出す状況を是正しているのか、という二つに焦点を当てて日本の現状を見ていく。

(a)　世界の中の日本
◆「グローバル・ジェンダー・ギャップ」の指摘

2019年12月、スイスのシンクタンク世界経済フォーラムが「グローバル・ジェンダー・ギャップ報告書2019」（※I-2-31）を公表した。

この報告書は、世界各国における健康（ヘルスケア）、教育、経済参画、政治参画の4分野のデータから、男女格差を測る「ジェンダー・ギャップ指数（Gender Gap Index：GGI）」を算出し、総合点で順位付けしたものである。

数値は、0が「完全不平等」、1.0が「完全平等」を意味している。

ある国が、それぞれの分野でどれほどの男女格差があるかということを見て取るためには有益な指数といえる。

この報告によると、総合点1位はアイスランド。2位から4位までは、ノルウェー、スウェーデン、フィンランドとなり、上位を欧州が占めている。

総合点では、日本は2018年の110位（160カ国中）から順位を下げ、153カ国中121位だった。過去最低の順位だった2017年の114位よりさらに下位となり、主要7カ国で最低だった。

次に、健康、教育、経済参画、政治参画の4分野では、分野別に大きく違う結果が出ている。

まず、教育という分野（初等教育や高等・専門教育への就学における男女格差）では、指数は世界でもトップレベル（0.983）である。

教育における男女格差は98.3％まで解消されていることがわかる。

ただ、ほとんどの先進国では教育における完全な男女平等が達成されているため、少しでも格差があると、ランクは一気に下がる。日本は高校までは男女格差はないが、

※I-2-30
「男女共同参画」が「ジェンダー平等（gender equality）」の訳語とされていることについて「日本では、『gender equality』の訳語として、『男女共同参画』という言葉を採用しています。これに対しては、当初から『固定的な性役割を前提とした男女特性論が問い直されないのではないか』という懸念がありました。このような批判には根拠があり、今後も『男女共同参画』の取り組みがジェンダー・セクシュアリティの平等へと発展していくよう注視する必要があります」（渡辺大輔　前掲書）。

※I-2-31
原題「The Global gender Gap Report 2019」
男性と女性の格差の指数で、2006年の「世界経済フォーラム（ダボス会議）」で創設された。男女格差の解消が世界経済の発展につながるとして、格差解消に役立てる資料として、国別・地域別に、健康、教育、経済参画、政治参画の4項目を算出根拠としている。

大学以上になると、女性の数は男性の数を今でもわずかに下回っているため、順位としては65位になった。

「健康」では、健康と寿命（出生時の性別比、平均寿命の男女差）が問題にされているが、健康という分野でも教育に近い高い指数である（0.979）。

日本と同じく、健康と教育においては、世界の多くの先進国では男女格差はほとんどなくなってきている。

一方、他の先進国と比較して、日本を特徴づけているのは、政治参画と経済参画分野での指数の低さである。

政治参画（議会や閣僚など意思決定機関への参画、過去50年間の国家元首の在任年数における男女差）の指数は、国際平均の0.239よりもはるかに低い0.049で、順位は144位である。

これは、政治分野の意思決定機関への参画（つまり、各種議会の議員）における男女格差の存在が原因である。日本は、各種議会において女性議員が極端に少ない国なのである。

また経済参画（給与、雇用数、管理職や専門職での雇用における男女格差）の指数は、国際平均である0.6程度（0.598）であり、順位は115位である。上場企業の女性取締役がわずか1％という実情をはじめとして、企業における女性管理職の割合の低さなどが原因だと考えられる。

◆国連女性差別撤廃委員会（CEDAW）による指摘

世界の中の日本を考える上で、国連女性差別撤廃委員会（※I-2-32）（CEDAW）（※I-2-33）の第7・8次日本審査の最終所見も注目に値する。

1979年の国連総会で日本も賛成して採択された「女性に対するあらゆる形態の差別の撤廃に関する条約」（※I-2-34）は、条約実施状況の報告を各国に求めている。

そして、それらの報告書に対して、CEDAWが総括所見を表明し、各国に条約の実施を促していく、という仕組みになっている。2016年3月7日に発表された委員会の総括所見は、女性差別撤廃条約実施状況に関する日本政府の第7回及び第8回報告に対するものである。

総括所見の内容を大づかみに見ていこう。

まず、条約の完全実施のために、国会の責任を自覚するよう強調している。1985年の批准以来、これまで3度同委員会による審査を受け、条約に沿った国内法整備を求められてきたものの、いまだ大きな進展がみられないことが問題とされている。

具体的には、
◆ 女性差別の法的定義の不在
◆ 女性のみ再婚禁止期間がある問題、その期間が短縮されていない問題
◆ 男女で法定婚姻年齢が異なる問題
◆ 夫婦別姓や婚外子に対する法律上の差別的扱いがあること
◆ 女性を差別から守る法的保護が不在であること
などに対する勧告が今回も繰り返されている。さらに委員会は、
◆ 差別的なステレオタイプや性暴力を助長する商品の規制その他の有害な慣行の是正

※I-2-32
「CEDAW」には、「女子差別撤廃委員会」と「女性差別撤廃委員会」という二種類の訳語がある。政府関係は「女子」、民間団体の多くは「女性」としている。

※I-2-33
CEDAW（セドウと発音）＝Committee on the Elimination of Discrimination against Women の頭文字をつなげた略称。

※I-2-34
女性差別撤廃条約。女子差別撤廃条約とも。日本が締結したのは1985年で、前提となる国内法整備として「男女雇用機会均等法」が制定された年でもあった。

◆ 性犯罪規定についての速やかな刑法改正
◆ 人身取引や買春による搾取に対する規制及び施策の強化
◆ 日本軍「慰安婦」問題について被害者の効果的救済等の提供
◆ 雇用・労働分野での構造的不平等の解消と同一価値労働同一賃金原則の実施
◆ セクシュアル・ハラスメントの救済及び雇用差別についてのすみやかな司法への
　アクセスの保障等

を勧告した。日本社会におけるジェンダー・セクシュアリティ平等をめぐる現実に
対する、かなり包括的な所見といっていいだろう。上記のうち、ほとんどの項目につ
いて、前回 2009 年の総括所見においても同様の勧告がされていることに留意すべき
である。また、2016 年の総括所見では「以前の勧告」が履行されていないとの指摘
が 10 か所程にわたっており、さらに各項目について前回よりも踏み込んだ勧告が行
われたことにも注目すべきであろう。

(b)　教育

　世界経済フォーラムの「ジェンダーギャップ指数」において、日本の教育における
男女格差の低さ（＝平等の達成度の高さ）は高い評価を受けた。しかし、立ち入って
検討すると、さまざまな問題点が見えてくる。一つ目は、子どもの性別によって、進
学の期待が異なることである。

　「『四年制大学まで』進学させたいと考える保護者は、継続して増加し、5 割を超え
た（52.0％）。どの調査年でも、女子より男子の保護者の方が『四年制大学まで』を
望む比率が高いが、上昇率は女子の保護者のほうが大きい」（※Ⅰ-2-35）。

　二つ目は、実際の進学率に
おいて顕著な格差があること
である。

　「大学（学部）への進学率
を見ると、男子 55.6％、女子
45.8％と男子の方が 10 ポイ
ント程度高い」。また、「大学（学

年次	男子の場合（%）	女子の場合（%）
2004	56.4	37.1
2008	58.8	39.1
2012	59.3	44.8

※Ⅰ-2-35　**保護者が「四年制大学まで」を希望する比率（%）**
（Benesse 教育研究開発センター・朝日新聞社共同調査 「学校教育に対する保護者の意識調査」2012 年）

部）卒業後、直ちに大学院へ進学する者の割合は、平成 24 年度では男性 15.4％、女
性 6.2％となっている」。

　「我が国の女性の高等教育在学率は、他の先進国と比較して低い水準になっている」
（※Ⅰ-2-36）。

　三つ目は、専攻分野別に男女の大きな偏りがあることである。

　「平成 24（2012）年では、大学（学部）における女子学生で最も多い専攻分野は
25.9％の社会科学分野であり、社会科学分野専攻の学生を男女別に見ると、3 割以上
が女子となっている。また、工学分野を専攻する女子学生は、工学分野専攻の全学生
の 11.7％となっている一方、人文科学分野を専攻する女子学生は人文科学分野専攻
の全学生の 65.9％となっており、専攻分野別に男女の偏りが見られる」（内閣府男女
共同参画局「男女共同参画白書（概要版）」2013 年版）。

※Ⅰ-2-36　高等教育在学率
の国際比較
出典：内閣府男女共同参画局
「男女共同参画白書（概要版）」
2013年版

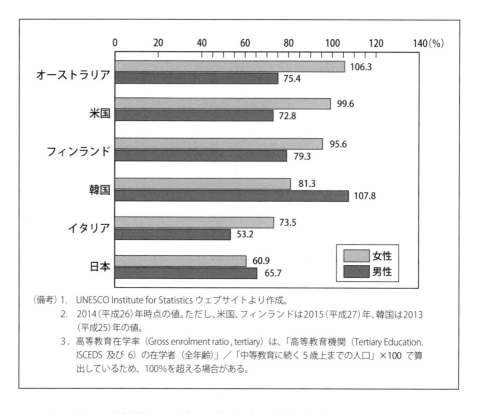

（備考）1. UNESCO Institute for Statistics ウェブサイトより作成。
　　　　2. 2014（平成26）年時点の値。ただし、米国、フィンランドは2015（平成27）年、韓国は2013
　　　　　 （平成25）年の値。
　　　　3. 高等教育在学率（Gross enrolment ratio , tertiary）は、「高等教育機関（Tertiary Education.
　　　　　 ISCEDS 及び 6）の在学者（全年齢）」／「中等教育に続く5歳上までの人口」×100 で算
　　　　　 出しているため、100%を超える場合がある。

　四つ目として、学校教員の段階・役職別に見た男女差が非常に大きいことを指摘し
ておきたい。教員の段階・役職別の男女比（※Ⅰ-2-37）を見てみると、差は一目瞭然
である。その差が何を意味しているのか、踏み込んで考察する価値があるのではない
だろうか。

※Ⅰ-2-37　段階・役職別に
見た教員の男女比
出典：内閣府「男女共同参画白書」
2019年版を改変。

小学校教諭で女性が6割を越えるにもかかわらず、教頭・校長に占める
女性の割合は非常に少ない。中学・高校・大学と教育の段階が上がるに
つれ、女性教員の割合は減少する。女子生徒の多い短期大学では女性教
員の割合も高いが、役職が上がるにつれてその割合は減少していく。

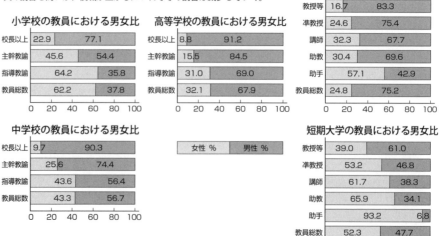

(c) 雇用・労働・生活

　雇用、労働、生活分野におけるジェンダー・セクシュアリティ平等の現状を見ていこう。まず、男女の賃金格差である。男性一般労働者を 100 とした場合の女性一般労働者の賃金はどうなっているのかを見てみよう。一般労働者における男女格差は、年々縮小してはいるものの、依然として女性は男性の 70％に届いていない（※Ⅰ-2-38）。

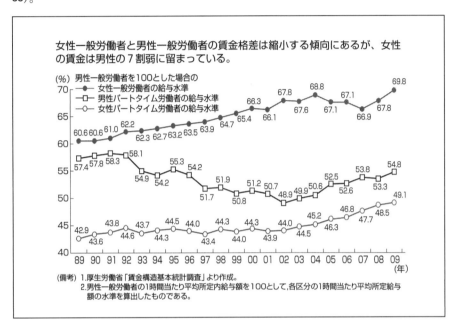

※Ⅰ-2-38　男性一般労働者を 100 とした場合の 1 時間当たり平均所定内給与格差の推移
出典：内閣府「男女共同参画白書」2010 年版

　この賃金における男女格差は、他の先進諸国と比較すると大きいものである（※Ⅰ-2-39）。

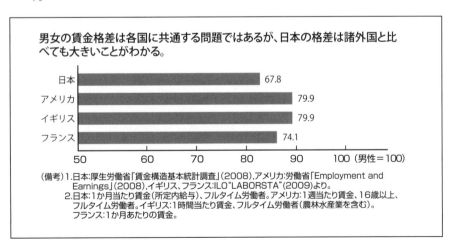

※Ⅰ-2-39　男性を 100 とした場合の女性の賃金の国際比較
出典：厚労省「男女間の賃金格差レポート」2009 年

　次に「ジェンダーギャップ指数」の「経済参画」分野において日本の指数を下げた、管理職における男女比を見てみよう（※Ⅰ-2-40）。ここではいくつかの国と比較しているが、韓国と日本の女性割合の低さが際立っている。

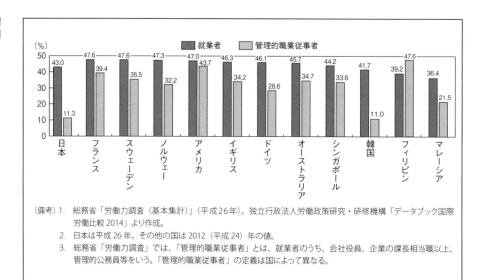

(備考) 1. 総務省「労働力調査（基本集計）」（平成26年）。独立行政法人労働政策研究・研修機構「データブック国際労働比較2014」より作成。
2. 日本は平成26年。その他の国は2012（平成24）年の値。
3. 総務省「労働力調査」では、「管理的職業従事者」とは、就業者のうち、会社役員、企業の課長相当職以上、管理的公務員等をいう。「管理的職業従事者」の定義は国によって異なる。

生活分野に目を向け、貧困率とジェンダーの関係を見ていくと、ほとんどの年齢層で男性よりも女性の貧困率が高く、その差は高齢期になるとさらに拡大する傾向にある。貧困率とは、所得が国民の「平均値」の半分に満たない人の割合をいう。一般には、経済協力開発機構(OECD)の指標に基づく「相対的貧困率」のことである。

次に世帯類型別の貧困率を見てみると、高齢者や勤労世代の単身世帯で貧困率が高く、中でも女性の方が厳しい状況にあること、また母子世帯で貧困率が圧倒的に高いことがわかる。そして、その影響は、こどもの貧困率に直結している。

(d)　政治参画

わが国のこの分野のジェンダーギャップ指数は、0.103という非常に低いものであった。ここでは、国会議員における男女平等の状況を、国際比較で見ていきたい（※Ⅰ-2-41）。

40ページで触れた、国連女性差別撤廃委員会(CEDAW、以下『女性差別撤廃委員会』)の第6次日本定期報告に対する総括所見（2009年）では、「政治的・公的活動への平等な参画」の分野で、次のように述べている。「41．委員会は、政府、国会、地方議会、司法、学界、外交の上層部に女性が占める割合が低いことを懸念する。委員会は、政治的・公的活動へのマイノリティ女性の参画に関する統計データが欠如していることに留意する」。

「女性差別撤廃委員会」から同様の勧告が繰り返し出されており、これらを受けて日本政府は、2003年には「社会のあらゆる分野において、2020年までに、指導的地位に女性が占める割合が、少なくとも30％程度となるよう期待する」との目標を掲げ、取り組みを進めてきた。しかし、政府自らが「この目標は必ずしも国民運動と呼べるほどまでは社会全体で十分共有されなかったこともあり、我が国における女性の参画は、諸外国と比べ低い水準にとどまっている」（『第4次男女共同参画基本計画』）と総括せざるを得ない状況であった。

順位	国または地域	国会の女性議員割合%
1	ルワンダ	55.7
7	スウェーデン	47.0
9	*フィンランド	46.0
11	南アフリカ	49.5
13	ベルギー	41.9
15	ノルウェー	41.4
21	デンマーク	39.7
26	スイス	38.6
32	フランス	37.2
35	オーストラリア	36.8
43	カナダ	33.4
48	ドイツ	31.6
51	イギリス	30.2
62	ポーランド	27.9
66	ベトナム	26.7
75	*中国	24.9
	世界平均	24.9
82	*アメリカ	23.7
129	韓国	17.3
137	*ロシア	16.1
147	*日本	14.4
191	バヌアツ	0.0

※ I -2-41
出典：2020 年　IPU ＝列国議会同盟による
＊印がついていない各国は、「クオータ制」（quota system ＝割り当て制）とよばれる、候補者や議席の一定割合を女性に割り当てる制度を採用している。
クオータ制には、憲法・法律で割り当てを規定する方法と、政党が自発的に割り当てを決めて取組む方法がある。
1 位のルワンダは、1994 年、主流民族フツ族が少数民族ツチ族を虐殺したことで、男女比に偏りが出た。ルワンダ選挙管理委員会によると、2008 年には有権者登録をした 470 万人の 54.9%が女性、男性は 45.1%だった。そのため、法律で男女比が同じになるよう選挙制度を決めた。

　2015 年（平成 27 年）12 月 25 日に閣議決定された同基本計画では、政治参画分野における女性の参画に関して、次のように述べている。「特に、政治分野における女性の参画拡大は重要である。民主主義社会では、男女が政治的意思決定過程に積極的に参画し共に責任を担うとともに、多様な意思が政治や社会の政策・方針決定に公平・公正に反映され、均等に利益を享受することができなければならず、新たな制度の構築や制度の抜本的な見直しが行われる中で、女性の関心事項を含め、男女共同参画の推進に向けた政策・方針を政治的な優先課題に反映させることも重要である」。

　こうした認識に立って、具体的な目標を次のように定めている。

項　目	現　状	目　標（期限）
衆議院議員の候補者に占める女性の割合	16.6%（平成 26 年）	30%（平成 32 年）*
参議院議員の候補者に占める女性の割合	24.2%（平成 25 年）	30%（平成 32 年）*

＊平成 32 年（令和 2 年）＝ 2020 年

　この目標には、「政府が政党に働きかける際に、政府として達成を目指す努力目標であり、政党の自律的行動を制約するものではなく、また、各政党が自ら達成を目指

す目標ではない」との但し書きもあることも紹介しておこう。

「女性差別撤廃委員会」は、こうした日本政府の目標設定などを評価した上で、2016年3月7日発表の第7次・第8次日本定期報告に関する総括所見で、「政治的および公的活動への参加」分野について次のように懸念を表明している。

「しかし、委員会は、以下のことを引き続き懸念する。(a) 立法府、国家及び地方(市)行政レベル、及び司法、外交分野および学術領域における女性の参加が少ないこと。(b) 政治的および公的活動における男女間の実質的平等を促進することをめざす法令による暫定的特別措置がないこと。(c) 意思決定の地位に占める、障害女性、あるいはアイヌ、部落、在日コリアンの女性といった民族その他のマイノリティ女性の割合が少ないこと」。

これまでの轍を踏まず、実際に施策を前進させるためには、この所見の中で懸念として指摘されている「(b) 政治的および公的活動における男女間の実質的平等を促進することをめざす法令による暫定的特別措置がないこと」を克服することが特に重要な課題であろう。目標を「国民運動として社会全体で共有する」ことは重要なことであるが、具体的な進展は法的な根拠をもつことで裏付けされるということを忘れてはならないだろう。

2018年、「政治分野における男女共同参画の推進に関する法律」が成立し、5月23日に公布された。これは、各種の議員選挙において、「男女の候補者の数ができる限り均等になることを目指」すものであるが、国、地方公共団体、政党などに努力を求めるものであり、義務も罰則も定められてはいない。

(水野哲夫)

〈参考・引用文献〉

『図解雑学 ジェンダー』 (加藤秀一・石田 仁・海老原曉子、ナツメ社 2011年)

『新版 IPPF セクシュアル／リプロダクティブ・ヘルス用語集』 (JOICFP (ジョイセフ))

『LGBT ってなんだろう？―からだの性・こころの性・好きになる性』

(薬師 実芳・古堂 達也・小川 奈津己・笹原 千奈未、合同出版)

『季刊セクシュアリティ』No.72「特集 性教育実践のためのキーワード51」 (エイデル研究所)

『季刊セクシュアリティ』No.74「特集 学びの場における多様性と人権」 (エイデル研究所)

『同性婚のリアル』 (東 小雪・増原裕子、ポプラ新書)

『ジェンダーの社会学入門』 (江原由美子・山田昌弘、岩波書店)

Chapter Ⅱ

生殖をめぐる
科学と人間関係

Section 1
生殖の機能とからだの成熟

生殖に関わるからだの機能が発達する時期は、思春期から青年期にかけての頃である。子どもから大人へとからだが変化していくとともに、心にも顕著な変化が現れる。

思春期にはからだ全体の変化に伴い、内性器・外性器が発達し、生殖器としての機能が備わってくる。女子には排卵・月経が始まり、男子には射精が始まる。以後、長年にわたってこれを繰り返していくという、それまでになかったことが続く。そのようなからだの変化に伴い、精神的にも大人に近づいていくわけである。

十分な知識のないまま初めての射精・月経に直面した場合は、驚きや不安や悩みが非常に大きいと思われるので、これが始まる前に、学校や家庭における教育・指導が大変重要である。

男子の場合、女子に比べて年齢に見合った性教育が行われていない現状がある。加えて、性差別を含んだ非科学的な性の情報に触れる機会が多いということもある。そのため発達に即して性意識を確立し、自己の性を肯定的にとらえるということが難しい状況に置かれていると言える。学習のあり方としては、男女ともに両性について、科学的に学ぶことが大変重要である。

男女のからだにはアンドロゲン・エストロゲンの両性ホルモンが分泌される。一般に、男性ホルモン・女性ホルモンという言い方がされているが、男性には男性ホルモン、女性には女性ホルモンだけが分泌されているというように誤解されやすいので、本書では原則として男性ホルモンについては総称としてのアンドロゲン、女性ホルモンはエストロゲンとして表記する（※Ⅱ-1-1）。

東京都中学校性教育研究会（以下、「研究会」）は「2014年東京都中学生の性」実態調査を行った。その中の「はじめての射精・月経があったのはいつですか」という問いに対する回答結果を見ると、女子は中3までに95％が初経を経験し、男子は中3で精通を迎えた者は半数程度であるというように成長の仕方に男女差があることがわかる（※Ⅱ-1-2）。また、この設問に対して、男子には「質問の意味がわからない」と答えた生徒が30％存在した。これ

※Ⅱ-1-1
「アンドロゲン」は男性ホルモンの総称であり、テストステロン、デヒドロエピアンドロステロン、アンドロステンジオンの3種がある。

※Ⅱ-1-2 「射精・月経を初めて経験した学年（3年累積）」
中3男子（女子）の精通（初経）経験を累積でみたもの
出典：東京都中学校性教育研究会 「2014年度研究紀要」

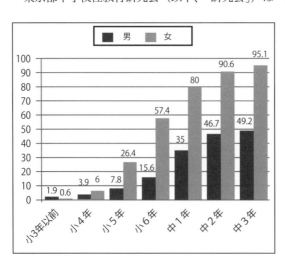

に関して「研究会」は、「日常における実体験が伴わないため、保健体育の授業で指導されていても知識としての記憶にとどまっているとも考えられる」と分析している。現実的なこととしての把握・認識がなされていないということがあれば、その原因としては男子への性教育が不足していることを挙げざるを得ない。

　アンケートで女子の場合は、「質問の意味がわからない」と答えた生徒は各学年ともたいへん少なく、「研究会」は、「これは女子の初経指導が家庭、学校で定着していることと、経験を自覚しやすいためである」と分析している。「経験を自覚しやすい」とは月経には、数日間その手当が必要であることから具体的に教える必要があり、本人も月経というものを自覚しやすいということであろう。

　男女共にからだの変化が起こることの事実とその意義、そしてその対処法についての学習を、早めていくことが大切であろう。

1　男子のからだの変化とそれに伴う行為

　男性器の構造については、Chapter I で学習したように、まず胎児の時には体内にあった精巣（性腺原基から分化した性腺）が下に降りてきて陰のうの中に収まる。そして尿や精液の通り道としてのペニスが、精巣から出されるアンドロゲンの影響を受けて形成される（※II-1-3）。先端の亀頭は女性であればクリトリス（陰核）になっていくもので、両者はともに性的快感が得られる部分である。ペニスの中には尿道を包む形で尿道海綿体があり、上部の左右に陰茎海綿体が2本ある（※II-1-4）。

　ペニスの外面は包皮で包まれているが、包皮が亀頭を覆っている場合「包茎」という。もともと男子のペニスは包茎である。成長に伴って、包皮に手を添えて反転を試みることで、亀頭を露出できる場合は仮性包茎という。入浴時などに包皮を降ろすことを根気よく繰り返しているうちに、亀頭を露出させることができるようになる。

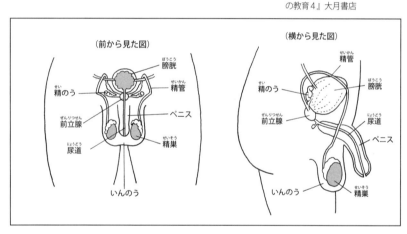

※II-1-3　（男性器の構造 内性器の仕組み）
出典：性教協編『新版 人間と性の教育4』大月書店

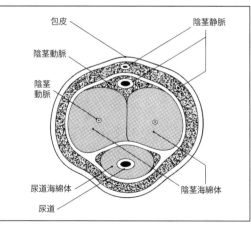

※II-1-4　ペニスの断面図
出典：熊本 悦明著『アダムとイブの科学』光文社

※Ⅱ-1-5 「亀頭の露出度の分類」
出典：村瀬幸浩著『男性解体新書』
大修館書店

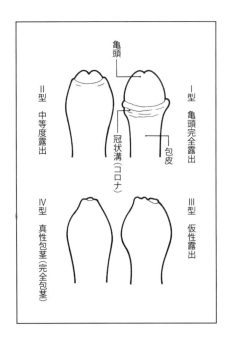

包皮口が亀頭の大きさよりも狭くて、亀頭を露出することができず、痛みを伴うような場合は、「真性包茎」という。そのまま放置しておくと、そのきつい包皮のためにペニスの発育が阻害されたり、尿の出が悪くなったり、時には逆流して腎臓に障害を与えるようなこともある。そのような場合は受診して真性包茎と診断されれば簡単な手術を受けることで治る。

包茎である場合は、そのままにしておくと包皮の内側、特に冠状溝（亀頭の下にあたる部分）に分泌物や老廃物が溜まりやすく、それが固まって異物感を生じたり、臭いを発したりする。またバクテリアが繁殖することから、亀頭炎や亀頭包皮炎になることもある。入浴時には、包皮を下げて冠状溝を優しく丁寧に洗い、包皮を元に戻しておくといった習慣をつけるとよい（※Ⅱ-1-5）。

思春期には精巣で精子を成熟させ始めるが、そのためには、体温よりも低い温度を保つことが必要である。それゆえに精巣は体内から降りて陰のうに収まるというわけである。また外界の気温の変化により精巣の働きに支障をきたすことがないよう、陰のうの表面積を広げたり縮めたりして寒暖に対する調節をしている。

精巣は体内ではなく体幹の外にあるため、物理的な衝撃が加わりやすい。また、からだの他の部位に比べて痛みを敏感に感じるようになっている。このため精巣を衝撃から守るからだの働きとして、前方から来る不意な衝撃を目で見て反射的にそれをよけたり、素早く手で防いだり、無意識に危険から身を守る能力が備わっている。

思春期の男子のからだでは、間脳の視床下部からの指令を受け、下垂体から性腺刺激ホルモンが分泌されるようになる。それによって精巣が発育し、そこからテストステロンが分泌されると、全身にその影響が現れてくる。個人差はあるが、次第にいわゆる男らしいからだに発達し、性に関わる機能が働き始める。

(a) 勃起・射精

思春期男子のからだには、精巣で精子を成熟させ始めるという今までになかった大きな変化が現れ、その後その働きは休むことなく続けられる。

男子が性器に外的な刺激を受けたり、性的に興奮したりすると、ペニスの中の海綿体に大量の血液が送り込まれ、ペニスは大きく固くなる。これを勃起という。また精子は、精巣から精管へと押し出され、精のう・前立腺からの分泌液と混ざって精液となる。この精液のほかに、性的興奮に伴ってカウパー腺から出るアルカリ性の分泌液

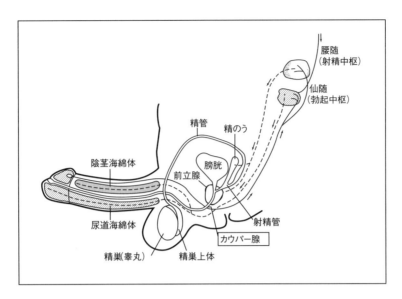

※ II -1-6-a 「勃起・射精の仕組みとカウパー腺」
出典：村瀬幸浩著『性教育のこれまでとこれから』大修館書店

がある。これによって、普段は酸性環境である尿道を中和するとともに精液を通りやすくする。性的刺激が持続するとペニスの筋肉壁など精液の通り道になるところが、リズミカルに強い収縮と弛緩とを繰り返す。それによって精液が尿道に押し出され、ペニスの先端から数回にわたって射出される。これを射精という（※ II -1-6-a）。多くはこの時に快感を伴う。

　1度の射精で射出される精液の量はふつう3〜5mlで、その中には3億ほどの精子が含まれているといわれている。初めての射精を意味する精通は11〜13歳頃に経験する人が多いが、かなり個人差があり、早い人では9歳くらい、遅い人では20歳近くになってからということもある。

　射精が起こるケースとしては、性交、セルフプレジャー（自慰）、遺精、夢精（※ II -1-6-b）、などがある。射精を経験するということは男子として性の成熟が進み、生殖の能力が身についたことを意味する。と同時に、性的欲求の自覚や欲求との葛藤を経験するようになる。この時期に学校や家庭で、性に関する教育が適切に行われることにより、自分を見つめるよい機会になったり、人との関わり方や、自分の生き方にも関連して考えを深めていくことができるようになる。

(b)　セルフプレジャー（自慰）

　高まった性欲を解消するための方法の1つとして、自分で性器を刺激し射精するという方法があり、これをセルフプレジャー（自慰・マスターベーション・オナニー）という（これらの言葉の意味については、p.97 ※ III -1-13-b 参照のこと）。この行為は、自分だけの空間と時間に身を置いて行うべきプライベートな行為であるが、射精することで性的欲求を鎮め、自己管理できるという意味のある行為である。決して恥ずべきものではなく、むしろ生涯にわたって必要な価値ある行為と考えるのが至当であろう。しかし、この行為について学ぶことが乏しいために、射精の際に快感が伴う経験

※ II -1-6-b
遺精とは無意識のうちに精液が漏れることをいう。睡眠中にそれが起きることが夢精である。遺精は pollution 、夢精は night pollution といわれ、それぞれ「汚れ」とか「不潔」の意味をもつ言葉があてられている。しかし、これらの現象は思春期、青年期の精液の産生がさかんな時期、性の機能が未熟な時期に起こる生理的な現象であり、否定的な表現、解釈は望ましくない。

を通じて、男子は複雑な感情を持ち、悩んだり葛藤したり、時には自分を否定したいような気持ちになることもある。この悩みについて村瀬幸浩は著書『男子の性教育』で次のように記している（※Ⅱ-1-7-a）。

※Ⅱ-1-7-a　男子の「射精への複雑な気持ち」

　　男子が自らの性に否応なく向き合うことになる「射精」、これをきっかけとして、からだ・こころ・性は大人に向かって大きく変わり始める。そのあらわれ方には個人差があることを前提としつつも、次第に性的な関心、欲望に目覚め始めていく。そしてマスターベーション（私はこれを「セルフプレジャー」と言い換え、一つの性行為として積極的に肯定していく立場でいる）との葛藤という経験が始まる。つまり「射精」は男子としての新たな誕生とも言うべき出来事なのである。その出来事を肯定的に受け入れられるか、否定的なイメージでもって経験するかは、その人のその後のセクシュアリティ（性と生のあり方）やセクシュアル・ライフにとって重大な意味を持つことは十分ご理解いただけると思う。

※Ⅱ-1-7-b
森岡正博（早稲田大学）

　　その射精について受け入れられにくい理由を『感じない男』（ちくま新書）の著者（※Ⅱ-1-7-b）もいくらか書いているが、電話相談、講演会その他の機会に寄せられた質問や相談を通じてわかったことを列挙してみよう。
①白くてドロッとねばねばしている精液が汚いと思えてしまう。膿のようで病気じゃないかとか、中には体が腐ってしまうのかと悩んだ男子もいるほどである。
②普段は尿が出ていく尿道を精液が通るわけでそのために精液を不潔だと思っている。
③射精のときに快感を感じる（その感じ方には個人差があるが）ことが、自分だけそうなのかと思い込んでしまって、自分はいやらしいとか卑しいと思う男子がいる。
　　この他に、精液の匂いが不快で、そのために汚らわしいとか恥ずかしいと感じる声もある。さらに言えば、射精、精液とも否定的に思っているにもかかわらず、射精した後、数日経つか経たないうちに（数日どころか毎日あるいは1日に2回もという男子がいる一方、1ヵ月に1回ぐらいとか、これまでしたことがないという男子もいて、まさに千差万別であることも指摘しておかねばならない）、またむくむくと欲望が湧きおこってきてペニスをしごいている自分に気づき、「男」であることに醜さというか嫌悪感が積み重なっていくという声もあった。

出典：村瀬幸浩著『男子の性教育』第2章　（大修館書店）

　セルフプレジャーを、時には悩みながら、やがて悩みからも解放され、得られる快感を、生きていく上での「ご褒美」というとらえ方をし、自らの性を肯定的に受け止めていけるようになるとよい。そのためにも男子への性の学習は不可欠であるとともに、女子も正しく理解することが大切である。

❷　女子のからだの変化とそれに伴う行為

（a）　ホルモンの働きと排卵・月経

　思春期の女子における成長・発育は、視床下部の指令による下垂体・卵巣から分泌されるホルモンの変化によることが大きい。この変化が視床下部にフィードバック（逆作用）し、新たに別の指令が出されるという循環が起こる。こうした循環がからだの成長や月経の発現に大きく関係している（※Ⅱ-1-8-a）（※Ⅱ-1-8-b）のである。

　初めての月経を初経（初潮）という。これを迎える年齢には個人差がある。平均年齢は10〜12歳だが、9歳くらいで始まる場合も18歳で始まる場合もある。月経が始まったということは、からだが女性としての成熟を始めたということである。

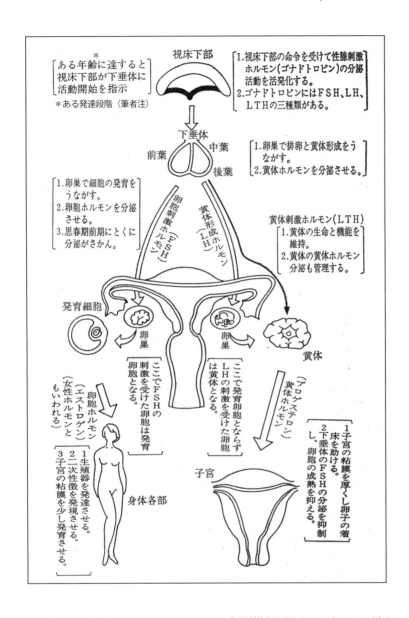

※Ⅱ-1-8-a 「女性の性ホルモンとその働き」の図
出典：村松博雄編『Love and Sex for teenagers』集英社

　月経は女性の一生のうち、およそ35〜40年間繰り返されるが、その長さには個人差がみられる。初経が早かったからといって、閉経（月経の終わり）が早いとは限らない。

　1回の月経の持続日数は3〜7日という人が90％を占め、5日間という人が一番多い。数日間の「月経血」は計20〜140mlで、子宮内膜の組織や分泌物が混ざっている。血液の量としては月経血全体の50％ほどといわれている。これはからだ全体から考えるとごくわずかな量であると言える。

　月経第1日から次の月経が始まる前日までの日数を月経周期と言い、25日から38日（時には20日から40日）くらいの幅がある。健康状態や精神的なストレス、栄養状態、生活環境の変化などが関わり月経周期に変化をもたらす（※Ⅱ-1-8-c）。

〈月経の周期と排卵〉
Ⓐ性腺刺激ホルモン：下垂体から分泌される2種類の性腺刺激ホルモン、FSH（卵胞刺激ホルモン）とLH（黄体化ホルモン）の量の増減を示す。
Ⓑ卵巣周期：FSHとLHの刺激によって起こる卵巣内の変化。眠っていた原始卵胞が、FSHにより目ざめて成長し、LHの刺激で排卵する。その後、黄体となり約2週間後に寿命がつき小さく縮んだ白体となる。
Ⓒ女性ホルモン：卵巣から分泌される女性ホルモンの量を示す。卵胞細胞はエストロゲン（卵胞ホルモン）を、黄体になってからはエストロゲンとプロゲステロン（黄体ホルモン）を分泌する。
Ⓓ子宮内膜：子宮内膜は、卵巣からのホルモンの刺激により増殖、肥厚して妊娠に備える。成熟した卵が受精し着床しないと、黄体は退化してホルモンの量を減らし、内膜がはがれ落ちて血液と共に流出する。これが月経である。
Ⓔ基礎体温：プロゲステロンは体温を上げる働きがあるので、排卵後黄体ができれば、基礎体温は高温相を示す。
Ⓕ頸管粘液：子宮の出口の頸管腺から分泌される粘液の量の変化。エストロゲンの作用で分泌は亢進する。
（宇野賀津子）

※Ⅱ-1-8-b 「月経周期と排卵にかかわる女性の生理の変化」

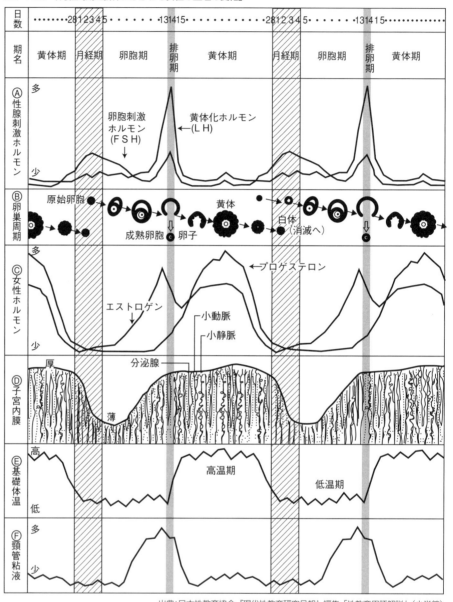

出典：日本性教育協会『現代性教育研究月報』編集「性教育用語解説」（小学館）

　　月経を起こさせる働きをしている卵巣を支配しているのは間脳の視床下部である。間脳はからだ全体をコントロールしている自律神経の中枢で、体温・睡眠・食欲などの調節にも関わりがある。さらに間脳は感情の中枢でもあるので、月経は心身の全体の影響を受けるということになる。自分の月経周期の状況で、健康状態を知ることができる。基礎体温を含め、月経期間とその前後の体調などを記録して自分のからだのリズムや状況をつかみ、排卵・月経について理解を深めることは大人の女性へと成長する上で必要なことである。

人間も他の動物と同じように「種」として新しい生命を継承することをしているが、新しい命を胎内で育てることは女性でなければ経験することのできない大切な営みである。もちろん、妊娠する・しない、出産する・しないというのは、本人の条件と選択の問題であり、「しなければならないこと」ではない。月経は女性のからだのリズムを作り、健康のバロメーターともなる現象として理解を深めたい。なおこの月経について、今なお誤解や思い込みによって「不浄なもの」として忌避する考えが根強くあるのは残念なことである。正面から学習することを通して、子どもの頃から男女ともに偏見を持たないように大人たちは指導すべきであろう。

さて、継続していた月経が、老齢化によるものではなく止まってしまった状態を「無月経」という。原因は妊娠の場合もあるが、受験勉強や過酷な運動その他の心身の強いストレスから、食欲低下や食生活の乱れが引き起こされ、その結果体重が減少し無月経につながってしまうことがある。こうした理由から次の月経が3カ月（あるいは40日以上）来ない場合を続発性無月経という。無月経は、からだからの言葉にならない訴えのようなものである。

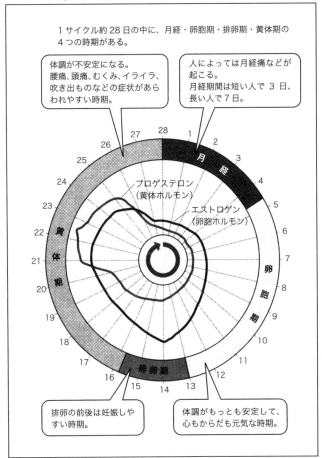

※Ⅱ-1-8-c　月経（生理）周期とホルモン

1サイクル約28日の中に、月経・卵胞期・排卵期・黄体期の4つの時期がある。

体調が不安定になる。
腰痛、頭痛、むくみ、イライラ、吹き出ものなどの症状があらわれやすい時期。

人によっては月経痛などが起こる。
月経期間は短い人で3日、長い人で7日。

プロゲステロン（黄体ホルモン）

エストロゲン（卵胞ホルモン）

月経

卵胞期

黄体期

排卵期

排卵の前後は妊娠しやすい時期。

体調がもっとも安定して、心もからだも元気な時期。

出典：対馬ルリ子著『女も知らない女のカラダ』（経済界、リュウ・ブックスアステ新書）を一部変更

続発性無月経に対して、18歳になっても一度も月経がない原発性無月経があるが、これは子宮や膣などの異常や卵巣形成不全、染色体の異常であったりすることもあるので、専門医による診療・治療などが必要となる。

(b)　月経前症候群（PMS※Ⅱ-1-9）と月経困難症（月経痛）

「月経前症候群」とは、「月経前緊張症」ともよばれ、月経の7～10日前から起こるが、現れ方には個人差が大きい。症状としては下腹部痛・腰痛・便秘または下痢・ニキビといったものに加え、眠くなる、イライラする、情緒不安定になるなどがある。これは月経周期の後半、次の月経が近づくころの急激なホルモンの変調に伴って起こるもので、月経開始とともに軽快する。ストレスや疲労が蓄積されると起こりやすいようである。からだを休めるとともに、ひどい場合は受診した方がよい。場合によってはホルモン療法の他、精神安定剤の投与などが行われる。

※Ⅱ-1-9
Pre-Menstrual Syndrome

「月経困難症（月経痛）」とは、月経に随伴する症状のことをいうが、腹痛を訴えるものが一番多く、腰痛、頭痛を訴えるものもいる。他に下痢やめまいなど、様々な不快な症状が出る場合もある。時にはそれらの症状が日常生活に支障をきたすほど強く、鎮痛剤の服用を必要とするような場合を月経困難症という。これは機能性月経困難症と器質性月経困難症とに分けられる。

機能性月経困難症はホルモンの不均衡、とりわけプロスタグランディン（出産時には子宮収縮に伴って分泌される物質でそれによって陣痛が引き起こされる）の過剰分泌及びそれに基づく子宮の過収縮や自律神経系機能失調などが原因で起こり、「ミニ陣痛」ともいわれる。初経後、２～３年から始まり、出産（分娩）を経験することで、軽快する場合が多い。機能性月経困難症は月経の仕組みを正しく理解できず、自分の性を否定的に受け止めている女子に多いと言われている。この月経痛は生理的なもので、病的なものではないと理解することが大切である。同時に、月経痛は子宮の筋肉が収縮して起こる現象なので、筋肉を和らげる方法を考えるとよい。例えば、腹部・足部などを冷やさないような服装をし、軽い運動や入浴などで、からだと心をリラックスさせたりするのはよい方法である（※Ⅱ-1-10）。

器質性月経困難症は、子宮内膜症、子宮筋腫など器質的疾患を伴うものをいい、35歳くらいから始まることが多い。治療は痛みに対しては鎮痛剤、鎮痙剤が使用されるほか、抗プロスタグランディン療法等、ホルモン療法がある。受診して、適切な治療を受ける必要がある。

堀口雅子著『思春期の月経』（少年写真新聞社）より「過多月経」の説明を以下に紹介する。

「経血量が正常（ひと月 20 ～ 140ml）より多い・ナプキンが１時間ともたない・レバー状の血の塊（凝結）がたくさん出る・月経が８日以上続く・月経痛を伴うことが多いなどの症状があると、過多月経が疑われる。また、まぶたの裏の結膜、爪、歯茎の色が白っぽい、疲れやすい、脈が速いなどの貧血症状が強いことも特徴である。急にこれまでと違い経血量が増えたと感じられる場合は、子宮筋腫や子宮内膜症、血液疾患など病変がある可能性もある。これは思春期以後に多く現れる症状であるが、月経過多を放置すると貧血がひどくなるので早めに専門医に相談したほうが良い」と述べられている。

(c) セルフプレジャー（自慰）

セルフプレジャーは男性には当然の行為と受け止められているが、女性ではなかなか同じ様な受け止め方がされてこなかったし、今でも大きく変わってはいないのではなかろうか。

"女性には性欲がない"とか、"女性の性欲は男性によって開発される"とか"セルフプレジャーなどをする女は淫乱、はしたない"とかいうようなジェンダー偏見に基づく差別の中で、長い間女性は自らの性や性的欲求に正面から立ち向かえないできた。もちろん、欲求の強い弱いには個人差があるし、セルフプレジャーをする・しないは自由であるが、誤った思い込みや偏見によって性的欲求を抑圧し卑しむことは、自らの人

※Ⅱ-1-10 「月経痛を和らげる方法」
月経痛を和らげる方法としては、以下の方法を試してみてほしい。
　①ゆったりと入浴する
　②温かい飲み物を飲む
　③腹部や腰部を温めたり、静かにマッサージする
　④散歩や読書をする
次のような軽い運動をすることも効果がある。
　①仰向けに寝て膝をからだの上で曲げ、膝で小さな円を描くように動かす。
　②両肘と両膝を床に付け頭を下げる姿勢をとることで、子宮をリラックスさせる。

生のみならず、性関係を育む上で大きなマイナスになったり、不幸につながる可能性がある。自分のからだ・性の欲求を見つめ、受け入れ、それをどのように表現していくかは、人生そのものを主体的に考えるうえで、大きな意味をもつだろう。性交は相手からの求めに応じて行われることもあるであろうが、セルフプレジャーは自分の意思で行い、自分を知り、快感を得ることができる健康な性的行為である。

　次に、2017年に日本性教育協会が行った第8回青少年の性行動全国調査によると、中・高・大学生の性交経験率、自慰経験率は次の通りである（※II -1-11）。

　この表で大学生の数値に注目してみると、性交経験は男女の間で10％程の差であるにも拘らず、自慰については女子の経験率が男子の半数にも満たないことがわかる。もちろん自慰という性行為はしなければならないことではない。しかし男子が9割以上性交以前に経験している（男子の2.8％に「経験がない」ことにも注目すべきであるが）事実を知ると、女子にとって初めての性行為が他者との行為であることをどう考えたらいいか。つまり女子自ら

※II -1-11　主要な性行動経験率のうち「性交」について (%)

	調査年度	1974年	1981年	1987年	1993年	1999年	2005年	2011年	2017年
性交	大学男子	23.1	32.6	46.5	57.3	62.5	63.0	53.7	47.0
	大学女子	11.0	18.5	26.1	43.4	50.5	62.2	46.0	36.7
	高校男子	10.2	7.9	11.5	14.4	26.5	26.6	14.6	13.6
	高校女子	5.5	8.8	8.7	15.7	23.7	30.3	22.5	19.3
	中学男子	–	–	2.2	1.9	3.9	3.6	3.7	3.7
	中学女子	–	–	1.8	3.0	3.0	4.2	4.7	4.5

あなたは、自慰（マスターベーション、オナニー）の経験がありますか。(%)

	中学		高校		大学	
	男子	女子	男子	女子	男子	女子
ある	25.4	7.6	78.4	19.2	92.2	36.8
ない	47.1	45.6	12.4	61.2	2.8	50.1
言葉の意味がわからない	23.1	43.8	4.7	14.8	1.6	6.4
知らない・無回答	4.4	3.0	4.6	4.7	3.4	6.7
合計	100.0	100.0	100.0	100.0	100.0	100.0
基数	2,290	2,150	2,127	2,149	1,776	2,407

の能動的、主体的意思によるというよりも男性からの働きかけを断われなかったり、なかには十分な納得を伴わない性行為を経験しているのではないかとの懸念を抱かざるをえない。

　女子にとって自慰行為は、長い間抑圧・無視されてきた。性器は自分のからだの大切な一部であるのに、女子への躾（しつけ）ということで、その存在を無視させるように仕向けられてきたのではないだろうか。そのため、自分の性器を尊重したり親しんだりすることができにくかった。これは単に性器や自慰行為のことだけでなく、性的存在としての自分への肯定観とか主体性にかかわる課題というべきではないか。この意味で、最近になってようやく、女子の自慰もセルフプレジャーとして、或いは性的欲求のセルフケア行為として男子と同様に認められつつあることを積極的に評価したい。

　このように、「自慰」に関する学習も性教育の内容として、正面から位置づける必要があると考え、さらに Chapter III（p.97）でも取りあげることにする。

Section 2
生殖と性

人間の性行動のすべてが生殖につながるものではない。むしろ実際には、生殖を避けながら行われる方が断然多いであろう。にもかかわらず、というべきか、であるからこそというべきか、数少ない「機会」となる「生殖」について考えることは、「人間の性」の探求において欠くことのできない重要なテーマである。

このSection 2では、初めに「妊娠と出産」をとりあげ、次に妊娠を望まない場合の「避妊」の大切さを学び、妊娠を望んでもなかなかそれがかなわない場合に、医療としてどんな取り組みがあるのかを学ぶために「不妊と生殖補助医療」について考えていく。そして最後に「人工妊娠中絶」を取り上げる。

1 妊娠と出産

(a) 妊娠はいつから始まったとされるのか

妊娠の始まりは一般的に、性交の結果としての受精と「受精卵の着床」をもって認められるのであるが、「妊娠週」を数え始めるスタートの日は"性交した日"でもなければ"受精した日"でもない。最終月経の第1日目である。

※Ⅱ-2-1 妊娠週数と女性のからだおよび胎児の変化

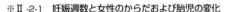
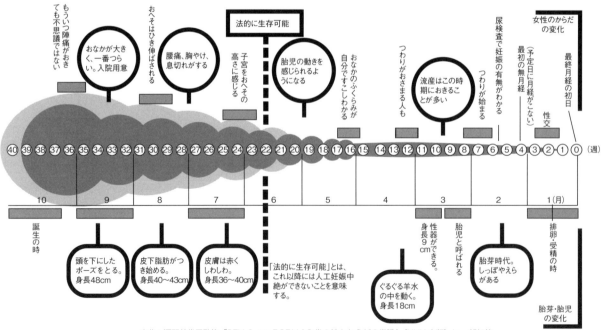

出典：河野美代子監修『SEX & our BODY-10代の性とからだの常識』（NHK出版）に一部加筆

　もちろん、この日に受精することなどまずあり得ないが、受精した日を女性が自覚できるはずがない。また、性交した日といってもいつの性交が妊娠につながったのかわからないので、はっきりとわかる現象（月経）が始まった日を「最終月経第1日」（0週0日）として、そこから数えるのである。そして、その日から280日目が出産予定日とされる（※II-2-1）。

　妊娠は28日を1周期として数えるが、この妊娠週数に関して忘れてならないことは、最初の無月経、つまり予定した月経が妊娠のために起こらない場合、その段階ですでに妊娠0週から3週の期間（妊娠1ヵ月）が過ぎたことになるということである。その次の予定月経もなければ、7週が経過して8週目にかかることになる。妊娠した女性の実感とこの週数の数え方のズレが、思わぬトラブルになることがあるので、ことさらよく理解しておく必要がある。

（b）出産の「とき」を決めるもの

> 　「胎児が自分の体でつくっているホルモンでお産の日を決めているということです。たとえばプロラクチンというホルモンがあります。乳汁分泌のほか電解質の代謝にも関係する、幅広い作用のあるホルモンです。これは胎児がつくっているホルモンで分娩まえにうんと増えてお産を誘発しているらしいのです。一方、お産というのは子宮の頸部が開かなければはじまらないわけです。頸部を軟化させて開かせるホルモンの一つに胎児の副腎でできるものがあるのです。これが分娩まえにうんと増える。これはむずかしい名前で言いますと、デハイドロ・エピアンドロステロン・サルフェート（DHAS）というのですが、胎児は自分の出しているホルモンでお産の日を決めているらしい……」

　これは『胎児からの子育て』（大島清著　築地書館）の文章である。
　次は『胎児からのメッセージ』（高橋悦二郎著　二見書房）から引用したものである。

> 　「胎内で赤ちゃんが十分に育って、もうそろそろ外界に出てもいいかなという時期になると胎盤の赤ちゃん側の組織からプロラクチンというホルモンが多量に分泌されます。これがお母さんの卵巣や、胎盤のお母さん側の組織に働きかけてプロジェステロン*というホルモンの分泌をとめてしまいます。
> 　いっぽうお母さんの脳下垂体からは、妊娠中にオキシトシン（Chapter III 106〜108P も参照）というホルモンがさかんに分泌されています。これはお乳が出るように働きかけるホルモンですが、同時に子宮を収縮させる作用もあります」
> 　「オキシトシンはお母さんの心に母性愛を目ざめさせる働きをしているわけですが、妊娠中にどんどんお乳が出たり、子宮が収縮したりしたらたいへんです。そこでプロジェステロンがこれらの働きをおさえるブレーキの役を果たしているわけです。だから赤ちゃん側から出たホルモンの影響でプロジェステロンの分泌がおさえられますと、こんどは自分の出番だというわけでオキシトシンが子宮に働きかけて強い収縮をおこさせます。これが陣痛です」

*プロジェステロン＝プロゲステロン（筆者注）

　これまで出産というと、産み出す母体のことばかり学んできたのではないだろうか。学んできたなどといえるほどのことは本当はなにもなくて、ただ母親になるのは大変なことだとか、その大変さを想像してきただけに過ぎないのかもしれない。確かに新たな生命を産み出す母体も大変だが、しかし実に合目的的に見事なメカニズムで出産

にふさわしくからだは変化する。と同時に産み出される生命（胎児）もまた、母体と相呼応して自らの生命力をフルに稼働させ誕生までの道のりをたどるのである。

　何故、どんなふうに出産（＝分娩）が始まるのか（※Ⅱ-2-2）。冒頭の二つの引用文を読むと、むしろ胎児の側に出産出生の主導権が存在するように思われる。胎児が母体に出産を促すのである。つまり胎児にとって子宮内の状態がもうこれ以上そこにとどまるべきではない環境になったときに、胎児の方から母体に出産の合図となるホルモンを臍帯を通して送る。そのホルモンが刺激となって、母体の下垂体から子宮収縮を促すホルモンが届く。そうすると母体の意志や感情と関係なく子宮収縮が始まり（※Ⅱ-2-3）、子宮口は開いていくのである。そして、子宮口の開口と胎児の娩出がスムーズに、より苦痛少なく進むように、母体となる女性はいきみのタイミングや呼吸法などさまざまなトレーニングや努力、工夫などを指導援助されるのである。

(c)　出産とは「異物排除」ともいうべきシステムの働き

　出産が母体の意思と関係なく始まるとはどういうことか。それは出産というものが母体による「異物排除」のシステムというメカニズムの働きによって起こると考えられるからである。胎児、そのもとである受精卵、その受精を成立させた精子は、母体にとって明確に「異物」であった。異物である精子は、まず膣の中で半数ほど死滅させられる。そこは精子の存在に適さない酸性環境だからである。

　ところが排卵期には、それまで精子が子宮に入ることを阻んでいた子宮頸管の粘液の分泌量が普段の10倍にもなって、流動性が増すばかりでなくpH7～8.5の状態になるので、この時期にだけ精子はその流れに逆らって頸管を通過することができる。子宮に入った精子は子宮内を進んでいくが、その間にも、増加した白血球によって食べられてしまうのである。

　膣内に射精された精子が数億なければ妊娠につながりにくいのは、こうした「排除」のシステムの働きをくぐり抜けてなお、卵管において卵子の周囲に100～数百の精子が生き残っていなければならないからである。そして生き残った精子が酵素を出し合って、卵子のバリアー（異種の精子や多精子受精を防ぐための）である顆粒細胞を取り除くことによって、最終的にひとつの精子が卵子の中に入っていくことになる（※Ⅱ-2-4-a,b）。

※Ⅱ-2-4-b　ヒトの妊娠経過のhCG測定による調査（Edmonds et al.,1982）

発生群	淘汰群	
①排卵確認 198例（100%）		①血中プロゲステロン値の上昇確認
↓ →	②妊娠反応陰性80例（40.4%）	②尿中hCG値陰性、着床前死亡
③妊娠反応陽性 118例（59.6%）		③尿中hCG値陽性、着床確認
↓ →	④初期流産 67例（33.8%）	④尿中hCG値陰性転化、着床後早期死亡
⑤妊娠継続 51例（25.8%）		⑤臨床的妊娠確認
↓ →	⑥後期流産 6例（3.0%）	⑥いわゆる自然流産
⑦出産 45例（22.7%）		（編著者注）hCGとはヒト絨毛性ゴナドトロピンのことで、尿中のこのホルモンの検出によって妊娠診断を行なう。

＊優生保護法阻止連絡会の「阻止連ニュース"女のからだから"」に掲載された半本秀博氏の論文の資料に掲載。

※Ⅱ-2-2
ウィリアムズ著『産科学』（廣川書店）によれば、①オキシトシン刺激説、②プロゲステロン消退説、③胎児コルチゾール説、④プロスタグランディン説、などが紹介されている。実際にはこれらの複合作用によって子宮収縮を導き出すのであろう。

※Ⅱ-2-3
外出中、電車の中で、夜、早朝の別なく、あるいは意識のない状態でも、出産は始まるのである。

※Ⅱ-2-4-a
このことは、「最も早く卵子に到達した精子」「最もすぐれた精子」が必ずしも受精するわけではないことを示している。事実、「そうしてできた受精卵でも1/4は異常を持ち着床できないし、着床したとしてもその1/3はその後、成長することができなくて気づかないうちに死滅している」とある（『驚異の小宇宙・人体①生命誕生』日本放送出版協会）

しかし、なぜ異物である精子のすべてが死滅させられないのか、まだ明らかにされていない。明らかなことは、すべての精子が死滅させられれば体内受精は不可能ということである。

つまり、母体として排卵前の一時期だけ粘液の流動性が高まって精子を子宮に迎え入れたり（※II-2-5）、いったん受精卵として着床すれば、それを二百数十日間、育み続けることもあるなど、免疫機能を停止しての驚くべき寛容性を発揮するのである（妊娠初期に起こることが多い「つわり」という現象も、異物である受精卵を受け入れるかどうかの葛藤反応ではないかという見方もある）（※II-2-6）。そして「出産」をこの"寛容性の解除"と考えてみれば、出産が一種の排泄のはたらきとして母体の意志や感情とは無関係に進む理由が明確に理解できるのではないだろうか。

（d）　羊水を飲み、排尿する胎児

母体にとって胎児は異物である、との表現を別の言い方に換えれば、「胎児とは基本的に母体に依存しつつ相対的に自立した生命体としての機能を着々と準備しながら出生を待つ存在である」ということになる。こうした事実が、胎児研究を通じて明らかにされてきた。

かつて胎児の子宮内での成長変化について、ほとんど解明されていなかった頃には、"母と子の血のつながり"などといって母体の血液が臍帯を通じて胎児に直接送り込まれている（※II-2-7）とか、"宇宙船のような子宮の中でスヤスヤ眠っていただけ"（※II-2-8）のように思われ、語られてきた。そして出産出生についても、母親の努力や頑張りだけが強調され、それが自己犠牲的な"母性愛"と結びつけられたり、そのことで母親への感謝が押しつけられたりするなど、"ほとんど無能力で受動的な存在"として胎児はイメージされてきた。

しかし、例えば胎児は妊娠15週くらいになると排尿するようになる。また妊娠後期になると子宮の中の羊水を1日に600ccくらい飲んで450ccほど排泄しているが（※II-2-9）、このことなど一般にあまり知られていない。

なぜこのように羊水を飲み、排尿するのか。それは胎内環境の浄化維持の意味があることがわかっている。前掲の高橋著には「羊水はふつう無菌状態ですが、長い間には胎児の皮膚からはがれ落ちた細胞などが溜まってきて汚れてしまいます。そこで赤ちゃんはこれを予防するために、自分の腸を使って濾過し、羊水をきれいに保っているのです」とあるが、その汚れた状態というのは「細い腹腔鏡というのでお腹をのぞいて見てみても白くにごって見えないくらい」（大島著、前掲書）なのである。つまり胎児は羊水を飲むことで、その汚れを自分の腸でこしとり（※II-2-10）、きれいな尿として羊水に戻しているということになる。実に見事な仕組みといわざるを得ない。

このように考えてみると、また実際に尿がどのように、つくられ排泄されているか辿ってみても、尿が不潔なものではないということがわかる。尿が不潔ではないという事実は、性の学習においても重要なことである（※II-2-11）。なぜなら尿が汚いというイメージは性器の不潔感・不潔意識に連動し（※II-2-12）、それはまた性交や性的な

※II-2-5
精子は流れに逆らって動く性質があるので、子宮に入り込みやすくなる。

※II-2-6
つわりの起因説のひとつに母体の防御反応説がある。たった1個の細胞であった受精卵が次々と分裂を繰り返し、胎児になっていく。胎児は栄養分を吸い取り老廃物を捨てるが、母体はこうした存在にとまどい、異物が体内に侵入したときと同じ反応を起こすのではないかというものである（『からだの謎177』日本文芸社）。

※II-2-7
胎児は自ら血液をつくり、自らの拍動によって臍帯を通して胎盤へ血液を送り出している。母体の血液が胎児の体に入り込むことはない。

※II-2-8
妊娠も中期以後になると手足を動かすだけでなく、まぶたを開けたり眼球を動かしたり、指しゃぶりもするなど、さまざまに活動している。

※II-2-9
羊水の量は日本人の場合、大体妊娠6か月で600（単位cc）、7か月で700、それ以後、減少して8か月で600、9か月で400、出産のときにはおよそ250（大島著、前掲書）。多い人の場合、1,000を超えることもあるというが、それにしても600とはずいぶん多く飲むものである。と同時に羊水が盛んに入れ代わっていることがわかる。

※II-2-10
こしとられたカスはどうなるのか気になるところであるが、これは出産後、胎便として排泄されるまで腸に貯えられている。

※II-2-11
このことを強調するためではないが「飲尿健康法」などあることも紹介したい。

※II-2-12
男性性器のペニス、精液の通り道は排尿のための尿道を兼ねているし、女性性器の膣も尿道口のすぐ近くにある。

ふれあいの印象を損なうことにつながりやすいからである。

　こうした点からも、からだのしくみや働きについて正しく理解することの意味は大きい。

(e)　肺呼吸への切り替えと産声の意味

　見事なしくみは、出産の経過を通して次々と学ぶことができる。

　羊水の中で生きている胎児は、もちろん呼吸しているわけではない。必要な酸素や栄養分は、胎盤を通じて母体から受け取ってきていた。しかし、これを自力で確保しなければ出生後空気の中で生きていくことはできない。そのために、肺の中にあった肺液(羊水や肺の分泌物)が血液やリンパ液に吸収されるようになる。それから、子宮頸管や膣(産道)を通るときの圧迫や摩擦によって、口から肺液が絞り出される。そして産道を出た途端に急に肺胞が広がって、空気がドッと入り込んでくるのである。高橋著の前掲書によれば「その刺激で残りの肺液もはじき出して最初の呼吸をするために横隔膜を激しく動かす。それが泣き声になってあらわれる」(※Ⅱ-2-13)とある。

※Ⅱ-2-13
頭位経膣分娩が正常分娩といわれるのは、こうした理由からである。骨盤位分娩(逆子)や帝王切開によるものを異常分娩というのは、正常と異なるという意味からである。

　また「産道で胎児は窒息寸前の状態におちいります。そのためストレス時に分泌されるノルアドレナリンが大量に分泌されます。すると、このノルアドレナリンがきっかけとなってそれまでの水中生活から陸上生活に移行するためのすべてのスイッチがオンされることになるのです。具体的には脳、そして肺の機能が開始されるのです。このノルアドレナリンによって、胎児の心拍はおちていきます。このことは胎児にとって苦痛だと考えるよりむしろ生まれてくる喜びをむかえるための最後のステップと考えたほうが良いように思います」(スウェーデンの産婦人科のリーダー、ラゲルクランツの発言～前掲『驚異の小宇宙・人体①　生命誕生』より)というようにも考えられている。

※Ⅱ-2-14
頭蓋骨(9枚の骨によってできている)の縫合が不完全なために、柔らかく重なり合ったりして体積が小さくなることも、スムースに産道を通ることができる理由である。

　普段は鉛筆の芯ほどの隙間しかない子宮頸管を、直径10cmにもなる頭が通るほど押しひろげ(※Ⅱ-2-14)、陣痛が始まってから数時間もかけてこの世に生まれ出てくる胎児。そしてそれを産み出す母体。その両者の協同の営みとしての出生・出産の見事な「自然」は、まさに目を見張るばかりである。なお、胎児が生まれたあと、間もなくして再び軽い陣痛(子宮収縮による)がおこり、胎盤や卵膜などが子宮壁からはがれて排出される。これが後産である。

　さて、このようにして生まれた新生児が最初に感ずるのは寒さだといわれる。子宮内は39℃ほど、それに比べて分娩室は24～25℃。一挙に10℃以上も低い外界の気温にさらされるのであるからそれも当然であろう。とくに全身脱毛して敏感な皮膚感覚を持ったわけであるから、なおさらである。そして新生児は温かなお湯、柔らかな毛布、そして抱擁など肌のふれあいによって、外界・他者とのコミュニケーションを始めていくのである。

(f)　人間の出産の独自性

　生まれたばかりの新生児のことを"母体外胎児"と表現する場合がある。生後約1年経って、やっと歩くことができるようになることも含めて、それまで自ら生きて暮

らす力はほとんどないからである。このことは他の動物と比較すれば明瞭である。

　このことを別の角度から見ると、人間が生きていく能力はほとんど生まれてから後の経験や学習によって身につけていくものであること、それだけに生まれつきほとんどの可能性がすでに脳に刻み込まれてしまっている他の生き物に比べて、無限の発展可能性を持っているということであり、養育や教育の重要性が限りなく大きいことにもなる。

　頭蓋＝脳を大きくするのに胎内にいる時間の大部分を使い、四肢の発育は生まれた後に回されることになった。また、大きな頭蓋を持ったからだを産み出す（※II-2-15）ために長い時間がかかるようになり難産になった。しかも直立二足歩行した人間はそれにふさわしく骨盤の形の変化を余儀なくされたが、このことも難産化を促すことになった理由である。さらに出産の方法についてもそれが医療の対象となって病院で産むことが一般化する過程で"寝産"（横たわって産む）になったが、かつての立産、座産に比べ、産む行為自体を考えれば、むしろ時間も体力もいっそう必要になったといえよう。

　近年この出産についても様々な改革が試みられている。また、妊産婦だけ家族から離れて「産む」のではなく、夫の立ち会い、援助のもとで"ともに産む"取り組みをするカップルも増えている。さらに新生児の兄や姉になる子どもも新しい家族の誕生の場に参加し、母親を応援する家族も増えてきた。いずれにせよ「産まされる出産」から「産む出産」へ、家族が立ち会うかどうかは別にしても、女性任せにせず、男性もまた、この新しい生命の誕生についてどのようにかかわっていくべきか、主体的に取り組むことが重要である。

　このことは単に出産だけを指しているのではない。出生後の養育についても同様である。妊娠と出産と母乳哺乳は女性にしかできないが、それ以外は男性も十分その養育について担当できる。また担うことによって男性の中の"母性"も芽生え、成熟するといってよいであろう。母性を女性だけのものとして美化強調し（※II-2-16）、養育や育児を押しつけてはならないし、女性に独占させるのは望ましいことではない。なぜならそれは時間もエネルギーも大いに消耗する大変な営みだが、しかしすぐれて人間的な営みでもあるからである。

　妊娠および分娩によってもたらされた母体や生殖器の変化が、分娩の終了から妊娠前の状態に戻るまでの期間のことを「産褥（さんじょく）」という。この時期の女性を産褥婦という。期間は一般的に6〜8週間といわれているが、人によって、また出産の度に異なることがある。この期間、妊娠時から急速に体内濃度が高まっているプロラクチンが乳腺を刺激して発達させ、オキシトシンは乳腺筋肉を刺激して乳汁を分泌させる。こうしたホルモンの変動などによって自律神経が影響され、精神的に不安定な状態に陥りやすくなる。これをマタニティブルー（出産後2週あたりに顕著にあらわれるとされる）というが、そのあらわれ方には個人差がある。本人はもとより周囲の人たちも、そのことに理解をもち、ゆっくりからだを休ませることが大切で、その時期の過ごし方がその後の心身の健康に影響をもたらすことに気をつけたい。

　この産褥期を経て母体は妊娠前の通常のからだへと戻っていく。主に減少した体重の回復期に当たることから「産後の肥立ち」という表現がある。

※II-2-15
「ヒトが直立したとき、最も影響を大きく受けるのは骨盤だろう。また歩行することによって足に変化が起きる。それは骨盤が上体の全重量を受けなければならないからである…（中略）…チンパンジーとは大差のない頭の大きさをもった胎児が、直立したため前後にひしゃげた骨盤を通過するため、人類の難産はこの猿人（アウストラロピテクス・アフリカヌス…引用者註）から始まった、としている」（大島清著『オスはどうして男になったか』筑摩書房）。

※II-2-16
女性が母親になった場合、あふれるような自己犠牲的な母性愛を持つのが当然であるという思い込み（思い込ませ）が流布してきた。このために子の言動にイラ立ったり、子に手を上げそうになる母親が深刻な悩みに陥るケースが露わになってきた。母性本能論や母性愛強調の罪である。父親の持つ「母性」（紛らわしくなるので「親性」とか、「育児性」というべしとの主張もある）ということも含めて、女性だけの問題とせずに子育てや子どもへの愛について深く検討する必要がある。

（g） 帝王切開による出産

　出産の話というと昔から当然のように経膣分娩だけが語られてきた。学校での性教育で "赤ちゃん誕生" についてとりあげる場合も同様であった。そのために "赤ちゃんはお母さんの頑張りによって産道を通って生まれるもの" という「常識」が長い間につくられ、そうではない出産（帝王切開による）をした女性は我慢が足りなかったなどと言われたり、自分自身の思い込みもあって肩身の狭い思いをしたりしてきたのである。

　しかし今日、帝王切開による出産はこの20年で倍増して全体の19％（2017年）を占めるようになり、しかもその割合はふえつつある。「増える帝王切開」（※Ⅱ-2-17）（荻田和秀──りんくう総合医療センター産科医）によると「100万人を割り込んで減少傾向にある日本の分娩（出産）数ですが帝王切開で生まれる子どもの数はむしろ増加しています。今や全国で生まれる新生児のうちざっと4人に1人が帝王切開です。海外では帝王切開率が分娩の半数に達しつつある国もあり、今や "下から産みますか（経膣分娩）、上から産みますか（帝王切開）" という時代になってきた感があります」（毎日新聞2019年8月7日付記事）とあった。記事はさらに「帝王切開は赤ちゃんが産道で引っかかったり子宮の中で酸素不足になったりした時に急いで体外に取り出せる方法です」「赤ちゃんの都合で行う帝王切開以外にも、胎盤が赤ちゃんの出口を塞いでいる前置胎盤や過去に子宮にメスを入れたことがあるために陣痛で子宮が破裂する危険がある場合に帝王切開が選択されることがあります」と続いている。

　帝王切開が増加している理由としては、初産年齢が高くなってきたことや不妊治療の末にやっと妊娠できたケースなど、妊娠女性の体力を懸念した上での選択もあるだろう。にも拘らず経膣分娩にだけこだわって帝王切開による出産を批判（時には非難）する風潮が残っていて女性を苦しめることがあるのはきわめて残念なことである。

❷ 避妊

（a）　予期しない妊娠が後を絶たない理由

　現在は、長い人生を生きる間に平均すると子どもは一人か二人しか産まないという時代である。そのために予期しない妊娠はしない、させないという考え方と能力をどうつけるかが性に関わるすべての人にとって欠くことのできないテーマになった。ところが実際には、予期しない妊娠は後を絶たない状況である。その理由は大きく分けて二つある。ひとつは避妊についての知識があいまいで不正確であること、もう一つはたとえ知識があってもその知識を使いこなせるような関係にない、二人の関係性の問題である（※Ⅱ-2-18）。

　避妊とは文字通り、妊娠を避けることであるが、ではなぜ予期しない妊娠は避けなければならないかと考える時、それが互いの人生にトラブルを引き起こす原因になりかねないから、ということになるであろう。しかしもうひとつ忘れてはならないのは、妊娠すること自体が女性の生命・健康にとって大きな問題だということである。とも

※Ⅱ-2-17
帝王切開（cesarean section）の語源としてジュリアス・シーザーがこの手術で生まれたことによるという説があるがほぼ俗説とされている。むしろラテン語の「caedare（＝切る）」から由来したとされるのが有力である（『性科学・教育事典』小学館より）。

※Ⅱ-2-18
もっとも知識は正確で、しっかり取り組み合える関係であっても、パーフェクトにいつもうまくいくとは限らないことも事実である。

すれば、産むか産まないかということだけに焦点があてられるが、実は妊娠すること それ自体、肉体的、精神的に大きな負担となる出来事だという視点である。場合によっ ては妊娠の継続それ自体が健康阻害の因になりうることを十分理解しておく必要があ る。とりわけ予期しない妊娠であった場合は精神的にもその苦しみはいや増すであろ う。この意味で確実な避妊は、女性の健康や生命にとって人権に関わる問題であること をまず押さえておきたい。

　次に、先ほど避妊にうまく取り組めない理由に「知識を使いこなせない二人の関係 性の問題」を挙げた。この背景には"性に関することは言葉にして表現すべきではな い"という伝統的な意識がある。これは、性のことは「下半身」のこと、性器のこと、 人格とは無縁のこととする考え方に基づいているものでもある。しかし上記したよう に、性のことは生命や健康そして人生に直接かかわる問題なのであって、決して「下 半身」に限定されるものではない。

　「脳は、人間の心身が生きていくことを統合する働きを持っており、もちろん性に 関することも脳と深いつながりを持っている。性的行動がその人格から離れてよいはず はないのである」（『脳は性なり』大島清著）。その意味からも、避妊に取り組むこ とはお互いの性と生を大切にする証であり、避妊について語り合える間柄からは予期 しない妊娠に出合う可能性は極めて少ない、という立場に立つことが重要である。言 い換えるならば、避妊に取り組むことは性関係を持つうえで最低条件のひとつであり、 避妊について語り合えないうちは、性的な交わりを持つのは早いと考えるのが妥当と いってよいであろう。

　避妊に関して正確な知識を持ち、それを使いこなしていけるように、学校教育の中 でもしっかり考えさせ、避妊の大切さを理解しつつ成長していってほしい。

　避妊には主に次の方法がある（※II-2-19、次頁）。

(b)　性のしくみへの不正確な理解

　避妊にうまく取り組んだはずなのに失敗する例が少なくないが、その理由として、性 のしくみについて不正確であいまいな知識しかもっていないことが挙げられる。次頁に 示す避妊法の一覧表などの表はいろいろな機会に見ることもあり、その方法も名前も 「知っている」ものばかりであろう。にもかかわらず失敗が起こるのは、正確な理解に 乏しいからである。その中で特に問題につながりやすいいくつかの事柄を（ア）～（カ） で述べてみよう。

（ア）射精以前に精液が漏れ出ている場合があること

　精液は精子、精のう液、前立腺液などによってつくられるが、この他にもカウパー液（カ ウパー腺〈尿道球腺〉から分泌される液体）（※II-1-6参照）が分泌される。これは男 性が性的に興奮すると、射精に先立って分泌されるアルカリ性で透明の液体（※II-2- 20）で、性器の先を濡らして挿入しやすくするとともに、普段は酸性である尿道を中和 しておいて精子が通りやすくする、という役割を果たしている。このカウパー液の中に 場合によっては、妊娠可能なだけの精子がすでに混入している可能性があるが、この

※II-2-20
女性のバルトリン腺から分泌さ れるものと対応している。もっ とも女性の膣を湿潤させるのは バルトリン腺よりも膣壁からの 汗（血管からの漏出液）のほう がずっと多量であるといわれて いる。

※Ⅱ-2-19 「わが国における主な避妊法一覧」

	避妊手術	IUS（※1）	低用量ピル（OC）	IUD（※2）	男性用コンドーム
内容	手術で精管もしくは卵管を結紮するか切断して、精子や卵子の通過を止める方法。男性の場合、通称パイプカットという（※3）	子宮内に小さな器具を置き、それに付加された黄体ホルモンを子宮に放出させる子宮内避妊システム。IUDの進化版で最長5年間の避妊ができる	低用量経口避妊薬、または低用量ピル。2つの女性ホルモンを含む薬を服用することで、高い避妊効果を発揮させる	子宮内に小さな器具を置き、銅イオンを子宮に放出させる子宮内避妊具。着床を防ぎ、2～5年間の避妊ができる	男性の性器にかぶせる薄いゴム製品。精子が膣内へ侵入するのを防ぐ、最もポピュラーな避妊方法
メリット	ほぼ確実に永久的に避妊できる	処置時間1回10分程度。薬の飲み忘れの心配もなく効果の高い避妊が可能。月経量が減少する	毎日飲めば99%以上妊娠しない。生理痛や生理不順、PMSなども改善	IUSより安価。薬の飲み忘れの心配もなく効果の高い避妊が可能	安価で手軽。実行しやすく、性感染症予防もできる
デメリット	復元手術が困難（特に女性）、手術費用がかかる	医師の処置が必要。挿入後しばらく不正出血が続くことも	毎日飲む必要がある。まれに血栓症がおこることがあり、喫煙者や40代以上の人などは血栓症のリスクがやや高くなり、吐き気、不正出血、頭痛などがでることも	医師の処置が必要。挿入後しばらく不正出血が続くことも	抜けたり破れたりしやすい。使用方法を誤ることも多い（失敗率はおよそ15%）
費用	約30万円前後	1回約7～8万円	初診8,000円程度。1カ月分2,000～3,000円	1回約4～5万円	12個で1,000～5,000円くらい
購入方法	おもに婦人科、男性の場合は泌尿器科のある医療機関で処置してもらう	婦人科のある医療機関で処置してもらう	婦人科のある医療機関で処方してもらう	婦人科のある医療機関で処置してもらう	コンビニ、薬局など

※1 intrauterine System　※2 intrauterine Device
※3 本書では不妊手術として位置づけている（p.70）

監修　三鷹レディースクリニック院長　天神尚子
出典　ベビーカレンダー（https://baby-calendar.jp/）

ことは意外に知られていない。そのため性交を中断したり、膣外射精をすることによって避妊できるとか、射精直前に避妊具（コンドーム）を付ければよいなどというように、誤解されていることが多い。コンドームは性器接触の最初から装着しておくことが重要である。

（イ）排卵後、卵子は24時間ほどしか寿命がないが、排卵の時期を特定しにくいということ、及び、いわゆる「安全日」についての誤解

　排卵された卵子はその後、受精能力が高いのは約10時間で、生きているのはせいぜい24時間といわれている。ということは、妊娠の可能性は月経周期の1ヵ月のうち、たったの1日である（※Ⅱ-2-21）。従って排卵の日が特定されれば、避妊することは本来たやすいはずである（※Ⅱ-2-22）。にもかかわらず予期せぬ妊娠が起こるのは、精子が子宮内で72時間ほど（1週間という可能性もある）生きていることがあるためであり、したがって妊娠可能期間（妊娠しやすい期間）は幅広くとらなければならない。

　このように、生理のメカニズムを理解したとしても、人間のからだ・性は機械のように規則正しく変化するわけではない。したがって基礎体温を測ることで自らの健康管理に基本的には役立てることはできるが、それをそのまま避妊法として利用することは望

※Ⅱ-2-21
（※Ⅱ-1-8-c）参照

※Ⅱ-2-22
避妊は簡単だ、といいたいわけではないが、いつ妊娠するのかしないのか、わけがわからないのではない。事実はきわめて単純明解である、といいたいのである。

ましくない（※Ⅱ-2-23）。病気での発熱という場合もある。他の方法との併用が重要である。つまり、"理論上の安全日"はあるとしても"実際上の安全日"はないと考えるべきであり、妊娠を望まない性行為にはいつも避妊の手立てを講ずることが必要なのである。

（ウ）ピル（経口避妊薬）に対する思い込みと偏見

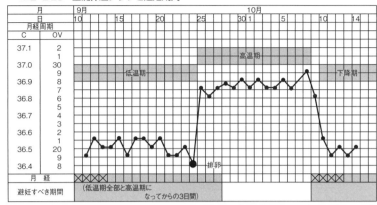

※Ⅱ-2-23　基礎体温グラフと避妊期間

出典：日本性教育協会編集『現代性教育研究』（1981年6月号）

　ピル（経口避妊薬）を飲むと妊娠しないことは知っていても、「なぜなのか」「どんなふうに飲むのか」となると正確に答えられる人は多くはない。避妊＝コンドームとしか考えてこなかった人が圧倒的なわが国である。1967年にWHOでピルの有効性と安全性が認められ、諸外国に広まっていったが、わが国は1999年にやっと経口避妊薬ピルが認められた（国連加盟国のうち最も遅い認可であったといわれた）。しかし、ピルの服用による避妊法についての正しい理解を広めることは、なかなか容易ではなかった。このことは現在においても大きな進展はみられていない。

　特にわが国で当初使われたピルが中高用量のものであり、その副作用が一定年齢以上の一部の女性に強くあらわれることもその一因と考えられる。しかし、忘れてならないことは、ピルによる避妊は女性が主体性を持つ方法であるだけに「ピルを認めると女性の性が乱れる」とか「コンドームを使わなくなってエイズが蔓延する」などの根深い偏見が見られたことである。そのことが「副作用」の喧伝と重なって認可を遅らせただけでなく、今なお人々の意識の中に残っていることを指摘しておかなければならない。こうした様々な理由などがからんで、経口避妊薬「低用量ピル」は、他の先進国にくらべて、日本での普及率は現在も非常に低い。

　日本家族計画協会理事長で産婦人科医の北村邦夫著の『ピル』（集英社新書）から一部を紹介したい。

　「アメリカに遅れること40年。低用量経口避妊薬（以下「ピル」）がついに1999年9月2日から発売されました。なぜこれほどまでに長期間にわたる審議が必要だったかという疑問はいまだ晴れませんが、医師の責任で主に治療用（緊急避妊）に使われている中・高用量ピルを避妊薬として処方する時代は終わり、国が処方した避妊薬・ピルを堂々と使用できることになりました。」
　「ピルは『要指示薬』といって、入手するには医師の処方箋が必要です。医療機関を訪ね、医師の問診や検査を受けた後に、処方されます。」
　避妊法の理想条件・・・・・これを完全に満たす避妊法は存在しない
　　①確実な避妊ができる
　　②費用が安く、使い方が簡単で、長期間使える
　　③性感を損ねない

④副作用が少なく、仮に妊娠することがあっても、胎児に影響を及ぼさない
⑤女性が主体的に使える

「ピルはコンドームに比べて経費が高い、副作用の可能性が否定できないなどのデメリットがあります。

また、ピルによる避妊を確実にするためには、忘れずに飲み続ける正確さが要求されます。最近のピルは副作用のリスクをできる限り減少させるために、ホルモン量が避妊効果を保てるぎりぎり最低限まで抑えてあり、そのためにピルを飲み忘れると、避妊効果を低下させてしまう恐れがあります。また、ピルの血中ホルモン濃度を安定させるためには、毎日ほぼ一定の時間に飲むことが必要です。」

「きちんと飲む習慣を身につければ、ほぼ100%避妊することができる、男性に頼らなくても女性自身が避妊の主導権を握れるなどのメリットがあるからです。」

この極めて有効な選択肢を選ぶにしろ選ばないにしろ、正しく知ることは予期しない妊娠を避け、不意の妊娠を懸念することなく性関係を深めることができるし、女性が妊娠によって自分の進路の変更をしないで生きられる（自己決定できる）可能性を大きくするという意味で、極めて重要な意味を持っている。

ピルの服用によって避妊できる原理は次の通りである（※Ⅱ-2-28及び※Ⅱ-1-8-cも参照）。

排卵後、黄体から分泌されるプロゲステロン（黄体ホルモン）によって基礎体温は高温期を示すが、このプロゲステロンは黄体化ホルモンの分泌を抑制する。またエストロゲン（卵胞ホルモン）が卵胞刺激ホルモンの分泌を抑えるために、この双方のホルモンの作用によって、次の排卵は抑えられることになる。妊娠中に重ねて妊娠しないのも、この卵胞の発育を妨げるホルモンと黄体化ホルモンの増加を抑制するホルモンが分泌され続けるからと考えられる。この女性のからだを波のように流れるホルモンのメカニズムを基にして、合成することで作られたプロゲストーゲン（プロゲステロンの働きをする）を使って、避妊を目的としたホルモン剤の開発（※Ⅱ-2-24）が行われたのである。

つまりピルを飲むことで◎排卵・月経リズムの流れを変えて次の排卵が起こらないようにする、◎ピルによって卵巣からのホルモンが抑えられるので、子宮内膜が肥厚しにくく、したがって着床しにくくなる、◎プロゲストーゲンの作用で子宮頸管粘液の量が減って粘り気が強くなるので精子が子宮に入りにくくなる、など極めて確実に避妊効果が上がるのである。

こうして開発されたピルは、21日間忘れずに飲むことで100%の効果があり、しかも性行為のたびにその場で気をつかわなくてすむという、とても大きなプラス面を持っているといえよう。また女性が自らの意志だけで妊娠を避けることができる方法であるという意味からも、画期的な避妊法といってよい。しかし、もとよりピルはホルモン剤であり、それを飲むことによる副作用は女性のからだに当然ながら起こる可能性がある（※Ⅱ-2-25）。そのことについても正しく知っておく必要がある。しかもその影

※Ⅱ-2-24
アメリカは1950年、ピンカスがこれを考案し、1960年販売が許可された。

※Ⅱ-2-25
ピルの副作用としては、胃腸障害による吐き気・嘔吐・胃痛・下痢、不正出血、しみ・ニキビ、むくみ、体重増加、黄疸、内分泌疾患、血管系に対するものなどが指摘されている。（堀口貞夫・堀口雅子著『JUST HININ―避妊の教科書』自由企画・出版）

※Ⅱ-2-26
エストロゲンの含有量が50マイクログラム未満のものを低用量ピル、50マイクログラムのものを中用量、それを超えるものを高用量ピルという。

響を女性だけが背負い込むなど、両性のコミュニケーションにとっても、かえってよいこととはいえないとの主張も首肯されるであろう。

　しかしながら、予期しない妊娠をしてしまった時の中絶手術によるマイナスと比較して云々するだけでなく、「飲み忘れさえしなければ絶対妊娠しないという安心感を持てる」などのプラスを考えたとき、さらに低用量ピル（※II -2-26）の開発によってその副作用もできる限り小さくなったことなどを合わせて考えれば、この避妊法も選択肢の1つとして考えて然るべきであろう（※II -2-27）（※II -2-28）（※II -2-29）。

※II -2-27
1992年の薬事審議会では、ほぼ認可されるであろうとされていたが、HIV感染症との関連が指摘され、継続審議となった。しかしその後、1995年9月、中央薬事審議会配合剤調査会で「エイズとの関連性は薄い」との結論が出された。こうした認可に至る経過については『ピル』（北村邦夫著、集英社新書）に詳しい。

※II -2-28　「ピルによる避妊の仕組み」
出典：芦野由利子・村瀬幸浩編著『ピルと避妊と性の教育』十月社

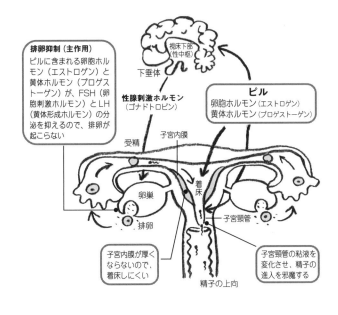

排卵抑制（主作用）
ピルに含まれる卵胞ホルモン（エストロゲン）と黄体ホルモン（プロゲストーゲン）が、FSH（卵胞刺激ホルモン）とLH（黄体形成ホルモン）の分泌を抑えるので、排卵が起こらない

視床下部（性中枢）
下垂体
性腺刺激ホルモン（ゴナドトロピン）
ピル
卵胞ホルモン（エストロゲン）
黄体ホルモン（プロゲストーゲン）
受精
子宮内膜
着床
卵巣
排卵
子宮頸管
子宮内膜が厚くならないので、着床しにくい
子宮頸管の粘液を変化させ、精子の進入を邪魔する
精子の上向

ピル服用の禁忌	
	01. 以前経口避妊薬を服用して過敏症を起こしたことのある人
	02. 乳癌、子宮体癌、子宮頸癌、子宮筋腫及びその疑いのある人
	03. 原因不明の性器出血のある人
	04. 血栓性静脈炎、肺塞栓症、脳血管障害、冠動脈疾患にかかっている人、またはこれらの病気にかかったことのある人
	05. 35歳以上で1日15本以上の喫煙者
	06. 血栓性素因のある人
	07. 抗リン脂質抗体症候群の人
	08. 4週間以内に手術を予定している人、手術後2週間以内の人、産後4週間以内の人、及び長期間安静状態の人
	09. 重症の肝障害のある人
	10. 肝腫瘍のある人
	11. 脂質代謝異常のある人
	12. 高血圧のある人（軽度の高血圧の人を除く）
	13. 耳硬化症の人
	14. 妊娠中に黄疸、持続性そう痒症または妊娠ヘルペスの症状があらわれたことのある人
	15. 妊婦または妊娠している可能性のある人
	16. 授乳中の人
	17. 思春期前の女性

ピル服用に際し慎重投与のもの	
	01. 40歳以上の人
	02. 乳癌の家族歴（家族に乳癌になった人がいる）または乳房にしこりのある人
	03. 喫煙者
	04. 肥満の人
	05. 血栓症の家族歴のある人（家族に血栓症にかかったことがある人がいる）
	06. 軽度の高血圧のある人（妊娠中に高血圧が認められた人も含む）
	07. 糖尿病またはその疑いのある人
	08. ポルフィリン症の人
	09. 肝障害のある人
	10. 心臓の病気、腎臓の病気にかかっている人、またはこれらの病気にかかったことのある人
	11. てんかんのある人
	12. テタニーのある人
	13. 医師の治療を受けている人

※II -2-29　「ピル服用にあたっての禁忌・注意事項」
出典：芦野由利子・村瀬幸浩編著『ピルと避妊と性の教育』十月社

さらに、ここでピルの「副効用」といわれるものについても触れておきたい。ピルといえば直ちに副作用が話題になるが、月経困難症や月経不順等の治療薬として使われている事実があるように、服用によってプラスに作用する（副効用）ことがあるのである。その一つは、ピルの服用によって月経周期が規則的になるとともに、医師との相談で月経周期を変えることも可能である。次に、ホルモン量が抑えられるので子宮内膜があまり厚くならず、そのための月経量（消退出血）が減るので月経痛が軽くなる。また、ホルモンバランスが変わることで子宮内膜がんや子宮筋腫の発生率が低くなるとか、卵巣の働きが休められて卵巣がんの発生率も低下するとの報告もある。

ただこれまでわが国では、こうした性をめぐって生ずる女性の健康や両性のあり方にかかわる問題が、ほとんどオープンにまた十分に、議論されてきていないように思われる。なぜそうなのか、これについてはわが国における伝統的な性意識はもとより"性の主体性"（※Ⅱ-2-30）という観点からも、大いに検討すべき課題と思われる。なぜなら、この問題は QOL（Quality of Life）すなわち生活の質、生きることの内実を左右する問題であり、「L」を「Love」に変えれば恋愛・性愛の質や内実に直接かかわる問題だからである。

（エ）精管結紮 及び卵管結紮手術（避妊というより不妊手術であるが）について

男性が受ける精管結紮手術および女性が受ける卵管結紮手術は、避妊というよりは不妊手術である（※Ⅱ-2-31、※Ⅱ-2-32）。男性の場合一般に「パイプカット」と呼ばれている。母体保護法では「生殖腺を除去することなしに生殖を不能にする手術」とある。男女とも、いずれも後になって生殖が可能なように復元することは、今のところ極めて難しいといわれている。

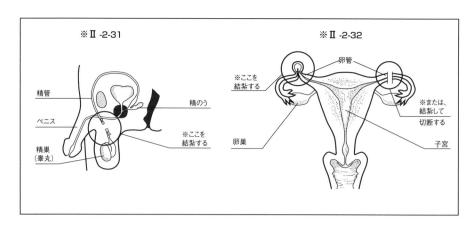

手術そのものは、男性が受けるほうがずっと簡単で、入院もしなくてよい。それに比べて女性は開腹手術を伴うので、10日前後の入院が必要となる。しかしながら、実際この手術を利用する率は男性 0.4％、女性 1.5％である。手術のたやすさや費用などを考えると、男性がもっと多くてしかるべきだと思われるが、こうしたところにこそ両性間の"力関係"が如実に働くのであろうか。

※Ⅱ-2-33-a　「日本では未承認の避妊法」

※Ⅱ-2-33-a,b,c,d の図表は、Trende in Contoraceptive Use Woeldwide 報告書を参考に、福田和子（「＃なんでないのプロジェクト」代表）が作成した。

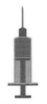

避妊注射★
< 成功率 94%>
避妊注射は 3 ヶ月毎に接種。安全で便利、避妊をしていることのプライバシーも守られるタイプの避妊法。定期的に接種すれば成功率は非常に高い。

避妊インプラント★
< 成功率 99%>
避妊インプラントはマッチくらいの大きさ。妊娠を防ぐホルモンを出す。病院で腕に入れてもらうだけで OK。一度いれると3〜4年間避妊可。

避妊リング★
< 成功率 91%>
避妊リングは、安全でシンプル、安価な避妊法で、子宮に入れて使用する。小さくて柔らかいリングがホルモンを放出することで避妊が出来る。3 週間で交換。正しく使えば避妊効果も高い。

避妊ダイアフラム★
< 成功率 88%>
ダイアフラム（ペッサリー）は膣に入れて使う薄くて柔らかなカップ。性交渉時、子宮頸部を覆って妊娠を防ぐ。

殺精子剤系
< 成功率 71%>
殺精子剤は精子が卵子に辿り着くのを防ぐ薬を使った避妊法。性行為の前に膣に挿入することで妊娠を防ぐ。泡、ジェル、フィルム、スポンジなど様々な形があり、ダイアフラム等と一緒に使うと効果的。ホルモン剤がからだにあわない場合にも使用可能。

避妊シール
< 成功率 91%>
避妊シールは安全でシンプル、安価な方法のひとつ。腹部、上腕、ヒップ、背中に妊娠を防ぐホルモンの出るシールを貼るだけ。1〜3週間で交換し、その後1週間時間を空けて使う。

★印：「WHO 必須医療薬品モデルリスト第 19 版」（2015 年 5 月）の「避妊具・避妊器具」に載っている。

※Ⅱ-2-33-b　「避妊具の値段」（円）

		アメリカ	イギリス	カナダ	オーストラリア	フランス	ドイツ	スウェーデン（25 歳以下）	日本
ピル	1ヶ月	0〜5,000	0	500〜2,000	300〜2,500	400	20 歳以下0	0	2000〜3000
注射	3ヶ月	0〜1万	0	1,500	3,000	400	3,000	0〜安価	✕
IUS	5年	0〜1.5万	0	6,000〜2万	4,000	3,000	2.5万	0〜安価	7〜10万
インプラント	3〜4年	0〜1.5万	0	✕	4,000	1万	3万	0〜安価	✕
リング	約1ヶ月	0〜8,000	0	1,000	3,000	2,000	3,000	0〜安価	✕
ダイアフラム	2年	0〜8,000	0	6,000	？	6,500	5,000	0〜安価	✕

✕＝未承認　？＝不明

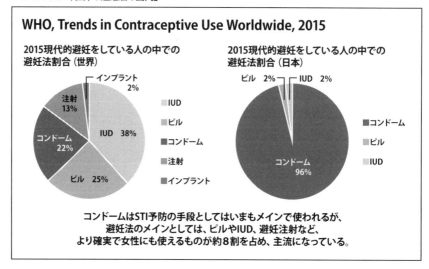

※Ⅱ-2-33-c 「世界の避妊法の動向」

WHO, Trends in Contraceptive Use Worldwide, 2015

2015現代的避妊をしている人の中での避妊法割合（世界）

- インプラント 2%
- 注射 13%
- コンドーム 22%
- ビル 25%
- IUD 38%

凡例：■IUD ■ビル ■コンドーム ■注射 ■インプラント

2015現代的避妊をしている人の中での避妊法割合（日本）

- ビル 2%
- IUD 2%
- コンドーム 96%

凡例：■コンドーム ■ビル ■IUD

コンドームはSTI予防の手段としてはいまもメインで使われるが、
避妊法のメインとしては、ピルやIUD、避妊注射など、
より確実で女性にも使えるものが約8割を占め、主流になっている。

※Ⅱ-2-33-d
「アフターピルについて ― 緊急避妊薬（性交後避妊）」（円）

	アメリカ	イギリス	カナダ	オーストラリア	フランス	ドイツ	スウェーデン	日本
値段	0〜6,000	0	0	2,000〜5,000	800	〜20歳 0／20歳〜 2,000	0	1〜3万
薬局販売	○	○	○	○	○	○	○	×

＊すでに90ヵ国以上で処方箋なしで購入できるのにくらべ、わが国における入手環境は劣悪と言わざるをえない。

（オ）その他、薬品等による長期にわたる避妊とその問題性について

　性交のたびに避妊具を使うわずらわしさ、しかも失敗の可能性を考えると、毎日忘れずに飲まなければならないピルなどではなく、3か月間有効の避妊注射（デポ・プロベラ）、あるいはホルモンの結晶を入れたカプセルを上腕に埋め込む避妊法（インプラント）などさまざまな方法が開発された。微量のホルモンを継続して体内に取り込むことによって排卵を抑制したり（デポ・プロベラ）、子宮頸管粘液や子宮粘膜を変化させて精子を通りにくくさせたり、受精卵を着床させにくくするのがその原理であるが、それらは相当の副作用を伴うものである。不正出血、無月経、頭痛、吐き気、体重増加、さらにもともとホルモンを使う避妊法には、循環器系、肝臓あるいは乳がんなどの疾患の禁忌事項があって、定期的な健康チェックは欠かせない。これらの避妊法は人口過剰と言われる途上国の女性に十分な説明もなく使われたり、そうでない国でも多産に悩む貧困層の女性に、ある種の強制力をもって使われたりして、大きな問題をもたらした（※Ⅱ-2-34）。

　わが国ではこれらの避妊法はいずれも許可されていないが、すでに30〜40か国で認

※Ⅱ-2-34
カイロでの国際人口開発会議では女性団体などが副作用の実態を示しながら、「人口抑制のため貧困層に対して強制的に使われている」と批判した（「朝日新聞」1994年9月25日付）。

められ、実際に使われている。望まない妊娠を避けることは重要なことである。しかし、そのために健康が損なわれるのであれば本末転倒と言わなければならない。しかも、女性のからだばかりがコントロールの対象とされる（男性へのホルモン投与の研究もされてはいるが）ことにも根本的な問題がありはしないだろうか。

　女性は生殖の機械ではない。自らの意思によることなく、調合された薬によってその生命や健康を扱うことなど許されてよいはずがない。こうした意味から、あらためてインフォームド・チョイス（正しい情報を与えられた上での自己選択）の権利が強調されねばならないだろう。

（カ）緊急避妊について

　緊急避妊法（Emergency Contraception）は、かつてモーニングアフターピルと呼ばれたりしたが、"モーニング"など誤解を与える恐れもあるので、「EC」と呼ばれるようになった。明らかにコンドームが破れてしまったとか、レイプ被害に遭ったなどの緊急事態に対応する方法である（※Ⅱ-2-35）。

　2011年4月13日の毎日新聞によると、「避妊の失敗や性暴力被害による望まない妊娠を防ぐ緊急避妊薬を、厚生労働省が2月末、承認した。性交後に服用して妊娠を防ぐ、最後のセーフティネットとして歓迎される一方、安易な使用が増えることを危惧する声もあ

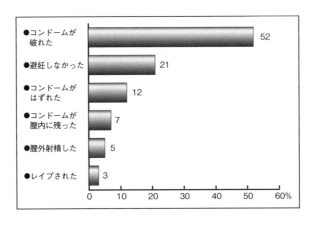

※Ⅱ-2-35　「緊急避妊を必要とする理由」表
（日本家族計画協会クリニック、1997年2月～2001年3月、355人対象）　出典：『毎日新聞』2001年7月29日付

る。日本産婦人科学会も"あくまでも最後の避妊手段"と位置付けており、より確実な避妊方法を実践するよう呼びかけている」と報じている。また「厚労省が今回承認した黄体ホルモン製剤の『レボノルゲストレル』（販売名ノルレボ錠）は、性交後72時間以内に2錠服用すると、妊娠に似た状態を作り、排卵を抑制し、妊娠を防ぐ働きがある」ということだ。従来の緊急避妊薬と比べて効率的な使用法である。また、「産婦人科医の処方が必要で、保険適用もない」とある。「厚労省の研究班が昨秋に行った"第5回男女の生活と意識に関する調査"によると、緊急避妊法を利用したことがある女性は約61万人と推測される」とある。「日本家族計画協会クリニックの北村医師が、中用量ピルとノルレボ錠の副作用を実際に比較してみたところ、ピルでは副作用として〈悪心〉55％、〈嘔吐〉13％で〈副作用なし〉は41％だったが、ノルレボ錠は〈悪心〉3％、〈嘔吐〉0％、〈副作用なし〉は95％だった」という。ノルレボ錠は黄体ホルモンだけを使用した作用の少ない画期的な避妊薬といえるだろう。

　北村邦夫は、長らく緊急避妊薬の必要性を訴えてきた。05年から厚労省の許可を受けたうえでノルレボ錠を輸入し、必要とする患者に処方してきた。北村は「黄体ホルモ

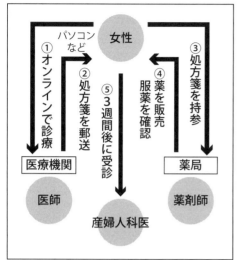

※Ⅱ-2-36 「緊急避妊薬のオンライン処方の流れ」

①オンラインで診療
パソコンなど
②処方箋を郵送
女性
⑤3週間後に受診
④薬を販売 服薬を確認
③処方箋を持参

医療機関
医師
産婦人科医
薬局
薬剤師

ンと卵胞ホルモンを使用している従来の中用量ピルよりも、黄体ホルモンだけを使用したノルレボ錠は副作用が少ない。1回の服用で済むので、飲み忘れることもない」と評価する。ノルレボ錠は便利で副作用が少ない画期的な避妊薬といえるだろう。しかし、決して安易に喜んでいてはいけない。日本産婦人科学会は『緊急避妊法の適正使用に関する指針』を作った。その中で「条件によって緊急避妊薬を処方するものの、その後は低用量ピルによる避妊などを指導して、緊急避妊薬を繰り返し使用することを抑える方針を掲げた」とあり、さらに北村は「日本では9割近い人がコンドームを使っているが、失敗は少なくない。低用量ピルは成功率が99％と一番確実な避妊方法である。男性任せにするのではなく、正しい避妊法を女性自らが選んでほしい」という言葉で結んでいる。

　なお緊急避妊薬の処方について2019年6月、対面診療なしにパソコンやスマートフォンを利用した「オンライン診療」を限定的に認める改正案が厚生労働省の検討会で了承された。改正案では「医療機関を受診できない地理的要因がある場合と性被害などの相談窓口の医師らが、心理的な状態から対面診療が困難と判断した場合に限り」（毎日新聞、2019年6月11日付）との条件のもと初診からオンライン診療を認めるとあった（対処の流れは図の通りである）（※Ⅱ-2-36）。

　この改正は直接処方医を訪ね薬を購入する現状からすれば一歩改善されるといえようが、一刻を争う緊張感の中にいる当事者にしてみれば、すでに安全性が確認されている薬を薬局で求められることこそが真の改善策であろう。WHOは「意図しない妊娠のリスクを抱えたすべての女性は緊急避妊薬にアクセスする権利がある」として複数の入手手段の確保を各国に勧告している。

(c)　避妊法──世界と日本

　資料Ⅱ-2-33-a,b,c で明らかなように、世界と日本では避妊の仕方に大きな差がある。端的にいえば世界では女性が主体的に自らの意思で使える避妊法がいくつもあるのに対し、日本では男性が使うコンドームにほとんど頼っているということである。わが国ではそれが当たり前のように思われているが、世界の眼でみれば異様な男性依存の状況であることがわかる。男性は妊娠しない、その男性の同意（協力）なしに避妊できないのである。しかも避妊率は決して高くない。そのため女性は「妊娠の不安」をいつも感じながら性行為に臨むことになる。

　経口避妊薬・ピルの認可が国連加盟国で最も遅れたわが国であるが、すでに世界各国で認められている女性主体の避妊法が利用可能になれば、男性もまた避妊に対してもっと明るい気持ちでのぞめるはずである。それによって両者がもっと自由で対等な性関係の形成に近づけることをあらためて深く認識すべきであろう。

❸ 不妊と生殖補助医療（ART）※

※
ART - assisted reproductive technology

　前項では、妊娠を望まないカップルが、どのようにそれを避けたらよいかを考えたが、この項では妊娠したいのになかなかできない問題を扱うことになる。考えてみれば、"性"はなかなかひとの思うようにはいかないものなのである。"結婚すれば妊娠するのが当たり前、妊娠しないのは何か欠陥があるのではないか"と当人たちが思い込んだり、親や周りの者の理解がないという場合、それは難しい「問題」となって二人を包み込んでしまうことになる。その時不妊は"不妊症"として意識されるのである。つまり、仮に不妊ということであったとしても、それを事実として受け入れてしまえば"症"ではない。何とか妊娠したい、しなければならないと考え始めたときに"症"として自覚され、治療の対象としてクローズアップされることとなるわけである（※II-2-37）。

※II -2-37
もっとも妊娠しにくい原因が、例えば子宮内膜症や子宮筋腫その他であると考えられる場合、不妊治療ということでなく、それ自体を治療の対象とすることは当然ある。

　"産んで当然"という風潮の中で、あるいは不妊治療が大々的に「宣伝」される中で、かなりの人たちが肩身の狭い思いをして生きているのは事実である。今、このことをどう考えたらいいのか、「産めない」問題を扱ってみよう。

　鈴木幸子（埼玉県立大学）は、「不妊とは生殖年齢の男女が妊娠を希望し、ある一定期間、避妊することなく性生活を行っているにもかかわらず、妊娠しない場合をいいます。女性は20歳前後が最も妊娠しやすく、30代後半になると年ごとに妊娠しにくくなるため、高齢のカップルが増加している現代では、1年間妊娠しなければ不妊の検査と治療を開始してよいと考えられるようになってきました」（※II-2-38）という。

※II -2-38
『季刊セクシュアリティ』No.72「不妊・生殖補助医療の動向」鈴木幸子（埼玉県立大）

　生殖補助医療（体外受精、顕微授精）による出生児数は2015年では51,001人であり、総数1,005,677人の5.07%にあたる。※II-2-39のグラフであるが、この体外受精・顕微授精について、堀口貞夫産婦人科医師に伺ったことを4点にまとめた。

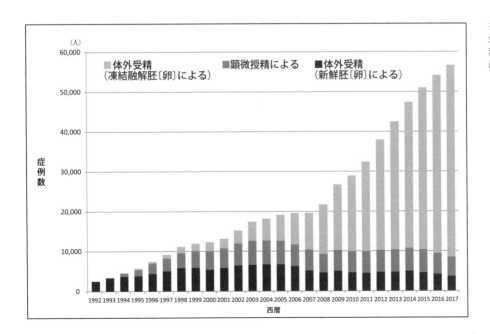

※II -2-39　「出生児数」
生殖補助医療による出生児数の変化。出典：公益社団法人日本産科婦人科学会

1．体外受精や顕微授精では採卵した卵子を精子と一緒にしてできた受精卵を子宮に戻して妊娠を目指すわけであるが、卵子を採取した月経周期に受精卵を子宮に戻すことを「新鮮胚移植」と呼ぶ。

2．事情によっては、受精卵をいったん凍結して、後に受精卵を解凍して子宮に戻すことがあり、これを「凍結融解胚移植」と呼ぶ。胚凍結は、現在の体外受精ではなくてはならない技術である。

3．採卵は母体への負担が大きいので、適切に排卵誘発剤を使用して複数個の成熟卵を採取し、体外受精による受精卵の1〜2個を子宮内に戻し、残りを凍結保存して後の機会に備える。採卵時の身体的負担を少なくすると同時に、胚の着床や生育の環境が良い状態を選べるという利点がある。

4．顕微受精とは精子の数が少ない場合や運動機能・授精機能が悪い場合、精子の頭部・頚部を細いピペットを使い卵子の中に注入する方法である。妊娠率は20〜40%だが、年齢が高くなるほど妊娠率は低下し、40歳代では数%である。

（a）　不妊の原因は男女双方にある

　これまで長い間、妊娠できないのは女性にその原因があるとされてきた。"妊娠する"のが女性であるから"できない"原因を女性にだけ求めていたのであろうが、医学・科学の進歩により、そうではないとわかってきたのはよいことである（※Ⅱ-2-40）。そして今日では、不妊の原因は男女ほぼ同程度の割合であり、しかもどちらに原因があるのかわからないというケースも少なからずあるという。

　不妊の原因別に治療法及びそこにある問題点を『季刊セクシュアリティ』No.72「不妊・生殖医療の動向」を参考に挙げておく。

（ア）排卵・卵巣に因子がある場合

　排卵が起こらないとか、卵子の質がよくないという場合、また卵巣からのホルモン分泌がよくないといった原因に対し、薬剤による排卵誘発とタイミング法が主な治療である。

　排卵誘発の治療では卵巣が腫れたり、腹水や胸水が溜まることにより、息苦しくなるなどの副作用が現れ、入院治療が必要な場合もある。

（イ）精巣・精管に因子がある場合

　精子の量や質がよくないという原因に対し、薬剤による性機能障害の改善を図ったり、精液の通り道（精管）がよくない場合は手術によって通りやすくする。それでも効果がない場合は、人工授精・体外受精（顕微授精）といった生殖補助医療へと発展していく。

（ウ）卵管・子宮に因子がある場合

　卵管に問題があり、排卵された卵子が卵管に運ばれない、卵管内で受精できないという場合、受精ができても受精卵が子宮に移動できないといった場合、受精卵が子宮内膜にたどり着けたとしても着床ができず、子宮で育つことができないといった各ケースがある。卵管の原因に対しては卵管の通過性をよくする手術をするが、そのた

※Ⅱ-2-40
妊娠しない女性のことを「石女（うまずめ）」と呼んだり、"嫁して3年、子なきは去る"など、まるで子産みの道具として扱われてきた長い歴史があった。もちろん現在も、根本的にそれが変わったわけではない。

めには卵管の通過性を調べる卵管通水法や子宮卵管造影法が行われる。これらの方法は、麻酔や鎮痛剤を必要とするほどの痛みを伴う検査である。この方法を使っても問題が解決しなかった場合には体外受精（生殖補助医療）へと発展していく。

(b)　生殖補助医療技術と問題点

　生殖補助医療とは「生殖を補助することを目的として行われる医療をいい、人工授精、体外受精・顕微授精、代理懐胎等をいう」。

　この生殖補助医療技術は、新たに「生命操作」に道を開くことにもなった。即ち、出生前に胎児の異常の有無など診断でき、さらに胎児医療の可能性が議論される一方、胎児が障害を持っていたり、望まない「性別」の場合、胎児の出生を避ける選択中絶、減数中絶（※II-2-41）など、優生思想の是認とも言えるような人権無視の行為につながる可能性がある。

（ア）からだの生殖機能に向けられる技術

　不妊に関わって「からだ」の機能に向けられる技術として排卵誘発剤の使用（※II-2-42）がある。また卵管が詰まっているため、そこを通りやすくすることも、いわば障害のある部分を治すという意味で他の手術と同レベルで考えてよいだろう。

（イ）生殖細胞や生殖によって生ずる新たな個体に向けられる技術

　からだの機能への治療では目的が達せられない場合、例えば卵管の通過が不可能であるとか、精子それ自体に授精する力がないというケースに対し、卵子を取り出して精子と合体させるとか、精子を卵子の中に入れるという技術が開発され実施されている。さらに妊娠の継続が不可能な女性が他の女性に受精卵を育ててもらったり、配偶者以外（受精可能な精子を持たない夫に代わって）の精子で受精するなど、生殖補助医療技術の対象がからだの機能の治療や回復の目的から離れて、次々と新しい問題が投げかけられるようになった。

(c)　人工授精と体外受精（胚移植）

（ア）人工授精

　「授精」と表現されるように、精子を人工的に子宮の中に届ける(授ける)方法である。最近では直接卵子の中まで送り込む技術（※II-2-43）まで開発された。この時、配偶者（夫）の精子を使う場合をAIH（※II-2-44）といい、夫の精子に授精能力がないため他人の精子を使う場合をAID（※II-2-45）という。

　この人工授精が新たに引き起こした問題の一つに、"男女産み分け"がある。X精子とY精子の重さの違いを利用し、遠心分離器にかけることでXとYに分けることができるが、その分けられた精子（下層のX精子、上層のY精子）のどちらかを選ぶことで産み分けが可能である（※II-2-46）。

　現在は"重い伴性遺伝病"（※II-2-47）を持つことを回避する目的に限り、女の子を産むためにX精子を利用することが認められている。また、わが国ではAIDの精子提供者（ドナー）の必要条件が決まっている（※II-2-48）。

※II-2-41
排卵誘発剤等の使用によって多胎妊娠したときその数を減らして妊娠を継続する、そのための中絶を指していう。

※II-2-42
この排卵誘発剤の使用については、その深刻な副作用など、新たな大きな問題となっている。

※II-2-43
顕微授精といわれる。卵子を包む顆粒細胞をはがして中に入る力を持たない精子を、人工的に卵細胞の中に入れる方法である。

※II-2-44
Artificial Insemination with Husband's semen

※II-2-45
DとはDonorつまり提供者の意味である。

※II-2-46
パーコール法といわれるもので、1986年にすでにそれまで、この方法で産み分けが実施されていることがわかった。

※II-2-47
進行性筋ジストロフィー、血友病など。

※Ⅱ-2-48 「AIDの精子提供者の必要条件」表
わが国のドナーの条件は右記の通りである。
出典：グループ「女の人権と性」編『ア・ブ・ナ・イ生殖革命』有斐閣

①既往症・家族歴
　a.2 親等以内に遺伝的欠陥がないもの
　b.6 か月以内に性病感染がないもの
　c. エイズ感染の可能性がないもの
　d. 外陰ヘルペス、尖圭コンジローマに罹ったことのないもの
②次の検査で異常のないもの
　a. 精液が 2ml 以上で、1ml あたりの精子が 5000 万以上、精子の運動率が 80％以上、正常形態の精子が 60％以上あること
　b. 尿道分泌物、外陰潰瘍、尖圭コンジローマのチェック。淋菌、クラミジアがないか。梅毒、エイズ抗体、HBs 抗原、血液型等のチェック
③独身者であること

（日本母性保護医協会『不妊症の診断と治療』より）

　この他にも、アメリカでは提供者の精子を、知能指数、肌や目の色、身長などによってランクづけしてカタログ販売するなどの産業化や、凍結した精子を保存する精子銀行が作られるなどの複雑な問題を引き起こしている。さらに、これもアメリカのケースだが、人工授精による代理母となって出産した女性が、依頼主が支払う謝礼金の受け取りを拒否し、産んだ赤ん坊を自分の子どもとして返還を求めて訴訟を起こす（※Ⅱ-2-49）など、親とは何か、養育権が誰にあるかなど、新たな論争の引き金になった。

（イ）体外受精（胚移植）

　人工授精、体外受精などの生殖医療を行なう場合、精子と卵子のどんな組み合わせが考えられるか（※Ⅱ-2-50）を確認しながら考えてみよう。

※Ⅱ-2-49
このとき生まれた子どもには産んだ女性は「サラ」と名付け、依頼した側は「メリッサ」と名付けた。そのため固有名詞を避けて、「ベイビーM事件」と呼ばれる。1986年のことである。

※Ⅱ-2-50 「各国の生殖補助医療の状況」表
出典：「毎日新聞」2003年4月1日付

		日本		米	英	仏	独	スウェーデン	韓国
		国	学会						
人工授精	夫の精子を使用	○	○	○	○	○	○	○	○
	提供精子を使用	○	○	○	○	○	○	○	○
体外受精	夫の精子と妻の卵子を使用	○	○	○	○	○	○	○	○
	提供精子と妻の卵子を使用	○	×	○	○	○	×	○	○
	夫の精子と提供卵子を使用	○	×	○	○	○	○	○	○
	提供受精卵を使用	○	×	○	○	×	×	×	△
代理出産	夫の精子を第三者の女性に人工授精	×	×	○	○	×	×	×	○
	夫婦の受精卵を第三者に移植	×	×	○	○	×	×	×	○
出自を知る権利		○	△	△	○	×	○	○	△
兄弟姉妹からの提供		×	×	△	○	×	△	○	△

（○は容認、×は禁止、△は明確な規定なし。韓国は学会での規定）

　体外受精とは"自然妊娠の場合に、卵管内で起こる受精を「からだの外（容器の中）」で行ない受精卵（胚）を子宮に入れること（胚移植）"をいう。「試験管ベイビー」（1978年に最初に行われた）とは、体外受精（胚移植）によって生まれた子どものことである。

　この方法は先に述べたように、左右ともに重い卵管障害のため薬物治療や卵管の手術などでは治療が不可能であるとか、免疫性の不妊、あるいは濃縮した精液による人

工授精を繰り返しても妊娠不可能な重い男性不妊症などのため、体外受精によらなければ妊娠が成立しないと判断されたときに行なわれるものである。その判断は各医療施設に任されている。

体外受精を行うには、まず排卵誘発を行い、内視鏡手術により採卵する。この際、麻酔のリスクや炭酸ガスの腹腔内注入に伴う苦痛もある。良好な卵子が一つも採取できない時もあり、女性にとって何度も排卵誘発、採卵を受けることは心身の苦痛・負担が大きい。

日本産婦人科学会の集計による2004年から2010年の7年間の「体外受精による出生児数の推移」を見ると約1.6倍になり、今や次第に定着しつつあると言えよう（※Ⅱ-2-51）。しかし、途中で治療を中止する場合の理由としては「心身に負担を感じた」が31.1％あり、保険適用のない治療なので経済的負担（費用は1回に10数万円から60万円）も大きい。こうしたところにもこの問題の深刻さが伺われる。

※Ⅱ-2-51 **「体外受精による出生児数の推移」** 日本産婦人科学会の集計による

年	生殖補助医療出生児数（人）	総出生児数（人）	割合（%）
2004年（H16）	18,168	1,110,721	1.64
2006年（H18）	19,587	1,092,674	1.79
2008年（H20）	21,704	1,091,156	1.99
2010年（H22）	28,945	1,071,304	2.70
2012年（H24）	37,953	1,037,231	3.66
2014年（H26）	47,322	1,003,539	4.71
2016年（H28）	54,110	976,978	5.54

＊注：生殖補助医療出生児数は、新鮮胚（卵）を用いた治療数と凍結胚（卵）を用いた治療数の合計（日本産婦人科学会の集計による）。
　　　総出生児数は、人口動態統計による。

出典：一般社団法人日本生殖医療学会ホームページ

体外受精・顕微授精などの高度な治療（生殖補助医療）による妊娠率は35歳までの場合は20〜30％、生産率（赤ちゃんが生まれる率：生産数／総治療数）は10％〜20％で、その後の年代では急激に低下する（※Ⅱ-2-52）。

またわが国では認められていないが、代理母（サロゲイトマザー）（※Ⅱ-2-53）は、人工授精（精子は夫のもの）によって別の女性（卵子は別の女性＝代理母）に妊娠出

※Ⅱ-2-52 **「年齢別生殖補助医療治療成績」**

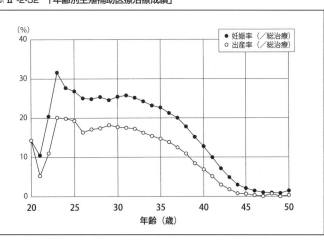

※Ⅱ-2-53
そのためにアメリカ、韓国など
へ行って代理母を依頼するケー
スが出ている。

※Ⅱ-2-54
夫の精子を別の女性の卵子と受
精させて、それを妻の子宮に移
植することもある。「借り卵」と
いうべきか。

※Ⅱ-2-55
考えるべき課題をいくつか示し
てみると、
（1）性愛から切り離される生殖
　　（セックスなしのヒトづくり）
（2）生体孵化器となる女性の体
（3）生殖細胞の材料化
（4）冷凍精子、凍結受精卵の問題
（5）多胎妊娠と減数中絶
（6）パーフェクト願望と優生思想
など、挙げられる。

産を依頼するものや、夫婦の受精卵を別の女性の子宮に移植する借り腹（ホストマザー）（※Ⅱ-2-54）など、いくら生殖のためとはいえ、材料（精子、卵子）の提供者、子宮提供者、養育者に分断されることによって、一体"親子とは何なのか""愛とは何なのか"という問いかけを伴いつつ、深刻な波紋を広げることになった（※Ⅱ-2-55）。

(d)　なぜ「産む」ことにこだわるのか

　不妊症を克服して子どもを持つことができた喜びは大きく報道される。そしてその技術は「福音」とまで評されることがある。しかし、その陰にどれ程の失敗があるのか、どれ程の費用がかかり、失敗を重ねることでどんな人生の転換が起きたのか。不成功の事例が圧倒的に多いはずなのに、それはほとんど公にされることはない。そのために不妊治療、不妊手術をすれば妊娠できるものと、本人はもとより周囲の者も思い込んでしまう傾向がある。不妊症の原因は女性だけにあるわけではないのに、妊娠できない時には、とかく目に見えないプレッシャーは女性に集中しがちで、更なる生殖医療へと駆り立てられていくことになる傾向もある。

　ではなぜそれほどまで「産む」こと、「わが子」を持つことにこだわるのか。子を育てるのならばなぜ養子ではいけないのかなど考えてみるべき内容はいくつもある。そして産む、産まないの選択はもとより「産めない」ことを夫婦としてどう考え、どう受容していくのか、人生の自己決定の課題がここにも大きく存在することを忘れてはならない。それと共に、こうした「技術」が人間をいったいどこに導いていくのかという問題について、その危険性を意識しながら議論し、より多くの人々の合意形成を追求していくべく認識しなければならない。

❹　人工妊娠中絶

(a)　人工妊娠中絶の現状と国際比較

　妊娠は女性のからだにおいて起こるものだということ、そしてこの中絶手術は女性だけが受けるものだということを再認識し、男女ともに、正確な知識を持ち、行動することが大切であると、まずはじめに強調しておく。

　わが国における人工妊娠中絶（以下、中絶とする）数の推移及び、中絶件数の国際比較を見てみよう。

　（※Ⅱ-2-56）を見てまず気づくことは年々中絶件数が減少していることである。一般にわが国では中絶が多い。とくに若者の中絶の多さを非難したり嘆いたりする傾向が強い。しかし実態は中絶は減ってきている。その理由として挙げられることは（※Ⅲ-2-11、p.106）にあるように性交体験の減少があるだろう。これには若者だけでなく結婚後のセックスレスの増加とも重なる「日本人のセックス離れ」（p.115）という問題（人間関係の希薄化との関連で）が横たわっていると考えられる。（※Ⅱ-2-57）は中絶件数の国際比較であるが、これを見ればわが国の数の少なさは際立ってい

※Ⅱ-2-56　「日本における年齢階級別人工妊娠中絶実施件数」　　　　女子人口 1000 人対

	2004 年	2006 年	2008 年	2010 年	2012 年	2013 年
総数	10.6	9.9	8.8	7.9	7.4	7.0
20 歳未満	10.5	8.7	7.6	6.9	7.0	6.6
20〜24 歳	19.8	19.2	16.3	14.9	14.1	13.3
25〜29 歳	14.4	14.6	13.8	12.7	11.8	11.3
30〜34 歳	12.7	12.1	11.2	10.3	9.9	9.8
35〜39 歳	10.9	10.0	9.1	8.3	7.8	7.6
40〜44 歳	5.1	4.5	4.1	3.7	3.4	3.4
45〜49 歳	0.4	0.4	0.4	0.3	0.3	0.3

「総数」欄の数字は、15 歳から 49 歳の女子人口
1000 人に対する件数を示す。
各年齢区分欄の数字は、それぞれの女子人口
1000 人に対する件数を示す。
（日本の件数推移：内閣府男女共同参画局）

※Ⅱ-2-57　「女性人口 1000 人あたりの人工妊娠中絶件数の国際比較」

	ドイツ 2006	日本 2013	スペイン 2004	イタリア 2003	フィンランド 2006	カナダ 2006	イギリス 2001	フランス 2004	ニュージーランド 2006	スウェーデン 2006	ロシア 2006
総数	6.2	7.0	7.7	9.0	9.1	11.8	14.0	14.7	16.8	17.7	40.3
20 歳未満	6.7	6.6	10.6	7.1	14.1	15.6	23.2	15.3	26.5	25.4	28.9

出典：国連「Demographic Yearbook 2006」から。日本は 2013 年の数字を示した。

※Ⅱ-2-58　「15 歳の性交経験率と 10 代の妊娠率（出生率＋人工妊娠中絶率）の分散図」

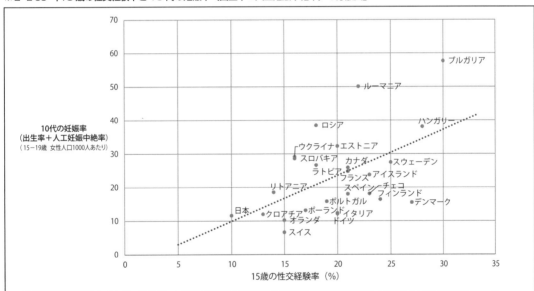

茂木輝順「『性教育バッシング』をこえて—エビデンスに基づく性教育の構築を」民主教育研究所編『人間と教育』100 号 旬報社 2018 年
作図にあたり参照したデータは次のとおり。
15 歳の性交 経験率・・・日本 は日本性教育協会「第 7 回青少年の性行動全国調査」2011 年調査、それ以外の国は WHO/ Europe"Growing upun-
equal: gender and socioeconomic differences in young people's healthand well being, Health Behavior in School Aged Children HBSC
Study:International Report from the 2013/2014 Survey"2016 より。なお同報告書では、ベルギーが地方別に、イギリスが国別に 15 歳の性交経
験率を示していたため、これら二か国は図からは除外した。
10 代の人工妊娠中絶率と 出生率・・・United Nations "DemographicYearbook" 各年度版から日本については性行動の調査年と同じ 2011 年の
データ、それ以外の国は 2014 年もしくはそれ以前で参照可能な最新年のデータより。ただし、オランダの人工妊娠中絶率は Rutgers and the
Government of The Netherlands"Fact Sheet Teenage Pregnancy theNetherlands"2017 より。なお、妊娠率を算出するにあたって、本来であれ
ば、流産数や死産数も考慮に入れなければならないが、本図では含まれていない。

ることがわかる。このことは性教育のとりくみを反映している面もあり一定の評価をすべきことではあるが、しかし大きな課題が残っている。それを示すのが（※Ⅱ-2-58）である。これは茂木輝順（女子栄養大学）の手によるもので、15歳の性交経験と10代の妊娠率（出生率＋人工中絶率）の関わりについて示したグラフである。これを見ると15歳の性交経験率がわが国ではほぼ10％であるのに対し、ヨーロッパの平均は21％となっている。しかし、たとえばドイツの性交経験率は20％であるにも拘らず妊娠率がわが国とほぼ同数である。ということは、わが国の妊娠率はまだ高いと言わざるをえないし、そこにこれからとりくむべき課題があるといえよう。

(b) 法的な問題はどのように変わってきたか

中絶の法的規定は「胎児が母体外において、生命を保持することができない時期に」「胎児及びその付属物を母体外に排出すること」で、その時期は、厚生事務次官通達により、22週未満とされていて、そのうち12週未満の手術については、日本では現在、「拡張掻爬術」による「子宮内容除去術」が主流となっている。

このことに関して「2003年、WHO（世界保健機関）は、拡張掻爬術を『他に安全な方法が使用できない場合の代替策』と位置付けたが2012年にはそれを『廃れた』(obsolete) 外科的方法と位置付け、『真空吸引法及び内科的中絶（＝中絶薬）（※Ⅱ-2-59）に置き換えるべき』、と明記している」（塚原久美著『中絶技術とリプロダクティブ・ライツ』勁草書房）。このことは大いに注目すべきである。

このように世界的には、リプロダクティブ・ヘルス／ライツ（性と生殖に関する健康・権利）という考えに基づいて、女性の自己決定権を尊重し、より安全で負担の少ない中絶技術を導入する方向にある。

また、日本では中絶する際、相手がわからない場合や、死亡・病気・行方不明などで意思を確認できない場合を除き、本人と配偶者あるいは相手男性の両方が署名・捺印した同意書が必要である。未成年の場合は、本人と相手の同意、さらに原則として保護者の同意が求められている。

しかし、先進国の69％は女性本人の要請があれば中絶を認めている。日本弁護士連合会などは、「本人の同意だけで足りるよう法改正すべき」という意見書を出している。

中絶手術は自由診療なので健康保険が適用されず、全額自己負担である。妊娠12週未満の初期中絶手術は7～15万円程度、妊娠12週以降の中期中絶は20～30万円程の金額となっている。

また、手術したことが他人に知られないようにとか、時間的にゆとりを確保できにくい環境もあってか、術後の休息をとらない場合があり、健康被害が出ている。休息は必ずとる必要がある。

わが国で中絶が認められている法的根拠は母体保護法にある。この法律の前身は1948年（昭和23年）に施行された優生保護法・母体保護法（※Ⅱ-2-60）は、生殖に関する「優生」と「保護」という二つの課題が合わさった法律であった。このうち「優生」とは劣性に対する言葉で、第一条は“優生上の見地から不良な子孫の出生を防止

※Ⅱ-2-59
ミフェプリストン（RU486と表記されることもある）という薬物を服用することで妊娠を終わらせる方法である。この経口中絶薬について北村邦夫は毎日新聞の「Dr北村の女性クリニックへようこそ」の記事（2015年5月26日付）の中で、器械的中絶法以外の方法を持たないわが国の現状に対し、「わが国で行われている子宮内容物除去術に比べて安全性、有効性、受容性が高い評価を得ている経口中絶薬ができるだけ早くわが国にも導入されることを願わずにはおれません」と述べている。この薬は、1988年に中国、フランスで承認されて以来、イギリス、スウェーデン、ドイツ、ギリシャ、ロシア、アメリカ等で次々に認められ、その数は2017年末現在で68カ国（地域）に及んでいるがわが国では未承認である。

する…"ための優生手術を認めたものであった。これは戦前の優生思想（劣性なるものの出生を認めないという差別思想）を引き継いだものであった。もうひとつの「保護」については、"…母性の生命健康を保護することを目的"として中絶を認めたものである。

　法律ではこの中絶を次のように定義した（第二条②）。「この法律で人工妊娠中絶とは、胎児が母体外において、生命を保続することができない時期に、人工的に、胎児及びその付属物を母体外に排出することをいう」

　「母体外において生命を保続することができない時期」とはいったいいつなのであろうか。この法律制定時は「妊娠8か月未満」であったが、1976年には「妊娠7か月未満」に、そして1978年には「満24週未満」に、さらに1991年には「満22週未満」に短縮されて現在に至っているのである。この短縮については、厚生省（当時）事務次官通達によって行

○優生保護法

施行昭和二三・九・一一

（昭和二三・七・一三　法一五六）

第一章　総則

第一条　（この法律の目的）
この法律は、優生上の見地から不良な子孫の出生を防止するとともに、母性の生命健康を保護することを目的とする。(イ)

第二条　（定義）
① この法律で優生手術とは、生殖腺を除去することなしに、生殖を不能にする手術で命令をもって定めるものをいう。(ロ)
② この法律で人工妊娠中絶とは、胎児が、母体外において、生命を保続することのできない時期に、人工的に、胎児及びその附属物を母体外に排出することをいう。

第三章　母性保護

第一四条　（医師の認定による人工妊娠中絶）
都道府県の区域を単位として設立された社団法人たる医師会の指定する医師（以下指定医師という。） (ニ)

(ハ) 者は、左の各号の一に該当する者に対して、本人及び配偶者の同意を得て、人工妊娠中絶を行うことができる。

一　本人又は配偶者が精神病、精神薄弱、精神病質、遺伝性身体疾患又は遺伝性奇型を有しているもの
二　本人又は配偶者の四親等以内の血族関係にある者が、遺伝性精神病、遺伝性精神薄弱、遺伝性精神病質、遺伝性身体疾患又は遺伝性奇型を有しているもの
三　本人又は配偶者が癩疾患に罹っているもの
四　妊娠の継続又は分娩が身体的又は経済的理由により母体の健康を著しく害するおそれのあるもの
五　暴行若しくは脅迫によって又は抵抗若しくは拒絶することができない間に姦淫されて妊娠したもの

② 前項の同意は、配偶者が知れないとき若しくはその意志を表示することができないとき又は妊娠後に配偶者がなくなったときには本人の同意だけで足りる。

③ 人工妊娠中絶の手術を受ける本人が精神病者又は精神薄弱者であるときは、精神保健法第二十条（後見人、配偶者、親権を行う者又は扶養義務者が保護義務者となる場合）又は同法第二十一条（市町村長が保護義務者となる場合）に規定する保護義務者の同意をもって本人の同意とみなすことができる。

刑法　第二十九章　堕胎ノ罪（一九〇七年制定）

第二一二条　（堕胎）　懐胎ノ婦女薬物ヲ用ヒ又ハ其他ノ方法ヲ以テ堕胎シタルトキハ一年以下ノ懲役ニ処ス

第二一三条　（同意堕胎）　婦女ノ嘱託ヲ受ケ又ハ其ノ承諾ヲ得テ堕胎セシメタル者ハ二年以下ノ懲役ニ処ス因テ婦女ヲ死傷ニ致シタル者ハ三月以上五年以下ノ懲役ニ処ス

第二一四条　（業務上堕胎）　医師、産婆、薬剤師又ハ薬種商婦女ノ嘱託ヲ受ケ又ハ其承諾ヲ得テ堕胎セシメタルトキハ三月以上五年以下ノ懲役ニ処ス因テ婦女ヲ死傷ニ致シタルトキハ六月以上七年以下ノ懲役ニ処ス

第二一五条　（不同意堕胎）　① 婦女ノ嘱託ヲ受ケ又ハ其承諾ヲ得スシテ堕胎セシメタル者ハ六月以上七年以下ノ懲役ニ処ス
② 前項ノ未遂犯ハ之ヲ罰ス

第二一六条　（不同意堕胎致死傷）　前二条ノ罪ヲ犯シ因テ婦女ヲ死傷ニ致シタル者ハ傷害ノ罪ニ比較シ重キニ従テ処断ス

※Ⅱ-2-60　優生保護法・母体保護法
この法律は1996年「母体保護法」に改められた。本文に紹介した優生保護法のうち「優生」に関する部分（アミカケの個所）をすべて削除したのである。この改訂は国会では全く議論も審議も（なぜ「優生」部分を削除するかなどの）なく行なわれた。「優生」部分の削除の要求は従来からあったが、カイロでの世界人口開発会議（1994年）における国際的な批判もあり、急ぎ行なわれた。
(イ)「不妊手術及び人工妊娠中絶に関する事項を定めること等により」とする
(ロ)「不妊」とする
(ハ)削除
(ニ)削除

※Ⅱ-2-61　刑法　第二十九章「堕胎ノ罪」

われたが、その理由については産科医療技術の進歩によって、超未熟児であっても母体外で生きられる可能性が生じたから、とされた。

　ところで、わが国が世界に先駆けて中絶を合法化した国であることは意外と知られていない。と同時に「堕胎ノ罪」（※Ⅱ-2-61）が依然として残されたままであることは、もっと知られていないだろう。では、この"堕胎罪"と"中絶の合法化"はどのような関係にあるのだろうか。

　端的に言うと、それは次のような構造になっている。つまり、堕胎は現在でも基本的に犯罪である。しかし、一定の条件のもとにおいては、堕胎罪の適用を除外する。その除外の理由が母体保護法の第14条に示されているのである。その理由のうち、一の「母体の健康を著しく害するおそれ」がほとんどを占めているが、中でも"経済的理由"（※Ⅱ-2-62）が母体の健康を害することにつながるとされるものが、圧倒的に多いといわれている。

※Ⅱ-2-62
"生命尊重"の名のもとに、この「経済的理由」を削除せよと中絶禁止を願う人たちが主張するのは、こうした理由からである。

　このように考えるとわが国における中絶の「合法化」とは、産むか産まないかは妊娠する女性が決めるべきであるとする、いわゆる「女性の自己決定権」という考え方や、そうした問題に法律が関与すべきではないとする「プライバシー権」の考え方などに基づいたものでないことがわかる。

　ではいったいわが国は、いろいろな条件付きではあれ、何故に中絶を認めたのであろうか。敗戦後の困窮期の生活と社会不安、大量の復員兵の帰国による第一次ベビーブームと言われた妊娠・出産ラッシュを振り返ってみると想像がつくように、人口抑制という社会的要請のもとに世界に先駆けて実施されたのである。

　その後、この保護法を廃止し、人口増加を図ろうとする政策の変更に抗する形を通して、女性の自己決定権やプライバシー権の考え方が女性たちの運動によって広がっていったのである。

（c）　妊娠反応が陽性であったときの対応とリプロダクティブ・ヘルス / ライツ

　妊娠反応が陽性であった時、どう対応したらいいか、どのような選択をするのかを考えるための見取り図（※Ⅱ-2-63）を示しておく。今日を生きる人びとは、生まれた時にあらかじめ宿命的にその人生が決められているわけではない。しかし例えば妊娠などという予期しない事態に直面した時、その対応に冷静さを欠き動転してしまうことがあるだろう。妊娠を継続するのか、中断するのか、さまざまな条件を考慮しあらかじめ決めてあればともかく、なかなかそうはいかないこともあるだろう。

　この見取り図はそうした事態に直面した時、うろたえることなく少しでも冷静に対応すべく選択肢を示したものである。

　さてこの妊娠について考えるとき、リプロダクティブヘルスという考え方や、言葉についてまず理解しておきたい。この言葉は、人々が安全で満ち足りた性生活を営むことができ、生殖能力を持ち、子どもを持つか持たないか、いつ持つか何人持つかを決める自由を持つことを意味している。

　1994年、カイロ国際人口・開発会議（※Ⅱ-2-64）では、この問題の討議が主要なテー

※II-2-63　「妊娠反応が陽性に出たときの選択肢」

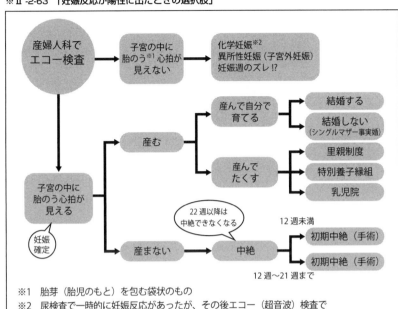

※1　胎芽（胎児のもと）を包む袋状のもの
※2　尿検査で一時的に妊娠反応があったが、その後エコー（超音波）検査で
　　胎のうを認めるにいたらなかった（健康なカップルでも 30～40％おこる現象）

遠見才希子の HP（Safe Abortion Japan Project）を参考に作成

マとなった。そして様々な議論を通して「リプロダクティブ・ヘルス／ライツ」とい
う言葉が共通に認識され始めたのである。このことは 162 ページに詳しい。

　リプロダクティブ・ライツとは、性に関する健康を享受する権利である。具体的に
は、「すべてのカップルと個人が、自分たちの子どもの数、出産間隔、出産する時期
を自由にかつ責任をもって決定でき、そのための情報と手段を得ることができるとい
う権利。また、差別、強制、暴力を受けることなく生殖に関する決定を行える権利も
含まれる。さらに、女性が安全に妊娠・出産を享受でき、またカップルが健康な子ど
もを持てる最善の機会を得られるような適切なヘルスケア・サービスを利用できる権
利が含まれる」（「国際保健用語集」より）。

　こうしたことを権利として保障させるために、国や行政にはたらきかけることも含
め、女性にエンパワーメントを図る必要性を国際的に認識した画期的な考え方である。

(d)　中絶が可能な期間とその方法

　わが国で中絶が可能な期間は、現在 22 週未満（21 週の終わりまで）というのが
条件である。重視すべきことの一つは、その期間のうち 12 週未満と 12 週以後では
手術の方法や法的な扱いに大きな違いがあることである。12 週未満の初期中絶は現
在日本では掻爬といわれる手術が多く行われている。

　河野美代子監修の『SEX & our BODY──10 代の性とからだの常識』によると、
その方法は「前日、子宮口にラミナリア（海藻でできた水を含んでふくらむ物質）を

※II-2-64
この会議では女性の能力の強化、
教育、リプロダクティブ・ヘル
ス／ライツなどについての国際
的な行動計画が採択された。こ
れは、わが国の外相や首相の発
言にも反映され、参院厚生委で
優生保護法一部改正に関する附
帯決議は次のようになっている。
「国連の国際人口・開発会議で
採択された行動計画を踏まえ、
リプロダクティブ・ヘルス／ラ
イツ（性と生殖に関する健康・
権利）について、その正しい知
識の普及に努めるとともに、き
め細かな相談・指導体制の整備
を図ること。またその調査研究
をさらに推進すること」
この決議は全会一致で採択された。

※Ⅱ-2-65 「キュレット
の図」

※Ⅱ-2-66 「吸引器の図」
出典：2図とも河野美代子監
修『SEX & our BODY -10代の
性とからだの常識』NHK出版

※Ⅱ-2-67
誘発分娩という。

入れておき、ひと晩かけてゆっくり子宮頸管を広げる。当日は全身麻酔のうえ、キュレットという器具で子宮内の胎児とその付属物をかき出す（※Ⅱ-2-65）。さらに吸引器で吸い出す（※Ⅱ-2-66）場合もある。これに要する時間は3〜5分」とある。これに対し、12週以降は中期中絶とされるが、その方法はつぎのようである。

「前日からラミナリアを入れるのは初期中絶と同じだが、人工的に陣痛を起こして産む（※Ⅱ-2-67）ので、子宮を収縮させる薬、プレグランディンを3時間おきに子宮口付近に入れていく。激痛を伴って産むのは、普通の出産と同じ。最後に子宮内に残ったものを掻爬する。この方法には最低でも3〜4日の入院が必要」ということである。しかもこの場合、役所に死産届を出す必要が生ずるのである（戸籍に載るわけではない）。

※Ⅱ-2-65　キュレットの図

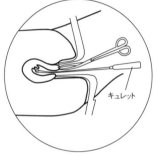

※Ⅱ-2-66　吸引器の図

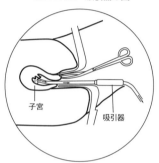

　つまり、12週以後の手術は、基本的に出産と同様の経過をたどるように行われるので「人工死産」ともいう。この12週が大きな分かれ目、刻みとなるにはもちろん理由がある。胎児の成長でみると、性器の性分化、つまり性器による性別判定が可能になったり、脳脊髄系の成長が進んで胎児としての外観ができ上がる時期ということがある。しかし、より重要なのはこの時期に前後して胎盤が完成するということである。このために、母体と胎児とは胎盤を介して相対的な存在となり、それ以後、急速な成長を始めていくのである。従って12週以後の中絶手術には、胎児のみならず胎盤を取り除くことも加わり、それだけ母体への身体的・精神的負担も大きくなる（経済的にも）。先ほど述べた初期と中期の手術方法の違いは、単なる方法の違いをこえて、二人の、とりわけ女性の人生に大きく影響する可能性がある。

　したがって万が一予期しない妊娠に直面した場合、妊娠の継続から出産・育児の意思や条件があるのかどうか、パートナーとの関係を含めて熟慮しなければならない。そしてその結果、妊娠の継続を断念するのであれば、その決断は早い方がよい。できるだけ妊娠初期のうちに。そうした問題にしっかりと対応するためにも、性の学習は不可欠であろう。

　こうした課題について、当の女性はもちろんであるが、自らは妊娠することのない、従って自分が中絶手術を受けるはずのない男性も正しく深く知る必要がある。そして

パートナーをそうした不安や悲しみ、苦しみにさらすことのないよう対処するために、最善の努力をしなければならない。

　この中絶をめぐっては、世界的に大きな論議が行われてきたし、現在もなおそれは続いている。わが国の場合、前述した通り、優生保護法の成立、そして母体保護法への改定の経過を考えてみても、十分に深く国民の間で議論されてきたとはいえない。国際的な動きの中で議論を深めるとともに、堕胎罪の撤廃と合わせてリプロダクティブ・ヘルス / ライツの考えの上に立って、どう法制化すべきなのか、これは今の時代を生きる人々の性と人生にとって重要な課題である。

（佐藤明子・村瀬幸浩）

〈参考文献〉

『男子の性教育』『男性解体新書』	（村瀬幸浩、大修館書店）
『新版 人間と性の教育』4 巻	（"人間と性"教育研究協議会、大月書店）
『科学でわかる男と女になる仕組み』	（麻生一枝、ソフトバンククリエイティブ）
『性は脳なり』	（大島 清、大修館書店）
『中絶技術とリプロダクティヴ・ライツ』	（塚原久美、勁草書房）
『幸せのＳＥＸ』	（北村邦夫、小学館）
『ハタチまでに知っておきたい性のこと』	（橋本紀子・田代美江子・関口久志編、大月書店）
『Sex & our Body-10 代の性とからだの常識』	（河野美代子監修、NHK 出版）
『ピル』	（北村邦夫、集英社新書）
『「若者の性」白書』	（日本性教育協会編、小学館）
『季刊セクシュアリティ』No.72「特集 性教育実践のためのキーワード 51」	（エイデル研究所）

性愛（エロス）のゆくえ
──性の関係性を問いなおす

Section 1
ひとはなぜ性に近づくのか

エロスという言葉はどんなふうに受けとられているであろうか。一般にはあまり肯定的な意味に理解されていないとしたら残念である。「エロス」はもともとは神の名で、ギリシャ神話における愛と美の女神・アフロディテ（ヴィーナス）の息子のことである。彼の放つ金の矢が当たれば恋に焦がれるという、いわば人と人を結びつけるとされた神のこと。このエロス、ローマ神話ではキューピッドと呼ばれているとわかれば、納得していただけるであろう。この言葉は、わが国ではエロ本とかエロビデオなどのように使われて、ずいぶん薄汚れてしまっているが、この章で「ポルノとエロス」について論ずるときに、あらためてこの言葉に肯定的な光を当てたい。

「ときに人を迷わせ悩ませるが、互いの融和・融合に向かって人と人を近づけ、結びつけるもの」それがエロス（※Ⅲ-1-1）である。

❶ 本能ではない人間の性

すでに本書の「はじめに」で性を本能とする考え方を斥(しりぞ)けてきた。ここではその上で「ならばひとはなぜ性に近づくのか」を生殖としての性、快楽・共生としての性、そして支配としての性の三点から追究してみたい。このうち「生殖」についてはすでにChapter Ⅱでとりあげてきたし、「支配」についてはChapter Ⅴで展開する。したがってここでは性の快楽・共生性に焦点を当てて考えてみる。

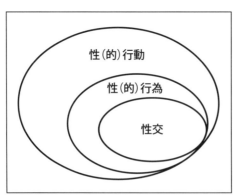

『季刊セクシュアリティ No.72』水野哲夫の論考より

ところで「性に近づく」という表現が意味するのは、性的欲求をもち行動を起こすということであるが、当然そこには個人差、性差が考えられる（性差といっても「男は……」「女は……」などと決まりきったものではなく「一つの傾向」であり、グラデーションをなしているものであるが）。この性行動についてはおおむね次のような構造が考えられよう。

（a） 性交（Sexual intercourse）、sex

性交はしばしば「セックス」と表現され、性行為と同じように使われることもある。もともとは性器と性器の結合を意味していたが、今日ではその形も多様である。東京都福祉保健局発行のパンフレット「性感染症ってどんな病気？」（2019年3月）の

※Ⅲ-1-1
本書では「エロス」をこのように意味づけて使っていくが、この言葉には歴史的にさまざまな解釈や意味づけがなされてきた。ギリシャでは「愛」を意味する言葉に「エロス」「ピリア、またはフィリア」そして「アガペー」があった。エロスは性愛としての性格が強いのに対し、アガペーは人間に対する神の愛、つまり相手のために自分をも犠牲にするような愛、そしてピリアは友情のようなものを意味していたという。また、精神分析学者フロイトの見方はエロスを「生体の統一と生命の維持に奉仕するもの」としてとらえ「生の本能」とも呼んだ。そして、エロスのエネルギーとしてリビドー（性欲）を考えた。また、それに対立する「死の本能」を「タナトス」と呼び、その現れとして「攻撃衝動」や「破壊衝動」などを挙げた。
本書では性＝本能論を批判し、それをのりこえる考え方ととりくみ方を提示しようとしているが、エロスという言葉の持つ意味と、それを使ってきた人間の思惟の広さと深さをこの機に少し振り返ってみようと考え、紹介する。（この項は『性教育・性科学辞典』小学館刊 を参考にした）

記述をみてみよう。「現在、性行為は多様化しており、ひとくちに『性行為』といっても色々です。このパンフレットは次のようなものをさします」として「性行為……膣性交、口腔性交（オーラルセックス～フェラチオ・クンニリングス～）、肛門性交（アナルセックス）」などと紹介、解説している。ここでは性交と性行為は同じ意味として扱われている。こうしたパンフレットが広く配布されている現実を考えると、学校での性教育における「性交」のとり上げ方もさらに一歩二歩ふみ込んだものが求められているといえよう。

（b）　性行為（Sexual practice）※Ⅲ-1-2

※Ⅲ-1-2
ジョー・イーディー編著
『セクシュアリティ基本用語辞典』明石書店より

　性交とほとんど同義でつかわれることが多いが、性交を粘膜と粘膜との接触ということに重きを置けば、セルフプレジャー（自慰行為、器具などを使うものも含む）やペッティング（愛撫）、それにマニュアルセックス（手でする行為）などが含まれよう。

（c）　性行動（Sexual behavior）

　性的関心や欲求に基いて対象となる相手（性別や関係性を問わない）との間で交わされる行動を性行動という。「性交」及び「性行為」で解説した行為はすべて含まれるが、その他に接触を伴わない性的な行動——性的な言葉のやりとり、体や性器を見る、見せる、性的な映像を視る、あるいは記録するなども性行動ととらえられる。

　これらの性行動を人間は選んでいるのである。そのなにを選ぶか、あるいは選ばないのか、自分の願望はもとより、相手の願望をどのようにして知るのか、知ろうとするのかなど、まさしく二人の関係性と同時に性的な感性、人間性が問われる問題といわなければならない。また、なかにはそうした欲求や願望を持たない人がいることも含め、性は決まりきった本能ではないというべきであることをまずおさえておこう。

❷　ふれあいから始まる性の快楽性について

　性の快楽性とはなにか。これは人間が性に近づく核心部分に当る事がらでもあるが、これまでまともに追究されることは少なかったように思う。少なかったというよりも避けられてきたといった方がよいだろう。それは何故か。端的にいえば「快楽を卑しむこころ」といってもいいし、「快楽について考えたり、話し合ったり、努力して追究するなど下世話なこと」という価値観のせいではなかったか。実際には性に立ち向かう二人が、この快楽をめぐる考えや意識のずれについて調整し合って一致点を見つけ出すことなど思いつくこともなく、相手を恨み傷つけたり自分でコンプレックスに陥って心を病んだりして、関係の破綻を引き起こすことがしばしばあったはずである。この課題の解決の糸口を見つけてほしい、そしてより望ましい関係づくりについて意欲を持ってほしいというのが、このテーマを設けた理由である。

　人間が性に近づく理由は、快楽を得たいという願望がもとになっているが、その快楽には身体的な快感を得たい欲求と精神的な快感を得たい欲求の二面がある。この二面は画然と分けることはむずかしいが、この両面の要素が重なり合った深い満足、充

足感は"生きる喜び"を生み出すかけがえのないものといえよう。

それ故にあえて快楽を支える二面について考えてみたい。まず身体的な快感とは性的絶頂感（オーガズム）につながる可能性のあるもの、そして精神的な快感とは信頼と愛着に基づいた肌のふれあいから得られる一体感、安心感、そして癒される感覚などによって生み出されるものである。

従来（あるいは今日でも）性的快感といえば身体的快感、とりわけオーガズムと同じ意味にとらえられてきたのではないだろうか。もちろんオーガズムには大きな価値があることは確かである。しかし、あえていえばオーガズム自体を求めるのであれば、"相手は要らない"のである。セルフプレジャーによってその快感を味わうことはできる。とすれば、相手を求めるのはなぜか。それは、前述したような互いの所属欲求や精神的充足を求めるからなのではないか。しかし、これまでこのことは十分に注目されてこなかったように思う。また、身体的快感はどちらかといえば男のものとされてきたために、女が快感・快楽について発言することはできなかったり、あまりしてこなかったのではないか。

本編では快楽・快感を身体的なアプローチ、と精神的なアプローチの両面（とりわけ精神的側面）から考えることで、そのイメージをより大きく広いものとしてとらえなおしたい。

❸ 最も身近な養育者とのふれあいで育つ自己肯定感

人は母体から離れてこの世に生まれ出る。出生とは初めての別離である。体温と同じくらい温かい羊水（39℃前後）に浸かって生きていた胎児が子宮頸管や産道で圧迫され続け、やっとの思いで誕生する——産声は肺呼吸に切りかわった証明であるが、それは喜びというよりもいかに苦しい時間をすごしたかを知らせる訴えのようにも思われる。あるいは羊水の温度とは10℃以上も低い分娩室（24〜25℃）で生み出された寒さ、恐怖も加わっているのだろうか。

生まれたばかりの新生児は、助産師の手に受けとられ、母親の胸に抱かれて泣きやむ。この世で最初のハグ——大きな手に、温かい胸に、しっかりと包まれ抱かれる安心感——癒やしにつながる快感・快楽のスタート、原点は実にここにあると思われる。

かつて、出産後すぐにからだや髪を洗うため産湯に浸からせる、そのため母親から離すことが普通に行われていたが、近年では「カンガルーケア」といって、臍帯を切った後しばらく母親の胸に抱かれたままにしておくことが、むしろ望ましいと考えられるようになっているようである。この考え方によって、やがて養育の場面に移っても「タッチング・ケア」といわれるように、全身に優しくタッチする時間を意識的にとる「ケア」が勧められている。こうしたふれあいが頻繁にあることが、子どものからだ、こころの成長に有為であるとされている。皮膚は全身にひろがるこころの所在地である。

子どもは、それから後、最も身近な養育者（※Ⅲ-1-3-a,b）とのふれあいを通して生きていることの自信と安心のこころを育てていく。ここで、あえて「母親」としなかった理由は、さまざまな家庭の事情のもとで実の母親とともに暮らせない、暮らさない

※Ⅲ-1-3-a
こうした観点で書かれたものに『子どもの「脳」は肌にある』（山口創著、光文社新書）がある。その中に、未熟児で生まれた新生児で、マッサージを受けたグループと受けなかったグループの子どもたちの成長をくらべて（受けたグループの体重増加率が有意に多かった調査結果）、筆者は次の様に述べている。
「赤ん坊の皮膚に触れることが、これほど効果をもたらす背景には、次のような理由がある。
その広い面積で外界からの刺激を知覚する。また、皮膚に分布している感覚受容器からの刺激は、脊髄から間脳を経て、大脳皮質に至り認知される一方で、大脳辺縁系、視床、視床下部、脳下垂体へと刺激が伝わる。これらの部分は、情動や自律神経系、免疫系、内分泌系に影響を与えることが、精神神経免疫学の発展によって分かってきた」。
従って、皮膚に接触して刺激を与えることは、心と体の両面に好ましい影響を与えることになるのである。

※Ⅲ-1-3-b
養育者、ないしはタッチングする人がいればいいということではない。たとえいたとしても、日替わりのように替わっていくのでは安心を伴う愛着のこころは育ちにくい。

子どもがいて、しかもそうした環境で育つケースが増えている現実があるからである。大切なのは、その子どもに親身になってかかわる養育者の存在であり、子どもは父親も含めてその人たちとの相互交流を通して「愛情」「愛着」の感覚、感性、感情が育っていくということである。

❹　親から友だちへ、そして……

乳児、そして幼児時代に必要な濃密なタッチング、ふれあいは次第に子どもから拒否されるようになるだろう。まず、下着の着脱は親にもさせなくなるだろう。下着で被うところをはじめとして自分のからだはプライバシーだからである。そのように教えることもあるが、子ども自身がそれに気づいていく。やがて、裸体そのものがプライバシーとして意識され、親と一緒に入浴しなくなるであろうし、一緒に出かけても手をつなぐこともなくなっていき、さらに一緒に出かけることもなくなっていくかもしれない（とくに異性の親と子は）。

すでに Chapter II でとりあげた思春期は親子関係のあり方を余儀なく変えていくのである（※Ⅲ-1-3-c）。

子どもの自己肯定感を高めたり、おとしめたりする
親・身近な養育者の働きかけ・ふるまい

	相手の存在や価値を認める 肯定的な働きかけ		相手の存在や価値を軽視・無視したりする 否定的なふるまい	
身体的な（肌の）ふれあい	なでる 抱く キスする 手をつなぐ、握る 肩をくむ ふざけっこする 指相撲 爪を切る 耳掃除 一緒に風呂に入り洗ってやる	髪をとく 相撲をとる マッサージする 指圧する 手当する	なぐる 蹴る つねる 髪をひっぱる ひじ鉄砲する ぶつかる 物をぶつける つきとばす 押す ひっかく かみつく	ひきずり廻す せっかん
精神的な（心の）ふれあい	ほめる うなずく ほほえむ はげます 会釈する 拍手する 目礼する 一緒に遊ぶ あいさつする 話しかける プレゼントする 相手の目をみる	ねぎらう 相手の話をよくきく 手紙を書く わけがわかるように本気で叱る 信頼する まかせる 身をのり出す 頼む、お礼を言う	皮肉をいう にらむ いやみをいう けなす 嘲笑する 冷笑する 目をそらす 顔をしかめる ソッポを向く 命令する、禁止する 疑いをかける とりあわない	無視する 過剰な干渉 過剰な保護 とりあげる 嘘をいう かげ口をいう 無関心 仲間はずれ 情報を流さない

※Ⅲ-1-3-c
思春期にいたる前（初経・精通が始まる前）には「タッチング」を核とした肌のふれあいが、思春期以後（初経・精通が始まってから）には「リスニング」を核とした心のふれあいが、自己肯定感を育てる上での大きなテーマである。
この表の上と下は、一応思春期を境にして書き分けたものである。思春期の子どもは初経・精通を契機に次第に自らを、また親を性的存在として意識し始める。従って親は子どもに対し親密な表現のし方を変えていくことが重要である。
この「リスニングこそ愛」という考え方は、思春期を迎えた子どもに対してだけでなく大人同士の親密なあり方にも通底するテーマとなるだろう。

こうして親から離れた子どもは誰に近づくのか。それは友だちである。しかも多くの場合、同性の友だち。その友だちとのタッチングの中で親から離れて生きる自信や安心感を感じとっていくことになる。そうした関係がその子にとっての新しい居場所になっていく。もっとも親との場合もそうであるが、タッチングに対してあまり積極的でない者もいるし、そういうことのあまり得意でない者、数少ない友だちとの静かな接触を望む者ももちろんいる。しかし、そうした対象が全くいなかったり、他の人から相手にされなかったりすると学校に行くのが辛くなることがある。

これは子どもの社会化過程（親子の閉じられた関係から、社会の中で生きる存在として脱皮していく過程）というべき、とても重要な発達のすじみちであるが、この過程で「いじめ」などの問題が起きやすい。ここでは、そのことを直接とりあげることはしないが、思春期を生きぬく上で大きな課題であることを指摘しておきたい。

さて、こうした友だちとのタッチングは、女子の場合は手をつなぐ、腕をくむ、手紙、いまではメールのやりとりをするということが多いが、男子の場合には荒っぽい表現をとることがある。集団スポーツなどもそうした範疇の行動として考えることもできるだろう。荒っぽい表現は「男らしい」と思われて肯定されるが、長く続いた同性愛に対する偏見もあって、人に対してやさしい表現をしない、してはいけないとの思い込みのために、それから後、男子の中にはやさしい接触を忌避する、ないしは苦手にする習慣を身につけてしまうことがある。これなど関係づくりの上で無視できない障がいではないだろうか。そうした偏見や思い込み、葛藤もありながらやがて多くの場合ふれあいの対象を異性に求めるようになっていく（※Ⅲ-1-4）。一般的にいえば、それは思春期から青年期にかけてといってよいだろう。

❺ アイデンティティを脱いで自己解体へ

母から、親から同性の友だちへ、そして多くの場合異性とのラブ・タッチングへという筋みちの中で忘れてならないことは、その相手を相互に選び合うということである。もっとも親子関係を選ぶわけにはいかないし、親子であれば必ず濃密なタッチングが行われるとは限らない。生いたちや生育におけるさまざまな事情のちがいもあるし、親にも感性のちがいがあって、一様ではない。「相性」というのは便利な言葉であるが、兄弟、姉妹、一人ひとりの子どもと親（養育者）の間にも確かに相性というのはありそうである。まして友人、さらに恋人となれば、まさに選び選ばれるという相互確認を通じて親密性は深められていく。その親密性がどのようなプロセスをたどるのか、D・モリス（※Ⅲ-1-5-a）は「単純化しすぎていることは事実だが」と断りながら、次頁のような12段階を示した。

この順序については、何も決まりきったものではないが、二人の関係（※Ⅲ-1-5-b）を考える上でその許容性の深まりを表すバロメーターのひとつとして参考にしてみてよいのではないだろうか。たとえば、6の「腕から腰」についていえば、腰に手をまわすという表現はかなりセクシュアルな意味を持っていて、そのことに無頓着でいることは二人の間にトラブルを生むことになりかねない。また、「口から口」のように粘膜という、

※Ⅲ-1-4
多くの友人や仲間が異性への関心を強くする頃、同性愛の青年たちは自分の性的指向が同性に向かうことに気づきはじめる。そして、悩み始めるという。教育としてもそのことに留意し、異性愛だけを取り上げることのないようにすることが大切である。本書ではすでに Chapter Ⅰ の Section 2 でふれているが、性的指向の多様性ということを前提にして読みとってもらいたい。

※Ⅲ-1-5-a
D・モリスはイギリスの動物学会の哺乳類専門の責任者で、『ふれあい～愛のコミュニケーション～』『裸のサル』『人間動物園』など多くの示唆に富む著作がある。

※Ⅲ-1-5-b
モリスの図は異性関係として示されているが、実際はそれに限定されない。

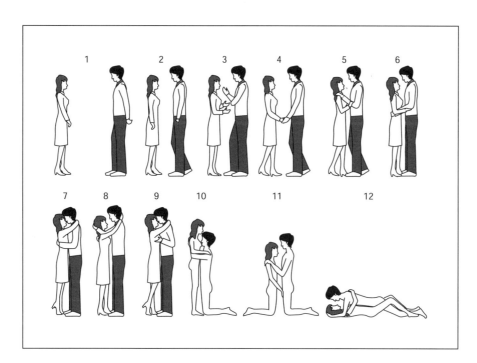

※Ⅲ-1-5-c
ふれあいの12段階
1. 目から身体
2. 目から目
3. 声から声
4. 手から手
5. 腕から肩
6. 腕から腰
7. 口から口
8. 手から頭
9. 手から身体
10. 口から胸
11. 手から性器
12. 性器から性器
出典：ダイヤグラム・グループ
編集『Sex』鎌倉書房を参考に作
図

いわばからだの内面（より深いプライバシー）への侵入をうけ入れることにつながる行為は双方の思惑の深刻な食いちがいを生むことにもなるので、それを求めるのか受け入れるのかどうかについては、それなりの覚悟と互いの確認が求められる。このようなふれあいの図（※Ⅲ-1-5-c）が二人の関係の深まりの段階を自覚的に踏み固めていく目安の一つになれば幸いである。

　ところでこの「段階」をあらためて見つめて次のことに気がつかれなかったであろうか。この「段階」が母と子のタッチング、ふれあいを逆にたどっているように思われることを。母と子の間に「性器から性器」はないにせよ、「手から性器」はオムツのとり替えや排尿、排便のしつけを通して頻繁にあったはずであるし、授乳は文字通り「口から胸」であった。

　こう考えてみると、性的親密性の深まりとは母と子の時代のふれあいへの回帰と見られなくもないし、そう考えれば親密な性的ふれあいが幼児語も交えての甘え合い、じゃれ合い、戯れ合いの様相を示すことがあることも首肯できるのではないだろうか。とすれば、その人が幼児期にどのようにふれあいの体験を重ねて育ってきたか（育ってこなかったか）はその後の性的感受性やセクシュアル・ライフのあり方とも関連すると考えられそうであるが、それはまた後で述べよう。

　さて、前述した"母と子のふれあいの回帰"とは母が女性で子どもが男性ということを言っているのではない。その二人の関係の質、様相を指しているのである。そして、そんなふうに甘え合い、戯れ合える関係というのは、社会人として生きる上での面子や建て前、身分や地位や役割などすべて脱ぎ捨てた、ただの男として、女として、人間として向き合える関係ということである。そして、性器という最もプライベート

※Ⅲ-1-6
アイデンティティの形成は、同時にプライバシーの自覚ということでもある。プライバシーの自覚が親離れを促し、自立への道を踏み出す基本的な要因とすれば、真のエロスには意識的にプライバシーを脱いで、より深い人間関係に止揚することで到達できるといえる。

※Ⅲ-1-7
性関係を結んだ後、とくに男性が相手の女性を「自分のモノになった」などと、まるで所有物、従属物のような表現をし、女性の中にもそう思い込んでしまう人もいる、などというのは、まさに未熟そのものといってよいだろう。そして、そういう感じ方、考え方がDVやデートDVなどの根っ子にあると考えられる。

※Ⅲ-1-8
男は積極的、主導的、ある種攻撃的で、女は受動的、従属的でなければならないというステレオタイプな性の考え方は"遊び、戯れ"から程遠いものである。"真の快楽は受け身にある"との謂もあるように、役割意識からの解放（意識的な役割交代もふくめて）によって性愛の文化はより深まる可能性がある。

※Ⅲ-1-9
こうした視聴覚グッズ（動画）や出版物（VTR、雑誌など）によって、そこに描かれている性行動がマニュアルとして利用され、それがトラブルの種になるケースもあるという。人間の性行動は学習によって身につけるものであると考えれば考えるほど、この問題は大きいと思う。

※Ⅲ-1-10
その例ではないが、かつて娼婦の中には客に性交はさせるが、キスはさせないという習慣のようなものがあったという。今日でもセックスレスな関係に近づくと、まずはキスをしなくなる（性交はまだしない）という例が多いという。こうしたことから考えると、頬ずりや心をこめたキスこそ最も親密な性的表現という見方も成り立ち得るのである。もっとも性表現のあり様も文化であり、その国のお国柄が反映しているとも考えるべきであろう。

な部分も含めて、命をあずけてもよいというような全面的な信頼感と安心感の裏づけがあってはじめて自己解体ができるし、自己解体することによって真のエロス（一体化する官能の喜び）に到達できるのであろう（※Ⅲ-1-6）。

この自己解体、実は言葉でいうほどやさしいことではない。それは相手との関係が、解体した自分をお互いに受容し合えるほどのものかという問題と同時に、解体できるだけのしっかりしたアイデンティティを持っていることが前提となるからである。そして性愛の行為の後に、再びもとの自分に戻れる自信がないと、一時的な自己解体ではなく、自己崩壊に陥るおそれがあるからである。

このように考えると、性的親密性の深まりによるエロスの共有は本来、大人のもの（それは単に年齢をいうのではない。身体的精神的にという意味で）というべきであろう。身体的精神的に未熟な段階の性行為・性交は、真のエロスを共有しにくいだけでなく、しばしばその「生」をトラブルに巻き込む可能性（※Ⅲ-1-7）があると考えるのも同様の理由からである。もっとも未熟であるかないかは、他人が判断できる問題ではないが。

自己解体を許容し合える間柄におけるエロスの共有とは、性行為を対等な関係における"遊び、戯れ（セクシュアル・プレジャー）"とする考え方に通ずるものである。建て前を脱ぎ捨てて、女だ男だという性別意識からも自由になって戯れ合うことから生まれる解放感（※Ⅲ-1-8）。それがその双方に再び生きる意欲とエネルギーをもたらすというダイナミズム。であるから「性」は障がいのあるなしを超えて、年齢のいくつであるかを超えて、その対象が同性であるか異性であるかにかかわりなく、すべての人間に共通する、人権と結びついたテーマになり得るのであろう。そしてまた、であるからこそ予期しない妊娠や性感染症に十分、心を配らなければならないし、不本意な性の強要などあってはならないのである。つまり、そのベースには納得、同意、安心、安全、快適という実感が大切といってよいだろう。

「ひとはなぜ性に近づくのか」、というテーマでこれまで、ふれあう喜び、快感の分かち合いのひろがりと深まりについて述べてきた。その中で性交（ペニスのワギナへの挿入、射精）に、あえて焦点を当ててこなかったのには理由がある。なぜなら私たちの周囲にある性情報には、あまりにも「性的親密性の深まり＝性交＝インサート」というメッセージが多すぎるからである。多すぎるというよりも、知らず知らずのうちに性的な欲求の表現やふれあいといえば「それしかない」という刷り込みがなされるほど圧倒的だからである。実際に、性（的）行動などのノウ・ハウを示した出版物や映像には性交こそ「本番」であり、その他の性的なふれあいはすべて本番のための「前戯」という扱いである（※Ⅲ-1-9）。こうした類の情報にのみ接する中では、ある種の脅迫観念（性的に親密になったら性交しなければならないというような）さえ生ずる可能性があるし、そこから逃れるために性的に近づくことそのものを、回避・拒否する傾向も一部に生じている。

もちろん性交（セクシュアル・インターコース）は重要な性行為である。とくに生殖を望むとすれば不可欠な行為であるし（人工授精等ここでは触れないでおいて）、互いのプライバシーにより深くかかわるという意味からも、より慎重に考えなければなら

ない大切な事柄である。しかし同時に、性交は性的ふれあいの唯一のものでもなければ、必ずしも最高のものでもない（※Ⅲ-1-10）。二人の関係や状況のもとで、選び得る多様なバリエーションの中のひとつの性行為、性表現であると考えたらどうであろうか。そのときの関係や状況によっては寄り添うだけでもよいし、頰ずりをしたりキスで終わってもよい。体や性器にさわって快さを与えたり受け取ったりするマニュアルセックスもペッティングもある。さらにお互いの願望と合意があれば、フェラチオやクンニリングスなど性器を口腔（オーラル）で愛する方法もあってよい。しかもそれらの行為は、いつも性交につながらなければならないと考えることはない。それぞれがとても楽しい戯れ（プレジュアリング）で終わってもよいし、ときにはそれがオーガズムにつながってもよいのである。さらに深く考えれば、体の接触がいつも不可欠というわけでもない。見つめ合うだけで、楽しいおしゃべりで、あるいは声を聞くだけであっても、さらに文字を読むことを通じても、人間はその豊かな想像力、イマジネーションによって、ときには直接ふれあう以上の深いエロスや充足感を感じとることさえできる。

　このように人間の性を、そのふれあいの多様性においてイメージするとき、性交にばかりこだわる〝インサート至上主義〟（※Ⅲ-1-11）はむしろ、エロスの貧しさを表しているといってよいのではないだろうか。

　そして自らの性の感覚の快、不快を率直に伝え合い、心地好さを深め合いひろげ合うことによって、ともに生きる充実を味わうこと。そのためにもイヤなことはし合わない、楽しいことだけちょっと好奇心を持ってし合えるような関係は、まさに二人で創り育て合うものなのである（※Ⅲ-1-12）。こうした人間、エロス的人間とは、性の歓びを相互性、対等性のもとで創造していく真の性の主体者である。

❻　セルフプレジャーという快楽

　セルフプレジャーについては、すでに Chapter Ⅱ の中で触れているが、ここであらためて〝快楽としての性〟の観点からとりあげてみよう。

　まず、セルフプレジャーという言葉であるが、これはまだ一般的に使われているものではない。にもかかわらず、あえてこの表現をしたのは、そこに問題提起の意味もこめているからである。では、これまで一般的に使われているマスターベーションはどんな意味をもったものなのか、辞書によれば「自瀆」「手淫」である。読んで字の如く、これまで「自ら瀆す」「手で淫らなことをする」行為とされてきた（※Ⅲ-1-13-a,b）。今日では、この言葉の元の意味ほど〝悪行〟とは思われないが、やむを得ない行為（特に男子には）ではある、しかし、しすぎない方がよいなど、「必要悪」のように思われているのではないだろうか。「自慰」（※Ⅲ-1-14）という言葉は〝悪行〟よりもずっとやさしい言い方であるが、しかしそこにも、ある種の後ろめたさ、蔭の行為としての印象がつきまとっているように思われる。

　これに対し、セルフプレジャーという言葉には、むしろこの行為を肯定的にとらえ、一つの性行為として積極的に位置づけようとする意味が込められている。「自己快楽」と訳してもよいが〝自体愛〟の方がよりわかりやすいかもしれない。そして相手のあ

※Ⅲ-1-11
一般にこうしたイメージに縛られやすいのは男性であって、それが男性主導による攻撃的な性を呼び起こすことになる。この考え方は〝男根主義〟として批判されている。

※Ⅲ-1-12
こうした関係、こうした行為こそ愛の行為、日本語的意味における「メイクラブ」といえよう。

※Ⅲ-1-13-a
マスターベーションの否定的な見方は、ユダヤ教、キリスト教、イスラム教など宗教が、生殖の目的を持たない性行為を罪悪とした考え方に根ざしている。しかも、その罪意識を強める働きとして、明治期の西洋医学の開花セクソロジーの導入により、その行為を精神疾患をふくむさまざまな病気の原因とする見解が宣伝されひろがったことも大きい。
今日では、そうしたことは基本的にすべて否定されたにも拘らず、性を抑圧する風潮が依然として残っていて、うしろめたい恥ずべき行為とする考え方も根深くある。さらに、過度のマスターベーションは死を招くというテクノブレイク（ネットスラング）などが流布していて、若者たちを苦しめている。

Ⅲ-1-13-b
このマスターベーションと同じように使われる言葉に「オナニー」がある。しかし、オナニーは旧約聖書の創世記に書かれている物語から生まれた言葉である。上の息子が病死したユダは子孫を遺すために弟（下の息子）であるオナンに兄嫁と交わって子をもうけるように命じた。しかし、それをよしとしないオナンは兄嫁と交わるたびに精液を膣外に出した。これが神エホバの怒りを招いたとある。その時のオナンの行為（膣外射精）からオナニーという表現が生まれた。本来の意味からすれば、マスターベーションとは異なる行為である。

※Ⅲ-1-14
自慰という言葉は安田徳太郎によれば「日本における科学的性研究」（『思想』昭和31年1月号所蔵）の中で、山本宣治らによって「一科学の用語にモラルの価値判断として淫を使うのはまちがいであるから、私たちは手淫や自瀆を自慰、淫夢を性夢、淫行を性交とかたっぱしからあらためた─」とある。

る性行為を"相互愛"と考えれば、その意味のちがいはさらに明確になるだろう。自体愛と相互愛、それは目的も意味も異なった価値のある性行為である。どちらが上でどちらが下でもない。性の相手がいないからやむなく一人でするというのではなく、相手がいようがいまいが自分の性的欲求を自分で解消する、いわばからだとこころのケアのための性の自己管理行為として位置づけるのである。これに対し"相互愛"はお互いの全面的な合意のもとで互いに喜びを分かちあうという意味でメイクラブと表現したらどうであろうか。

ここでセルフプレジャーの積極的意味について整理しておこう。

①性器をふくむ自分のからだへの愛着や性的な感覚（性的反応、感受性）が自覚できるなど、性的主体者として自己認識が深まる。

②性的な衝動、緊張を自らの行為で解放、解消できるという自信、安心感が得られる。これはからだとこころへのケアとなる。

③性衝動との葛藤を通じ、性的存在としての自己を見つめることを通して、自立した人間としての自覚が高まる。

性欲が湧き起こるのは一つの生理現象である。しかも、そのあらわれ方や強弱にはとても大きな個人差がある。生理現象であれば、意志や理性によってそれを大きくしたり、消しとめたりすることはできない。しかし、人間は生理的欲求のままに行動するわけではない。欲求そのものはコントロールできないが、行動はコントロールできるものである。実際に行動をコントロールすることで、人間は社会生活を成り立たせているのである。

では、どのようにコントロールしているのか、していったらいいのか。

①我慢する。

②気持ちを他に向けて（例えば趣味の活動、スポーツ、テレビ視聴、ゲームなど）紛らす。

③セルフプレジャーで解消する。

④相手との合意のもとでの性行為によって解消する（この④は相手の人生に直接影響をもたらす社会的行為であるという点で、上の三つとは全く質の異なるものであることは言うまでもない）。

Chapter Ⅱでも触れたが、従来この行為に対する抑圧と偏見は男子に対してだけでなく、とくに女子に対してより強く人格蔑視も含む非難がなされた。しかし、それこそジェンダーによる偏見の最たるものといわなければならない。性の主体者（※Ⅲ-1-15）として生きる上で、するかどうかは個人の意志によるものであって、性別による異なる見方はすべきではない。

※Ⅲ-1-15
セルフプレジャーによって自分の性的感受性を認識し深めることは、その後のセクシュアルライフにとってむしろ有益といえる。というのはこれまで長い間、女性が男性の存在ぬきで（自分だけで）性的快感を味わうことは肯定されてこなかった。それどころか女性として卑しいことのように否定されてきた。これは女性の性的快感は男性によって与えられるものという男性支配、男性優位の考え方が歴史的に作られてきたことのあらわれである。男性性器の挿入による膣オーガズムこそ大人の女性の成熟のあかしであり、クリトリス（陰核）の愛撫によるオーガズムは幼稚なもの未熟なものとして軽視、蔑視されてきたのである。

しかし昨今、クリトリスの存在と機能が明らかになり、クリトリスオーガズムが一般にも受け入れられるようになってきている（従来からそうした主張はあったが男性支配社会の中でまともにとりあげられてこなかった）。リーヴ・ストロームクヴィスト著『禁欲の果実——女性の身体と性のタブー』（花伝社）によれば、長さ１cmとされていたクリトリスが「まさにこの年（1998年）オーストラリアのロイヤルメルボルン病院のヘレン・オコンネルがクリトリスの亀頭は氷山の一角にすぎないと発見した！ 実はクリトリスは長さ７〜10cmあり、２本の根と膣の両側を部分的に挟み込む２つの海綿体球を備えている。性的興奮によってこれらの器官全体が膨張する」との研究発表をしたとある（本文右図参照）。しかし、いまだに女性性器にクリトリスを明示せず、その存在と役割について記述していない性関連の医学書や教科書がある、と指摘している。

このように女性の性に対し、その快感、快楽性を隠蔽する傾向が根強くあることは人間の性のあり方の学びにとって大きな課題といわざるをえない。

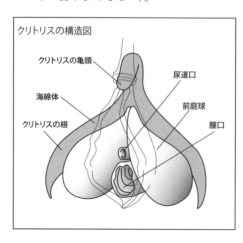

クリトリスの構造図

クリトリスの亀頭

尿道口

海綿体

前庭球

クリトリスの根

膣口

❼ リプロダクティブ・バイアス（性を生殖においてのみ正当とする偏見）

　障がい者、高齢者、そして同性愛者という言葉にはそれぞれ異なった概念（concept）が付与されている。しかし、そこにセクシュアリティの光を当てると、いずれも生殖の性からは縁遠いものとして扱われてきたという共通点を持っていることが明らかになる。そしてそれゆえに、これらの性が偏見、差別にさらされてきたといってよいのではないか。

　これらのうち、同性愛者の性については、すでに Chapter I で論じたのでここで再びとりあげないことにする。ただ一言付言すれば、同性愛者は自ら「生殖」の主体になることはないが（精子、卵子の提供者とはなっても）、親として子を持ちたい、育てたいという願望を持つ人はいて、養子縁組や体外受精などによってその要望を受けとめる制度を持つ国があることは指摘しておこう。

(a) 障がい者の性

　障がい者の性がすべて生殖に無縁というわけではない。実際、これまでも重い障がいを持った当事者の中に周囲の人びとの援助を受けながら、結婚や出産、育児にとりくんでいる人たちがいるし、それを支える運動も広がっている。そうした事実を大いに評価しつつも、いまなお産めない、産んでも育てられない、などの困難を理由に性的存在として恋愛、性、結婚など認められにくい現実があることを問題視せざるをえない（※Ⅲ-1-16）。学校などにおいても障がい児の性的欲求や性的表現、自慰行為などを問題行動視して禁じたり抑圧したりする傾向がいまも根強くある。そして、そのことが当事者たちの人間的な成長・発達をゆがめている。この点について、障がい児性教育の到達点の一つとして「問題行動は発達要求（※Ⅲ-1-17）」ととらえ、むしろそのことを性教育を保障していく契機として積極的に位置づける考え方や研究実践が試みられつつあることも指摘しておきたい。

(b) 高齢者の性
　　──共生スタイルの模索

　次に、誰もがやがて高齢時代を生きる可能性を持っているという立場から、少し踏み込んでその性のあり方について考えてみたい。

　高齢者（65歳以上）が人口の7％を超えると「高齢化社会」、14％を超えると「高齢社会」というが、わが国はすでに1994年にこの水準を超えた。2015年には25％（実に人口の4分の1）が高齢者という、まさに世界で群をぬいた「超高齢社会」と

※Ⅲ-1-16
自分での射精行為が困難な身体障害者に対し、射精の介助のサービスをする非営利組織をたち上げた坂爪真吾は『セックス・ヘルパーの尋常ならざる情熱』（小学館新書）を著した。彼はその仕事を「性機能の健康管理を通した、障害者のQOL（quality of life＝人生の質）の向上」と位置づけているが、障害者の性と人権を考える上で注目すべきとりくみと思われる。

※Ⅲ-1-17
『季刊セクシュアリティ』No.72の伊藤修毅の論考参照。また、『季刊セクシュアリティ』No.60は「障害のある人たちのセクシュアリティ」という特集号で、そこには貴重な実践や論考が掲載されている。『新版　人間と性の教育6巻』大月書店、『イラスト版　発達に遅れのある子どもと学ぶ性のはなし』合同出版もあわせて参考にされたい。

※Ⅲ-1-18　高齢化の推移と将来設計（内閣府、2012）

資料：2010年までは総務省「国勢調査」、2015年以降は国立社会保障・人口問題研究所「日本の将来推計人口（平成24年1月推計）」の出生中位・死亡中位仮定による推計結果
（注）1950年～2010年の総数は年齢不詳を含む

いわなければならない（※Ⅲ-1-18）。

　この図表から考えられることは、高齢者の問題（「健康」「生活・経済」「生きがい」などと関連して「性のあり方」など）が、日本社会の現在と未来にとって重大な課題になっているということである。これまでわが国では、性は若い人たちの問題であり、年をとれば無縁になっていくのが自然であり、当然であるという考え方が根強くあった（※Ⅲ-1-19）。しかし、高齢者人口の増加や家族のあり方の変化などにともなって、その性のあり方に新たな注目が集まっている。

　いまや、高齢者をマイノリティ（少数者）と見るのは、当たっていない。人はいのち永らえれば必ず高齢になるのであると考えれば、これはすべての人間に共通するテーマであるはずである。ところが、これまで「性」の問題となると周囲の人々だけでなく、当の高齢者からも途端に抑制、抑圧的な反応が現われてしまっていたのはなぜだろうか。その理由として、高齢者が性的存在として見られてこなかったし、現在もそうは十分に見られていないこと、そうした中で本人たち自身も性的存在として意識したり、表現することを否とする考え方を身につけてきてしまっていることなど、挙げられるだろう。

　ここにはやはり、性を生殖能力、生殖の可能性とだけ結びつける考え方が深く影響していること、および成熟した人格は性から遠ざかることによって得られるとする性否定の考え方をうかがうことができる。しかし、現実には個人差はあるとはいえ、決して「枯れる」ことなどないし、仮に自分ではそう思い込んでいたとしても、そのエネルギーなり欲求などは抑圧されればちがった形で、異なったところへ（例えば物へ、金へ、子どもへ、名誉・権力・支配欲へ、あるいは怒りの感情へ、など）向かうことになったりすることもある。実際に老人ホームや福祉施設あるいは介護の場などにおいて、性関係をめぐる葛藤は大きなものがあり、無視できない（してはならないのであるが）問題になっているのである。

　また高齢社会といっても、誰もが永くカップルとして生きられるわけではない。死別、離別などパートナーを中途で失う可能性は当然あり得るわけで、その後の例えば再婚、あるいは同棲、通い婚、デート婚（※Ⅲ-1-20）など、さまざまな共生関係の模索、創造も重要な課題になっているといえよう。

❽ 加齢とセクシュアリティ

　年齢を重ねれば体も性も若い頃のようには働かなくなるのは自然である。したがって、性のあり方も加齢にふさわしく変わっていくし、それに伴って心のありようも変えていけばよいのである。

　例えば女性の場合、エストロゲンの分泌が40歳台から、一般に急速に減少し始める（※Ⅲ-1-21-a）。それに伴って体の変化が起こり始める。もっともこれには大きな個人差があり、生活のあり方に深刻な影響を及ぼすような人から、ほとんど変調を自覚しない人までさまざまである。しかしいずれにせよ、ほとんどの女性はその生涯の中で初経を迎え、閉経に出会うのである。初経を迎える前には、学校でも家庭でもその意味について、その特徴について、そしてそれへの対応について学ぶが、閉経について

※Ⅲ-1-19
例えば、人格の完成を欲望を超越すること、つまり「枯れる」と表現したり、性や愛へのこだわりを「生臭い」として軽蔑するなどがそれである。

※Ⅲ-1-20
正式な婚姻となると、家族のことや遺産相続などさまざまな障害が伴いやすいので、そうしたことにこだわらない共生のあり方を指す言葉として、大工原秀子が表現したもの。

※Ⅲ-1-21-a
堀口貞夫・堀口雅子著『夫婦で読むセックスの本』日本放送出版協会より

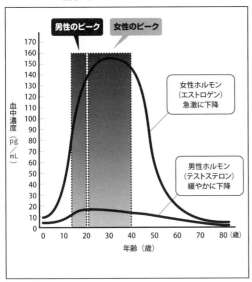

※Ⅲ-1-21-a　加齢と性ホルモンの分泌量の変化

（グラフ内）
男性のピーク　女性のピーク
血中濃度（pg／mL）
170 160 150 140 130 120 110 100 90 80 70 60 50 40 30 20 10
女性ホルモン（エストロゲン）急激に下降
男性ホルモン（テストステロン）緩やかに下降
0　10　20　30　40　50　60　70　80（歳）
年齢（歳）

※Ⅲ-1-21-b　エストロゲンの作用（筆者—村瀬—によるまとめ）

- 子宮、卵巣、膣、乳房などの生殖器官全体の発育を促進する。
- 女性性器を感染から守り、妊娠しやすいように子宮頸部から粘液を分泌させる。
- 子宮内膜を受精卵の着床にそなえて厚くする。
- 排卵前に急増し、排卵を促す。
- 毛髪を豊かにする。
- 皮下脂肪の蓄積を促す。
- 膣粘膜の萎縮を防ぎ、粘液分泌を促す。
- エストロゲン（Estrogen）の estrus（ギリシャ語）とは「発情」を意味する言葉で、発情ホルモンといわれる。

※Ⅲ-1-21-c　エストロゲンの減少による身体の変化

- 更年期障害の不定愁訴（のぼせ、冷え、めまい、腰痛、動悸、肩こり、耳鳴り、しびれ、物忘れ、不眠など）。
- 血中コレステロール値が高くなり、高脂血症、高血圧症、動脈硬化を起こし、心筋梗塞や脳梗塞につながる恐れもある。
- 骨量の減少。骨がもろくなり、骨粗鬆症になりやすい。
- コラーゲンが減少し肌が荒れたり、シワが増えたりしやすい。
- 膣粘膜が乾燥、萎縮した結果、性交痛や膣炎を起こしやすい。
- 尿道周囲組織や支配神経が緩んだことによる尿失禁を起こしやすいなど。

堀口雅子監修『更年期障害』成美堂出版参照

上記の項目はそれぞれ可能性として理解しておくべきことで、そうなると限ったわけではない。その現われ方も程度も大きな個人差がある。なお、精神的な問題、ストレス、生活環境などが影響することも知っておくべきだろう。「女のからだと医療を考える会」の調査によると、更年期障害があると診断された人は 22％であったという（『朝日新聞』1995 年 6 月 27 日付）。

はその機会がほとんどない。そのために体の変化に無頓着であったり、逆に過大に敏感になって深刻に悩みすぎたりして心まで病むこともある。これからの女性は閉経についてシッカリ学んで自らの変化を見つめ、からだもこころも少しでもうまく対応していけるようにしたいものである（※Ⅲ-1-21-b）。それと同時に、男性も閉経・更年期について正しく理解し、思いやりのあるパートナーシップを発揮できる力をつけていくことが必要である。後に述べる男性更年期とも関連するが、この時期をパートナーとして互いに配慮しつつ、ともに生きたかどうかは、その後に続く高齢期の暮らしに大きく影響をもたらすものといえよう。

　セクシュアリティに関しても同じである。例えば、「膣粘膜が乾燥、萎縮した結果、性交痛や膣炎を起こしやすい」（※Ⅲ-1-21-c）とあるが、そういう変化が現われやすくなるならば、対応策を講ずればよい。例えば挿入をしないセクシュアルコミュニケーションを二人で工夫して楽しめるようにすることも考えられるし、両者が性交を望むとすれば、挿入を急がずリラックスした関係の中で、時間をかけた戯れやタッチングによって膣の潤いを促すことが大切である。そうした理解が相互にないと「性交痛」を引き起こしやすくなり、ひいては性交嫌悪につながることにもなるのである。また潤いを補うために薬局等で膣潤滑ゼリー（Lubricating Jelly）を求め、それを塗布することでスムースな性交に導きやすくすることもできる（※Ⅲ-1-21-d）。

　男性の場合、性のトラブルとして自覚するのは勃起不全である。これもまた加齢による当然の現象ではあるが、勃起にこだわるセクシュアリティに縛られていると大きな衝撃となり、男性としての性行為に自信を失うことになりかねない。そしてそのことをパートナーに気づかれることを屈辱と感じ、性的ふれあいそのものを拒絶する態度をとる男性もある。この時期の男性は性的な問題ばかりでなく精神的・身体的に大きな変調に見

※Ⅲ-1-21-d
更年期の症状やその対応については堀口雅子監修『更年期障害—気になる症状と治し方—』（成美堂出版）を参考にした。

※Ⅲ-1-21-e
Late-Onset Hypogonadism
加齢男性性腺機能低下症候群

※Ⅲ-1-22　男女別に見た更年期の症状
出典：細谷憲正監修／杉山みち子著『更年期の保健学』第一出版

※Ⅲ-1-23
原因として、「機能性」と「器質性」に分けられる。前者は〝勃起の機能は正常だが精神的な原因によってその働きがうまくいかない〟、心因性ともいわれる。それに対して後者はペニスや勃起神経、あるいはホルモンとか血管など勃起を可能にする器質そのものに障害があるためにうまくいかない場合を指している。それともうひとつは両者が混じっているようなケース、例えば糖尿病とか腎臓の病気や手術の影響、あるいは加齢によるものなどを「混合型」といっている。『毎日ライフ』1992年11月号（毎日新聞社）の長田尚夫の論文によると、アメリカ男性でEDに悩んでいる者は1,000万〜1,500万人いて、いろいろな年齢層にまたがっているとある。そしてわが国の潜在患者数を300万人と推定している。こうした状況のもとで、勃起を補助する器具の開発、注射や薬物治療、外科治療などの実験、研究、開発も行なわれている。1998年アメリカで開発された勃起不全治療薬「バイアグラ」の発売は全世界に反響を与え、1998年12月、わが国でも承認された。その後「レビトラ」「シアリス」などが医師の処方を経て認められるようになった。

舞われることも多い。近年、男性更年期という言い方からLOH（※Ⅲ-1-21-e）と表現されるようになりつつあるが、加齢にともない体や心、性の変わりめを表わす言葉である。40歳すぎあたりからテストステロンというホルモンの分泌が徐々に減少し、それに伴いさまざまな現象が起こるようになる。ただ女性の閉経のような明確な変化がないため、これまで見すごされてきた。あらわれやすい症状は表（※Ⅲ-1-22）にある通りだが、男性の場合、勃起不全（Erectile Disfunction, E.D）（※Ⅲ-1-23）になるとか性欲の減退に伴って、男性としての自信を失ったり、仕事や生活上のストレスも加わって、不眠やうつなどの精神神経症状が多くあらわれたりする。

	女性（%）	男性（%）
①顔が熱くなる（ほてる）	37.2	4.6
②汗をかきやすい	34.1	20.0
③腰や手足が冷える	37.2	21.1
④息切れがする	17.1	3.8
⑤手足がしびれる	14.5	18.9
⑥手足の感覚が鈍い	5.5	3.3
⑦夜なかなか寝つけない	13.4	23.3
⑧夜眠ってもすぐ目を覚ましやすい	18.2	26.7
⑨興奮しやすい	6.1	6.7
⑩神経質である	9.8	14.4
⑪つまらないことにくよくよする（憂うつになることが多い）	24.3	10.0
⑫めまいや吐き気がある	13.4	7.7
⑬疲れやすい	29.3	43.3
⑭肩こり・腰痛・手足の節々の痛みがある	36.7	41.1
⑮頭が痛い	21.1	20.7
⑯心臓の動悸がある	12.2	13.3
⑰皮膚を蟻がはうような感じがする	1.8	3.3

対象は45〜60歳の東京都文京区の在住者（%）

女性の性交痛と男性の勃起不全。これが加齢に伴って生じやすい性のトラブルの二大原因である。したがって、高齢に近づく男女がこうしたことについてよく理解し合っておけば、トラブルを回避することはできるのである。つまり勃起→挿入→射精にこだわることをやめ、それを機会にむしろ、ふれあいのバリエーションをもっとひろげること、互いに無理をせずゆっくりと時間をかけること、性的ふれあいを単に肉体上のこととだけ考えず、ともに生きていくという実感を積み重ねるように、遊びも含めて生活のあり方を見つめ直すこと、そうした中で性もまた、円熟の彩りを見せるようになるだろう。

いずれにせよ、老人とか晩年とか、人生の終末に近づくことは多かれ少なかれ哀しかったり、寂しかったりするものである。性もまた然りである。しかし、病むとか衰えることを自然のこととして受け止め受け入れ、知恵をしぼってうまく適応していくことができたらすばらしい。人は誰も老い、そして誰もが、やがて死ぬのである。

適応といえば、更年期、閉経、勃起不全などの現象も、生殖にかかわらなくてもよいとの兆しと考えられる。となればもう妊娠の気遣いなく、互いのからだやこころのケアとして、二人が望んだときに歓びを分かち合えるわけであって、その意味では〝性の最良のとき〟ともいえるのではないか。

そうしてぬくもりのある関係を求めたり、育てたりしようとする老人たちを、若い人々が揶揄するのはやめにしよう。むしろ、さり気なく援助したいものである。老いることが喜びとなる社会こそ、高齢時代にふさわしく望ましい人間社会なのである。そして、それこそ若い人々にとっても希望の持てる社会といえる。そのための積極的施策が望まれるが、そうした施策を作り出すのもまた、その時代の人々なのである。

Section 2
育ち、暮らしのなかのエロス

❶ 子どもから大人への性愛の連続性、発展性

　「Section 1　ひとはなぜ性に近づくのか」において、人が生まれてからどのようにエロスの感覚、感性、行動を身につけていくのか、一定の基本的な見解を示した。ここでは、その経過をフロイトの精神分析理論（※Ⅲ-2-1）などを借りながら、もう少し詳しく展開しよう。

　フロイトの小児性欲論の核心は、子どもが経験する性器以前（Pre genital）の性欲に基づく生理的身体的快感が思春期以後、大人の性器性欲の中に次第に統合されていくというところにある。そしてその小児性欲を口唇（※Ⅲ-2-2）期（Oral phase）、肛門（※Ⅲ-2-3）期（Anal phase）、男根（※Ⅲ-2-4）期（Phallic phase）の三段階に分け、皮膚や粘膜周辺の性感帯が成長・発達とともに移行しつつ成熟するものとした。その後、潜伏期を経て性器期に到達するというのである。そしてこれらの段階の一つひとつをしっかりと体験することによって次に進むことができるが、不十分であるとひとつの段階にとどまり執着することになる。それを「固着」と呼んだのである。そしてこの固着が起こった段階によって、場合によっては大人になってからの性生活や愛情の欲求・表現のあり方に、ある種の「倒錯」も含めて影響を及ぼすことがあるとした。

　このうち潜伏期はわが国の場合、小学校時代（学童期）とほぼ重なる。この時期になると一般に子どもの性的活動は静まり、学習や仲間・友だちとの遊びに関心が向かう。その後、やがて迎える最終段階が性器期である。そして、性的結合を目標とする性愛活動に、これまでの小児性欲的性愛が統合されていくというのである。「しかし、実をいうと、この性器期への到着の時期と、思春期の開始における性的エネルギーの高揚の時期とのあいだにはいくらかのずれがあるのがふつうである。そこで思春期の少年少女は、古い革袋にあまりにたくさんの美酒を満たすことになる結果、しばしば不適切に見える性行動に走ったり、それほどでなくても空想の世界で倒錯的な幻想にふけったりすることが多い。これを思春期における多型倒錯（※Ⅲ-2-5）と呼ぶことがある」と福島章は『愛の幻想』（中公新書）の中で述べている。こうした多型倒錯的欲求が性器性欲としてまとめられず、大人になっても部分欲動として現われる場合、それはときに性犯罪として扱われることになりやすい（※Ⅲ-2-6）。

　このようにフロイトは性愛についての考え方を性器から身体の各部位にひろげただけでなく、思春期になってからはじめて活動すると思われていたもの（欲動）を乳幼児期にまで拡大した。そして、身体各部位の持つ快感を感じとる機能をも含めて性愛的なものと考え、子どもから大人につながる連続的、発展的なものとして性愛（やがてそれは「生の本能」としてのエロスの働きに包まれたものというように考えを進め

※Ⅲ-2-1
フロイトの性理論に対してはさまざまな評価がある。とくに女性がペニスを持たないゆえに男性へのコンプレックス（劣等感）を持つといった「ペニス羨望」論など誤りというべきであるし、クリトリス快感にこだわる女性を未熟とし、「ワギナ・オーガズム」を絶対視するなど、男性中心主義・男根主義と批判されていることを指摘しておく。ここではとくに、評価の安定している「小児性欲」論を取り上げて人間の性を考えてみたい。

※Ⅲ-2-2
乳房にふれて乳汁を吸う行為は空腹を満たし、必要な栄養を摂取するだけでなく、口唇粘膜周辺の快感を味わうことでもある（〜1歳半ぐらい）。

※Ⅲ-2-3
トイレット・トレーニングの時期に当たるが、尿や便を貯め込んだり自分の意志で排泄することで快感やある種の苦痛も味わう（1〜4歳ぐらい）。

※Ⅲ-2-4
ペニスやクリトリスへの刺激が快感をもたらすことに気づき、男女のからだや性器のちがいに興味を示す。この時期が小児性欲の最も強くなる頃で、さまざまな幻想が体験される（3〜5歳ぐらい）。

※Ⅲ-2-5
小児性欲の段階で部分的な欲求行為としてのおしゃぶり、覗き、サディスティック・マゾヒスティックな行為、露出行為などの表出をいう。

※Ⅲ-2-6
窃視症、露出症、小児性愛などがこれに当たる。ただし、小児性愛という表現は適当ではなく、小児性虐待（明らかな犯罪として位置づけねばならない）として扱われるべき問題である。

た）を位置づけた。こうしてエロスを、単に性的な結合を意味するだけでなく、快感と満足と統一性を維持させようとする生命的なすべての活動を指すものと考えたのである。

❷ 体験を通して刷り込まれたもの

　人が生まれ育つ中で、その人らしい性愛感覚と行動を身につけていくのに何が影響を与えるのか。このことについて動物行動学（エソロジー）が示唆するものは大きい（※Ⅲ-2-7）。いわゆるインプリンティング（刷り込み）理論である。人生の最初に出会ったもの、あるいは特別の時期の衝撃的な体験が強く刻印され、場合によってはその人の性と生のあり方（sexuality）を生涯、左右することがあるというものである。

　こうしたインプリンティング（例に挙げたアヒルの場合は、ミスインプリンティング〈刷りちがい〉であるが）は、いつでも起こるわけではない。動物の種によって、あるいはまた刺激の種類によってほぼ一定であるといわれるが、その時期を「臨界期（critical stage）」と呼ぶ。

　人間の場合にも当然同じように、インプリンティングを受ける時期があると考えられる。とくに人間はその大脳が極めて未熟な神経網のままの状態で生まれてくるわけで、生後の学習や体験によって一つひとつ感じ方、反応の仕方、行動の仕方を身につけていくのである。性愛に関しては、いつごろが臨界期といえるのだろうか。福島は「人間の場合に特異と思われる現象は人間が幼児期という長い複雑なインプリンティングの期間をもつばかりでなく、思春期にもまたかなり重要なインプリンティングを受ける可能性をもつということであろう」（※Ⅲ-2-8-a）といっている。そして「人間のインプリンティングは、動物行動の観察や実験で明らかにされたモデルによって説明される点が多いとしても、はるかに重層的・多元的であり、複雑である。それだけに人間の性や愛の行動は異常や逸脱に向かう大きな自由度をもっているのだといえよう。そして、動物に比較して桁はずれに大きな記憶の量と想像力をもった人間は幼児期・思春期に多くの愛の原型が〈幻想〉としてインプリントされ、ときには誤った幻影もミスプリントされることになろう。さらに、人間にのみ与えられた想像力は、この幻想の歪みや欠落を補うために大いに活動して幻想を拡大する」（※Ⅲ-2-8-b）と分析した。

　何をもって「異常」「逸脱」というのか。あるいは逆に「正常」（※Ⅲ-2-9）とは何か。このこと自体、大きな問題である。例えば長い間「異常」とされ、治療の対象として考えられていた同性愛が、そうではなく性的指向のひとつとして正当に扱われるようになった。また性倒錯（Sexual perversion）という表現についても、パラフィリア（paraphilias）（※Ⅲ-2-10-a,b）──片寄った愛──というように、改められてきているのである。もちろんこうした性的対象や目標の片寄りが、個人の性的世界や幻想の世界の中で展開される限りそれは問題にはならないし、また大人同士において、相互の合意に基づいて行なわれるものであれば、いかなる性愛表現も認められるべきであろう。Section Ⅰ でも述べたが、実際の性愛行為には退行（幼児がえり）的表現が伴

※Ⅲ-2-7
よく例として出されるものにアヒルの子どもの場合がある。アヒルの子どもは卵からかえるとすぐに親鳥の後をついて離れないという習性を持つが、親鳥の代わりに風船を目の前で動かしても、もちろん人間が目の前を歩いても、ひな鳥はその後をついて歩くのである。ひな鳥にとって「親」は、「生まれてすぐ見る大きな動くもの」なのである。そうした体験を持ったひな鳥に本当の親鳥を後で会わせても見向きもしない。その他、デズモンド・モリス著『人間動物園』（新潮選書）に詳しく記述されている。

※Ⅲ-2-8-a,b
前掲『愛の幻想』より。

※Ⅲ-2-9
これまで長い間、一般に正常な性愛表現とは、（1）人間と人間の間で、（2）男と女の間で、（3）婚姻関係のもとで、行なわれるものとされてきた。しかし、今日ではすでに（2）（3）については、それ以外の表現についても許容される方向に変化してきている。

※Ⅲ-2-10-a
反復される性的衝動や性的空想（何に興奮するか、どんな行為に興奮するか）が、（1）人間以外のものを対象とする、（2）自己または相手を苦痛や屈辱の状況に置く（単なるゲームやごっこでなく）、（3）子ども、または合意のない他者と性関係を結ぶ、こうしたことを指している。具体的には次頁の表のようなものが含まれる。その他、電話わいせつ、獣愛、糞便愛、小便愛などもある。

いがちであるし、個人差や程度のちがいはあれ、いくばくかのパラフィリア的傾向など多くの人が心の中に残しているといえる。性愛行為はそうした欲求や願望などを意識しながら、コントロールしながら、満たし合う側面を持っていると考えてよいだろう。しかし、相手の許容性を超えて表現されれば「他者の性的自由の侵害」となり、性虐待、さらに性犯罪に直結することになる。また、その性的対象が子どもに向かう場合は明確な性虐待、性犯罪となることは強く認識されなければならない。

　このように、あらためて、「乳幼児期」および「思春期」における性愛にかかわる学習・

①露出症（exhibitionism）
　見知らぬ女性や少女に自分の性器を露出し、相手の驚きや困惑の様子を見て性的快感を得る。時にはマスターベーションを伴うことがある。この露出症者は恥ずかしがり屋で他人に接近することに自信がなく、拒否される不安が強い人にみられるともいわれる。

②窃視症（scopophilia）
　「のぞき見」といわれるように、他人の裸、衣服を脱ぐ行為、性交場面などを盗み見ることによってのみ、性的興奮や快感を得ること。

③サディズム（sadism）
　性行為の相手（ほとんどは異性）を咬む、首をしめる、鞭で打つ、縄で縛る、傷つける等々、加虐行為をし苦痛を与えることで性的に興奮し満足すること。これらの行為がエスカレートすると、強姦、拷問、殺人などの虐待行為にいたることになる。乗り物の中で、刃物で異性のからだを傷つけたり、着ているものを切ったり、晴れ着に硫酸や精液をかけたりするのも、このサディズムの一種といえる。

④マゾヒズム（masochism）
　サディズムと対照的で、相手から肉体的苦痛を与えられることによって性的興奮と満足を得ることをいう。

⑤フェティシズム（fetishism）
　生命のない対象に関して性的衝動が向かい、そのものとの接触行為によって快感を得ること。フェティシュとは物神崇拝の対象の意味で、異性が身につけるもの（下着、靴下、靴、指輪など）やからだの一部（毛髪、足など）等を手に持ったり、こすったり、臭いを嗅ぎながらマスターベーションをしたり、性交渉の相手にそれを身につけさせたりして快感を得る。

⑥服装倒錯的フェティシズム
　異性の服装をすること（cross dressing）に性的興奮を感じること。男性の場合、女装してマスターベーションを行なったり、自分が女性として他の男性を魅了していると空想して快感を得る。

⑦小児性愛（pedophilia）※Ⅲ-2-6 の註参照
　思春期前期の小児（通常13歳以下）との性行為など性的な衝動や空想によって興奮し、時に性的行為に及ぶこと。その対象は異性とは限らない。「ロリータコンプレックス」は、成熟した女性にでなく、青年前期の未成年者にのみ性愛の対象が向かう。

⑧摩擦症（frotteurism）
　さわり魔、こすり魔（痴漢）のことで、同意していない人に対して性器や乳房などをさわったり、自分の性器をこすりつけることで性的興奮を感じること。

※Ⅲ-2-10-b　パラフィリアについて
『性心理障害の分類』によるDSM-Ⅲ（1980年）およびDSM-ⅢR（1987年）のパラフィリアの項参照。
DSMとは、Diagnostic and Statistical Manual of Disorders のことで、「精神障害の診断と統計のための手引き」と訳されている。アメリカ精神医学会が発表しているもの（「DSM-Ⅰ」は1952年に出された）。

※Ⅲ-2-11-a
福島は前者を「心的発生期」、後者を「心的力動期」と呼んでもよい、としている。

※Ⅲ-2-11-b
男性は実際の性体験の前にポルノによって女性やセックスのイメージをつくり上げる。それに対して、女性は実際の性体験の前に痴漢行為等による性被害によって、性や男性のイメージをつくり上げるとすればどちらも残念で、悲しいことではないだろうか。

※Ⅲ-2-11-c
フロイトの小児性欲論やエソロジーからもたらされた刷り込み理論は、どちらも人間の性愛行動を考える上で、重要な観点と教訓を示している。しかしそれをそのまま、その人にとって固定したものと考えれば、もうどうしようもない「決定論」「宿命論」に陥ってしまうことになりかねない。エリクソンは自我の発達を社会との関連でとらえる精神分析の理論を示した。彼は乳幼児期の経験や人間関係の重要性を指摘しながら、「自律」の概念を提起し、青年期の自己形成の可能性を示した。福島章は『現代性科学・性教育事典』（小学館）の中で次のように記述している。「エリクソンは今まさに青年期のただ中を生きつつある境界例や自我同一性拡散症候群の患者の臨床体験を通して、ほとんどの青年には、幼児体験にもかかわらず、その呪いの執拗な執流にもかかわらず『自律的に』自己を形成してゆく生命力と創造性があることを強調し、この『決定論』を克服した。…ヒトは青年期にもう一度生まれ直して新しい人間になる。その場合、どのような人になるのかは、青年自身の意志決定と選択による（青年の自決の権利と能力）」と。

体験の持つ深い影響について考える必要がある。前者（乳幼児期）は人間関係の原型ともいうべきものを学ぶという意味において、後者（思春期）は性的衝動、性的快感と直接出会い自覚するという意味において（※Ⅲ-2-11-a）。

こう考えたときに、Section 1でも触れた思春期及び思春期に至る子どもたちの生活や家庭のありよう、さらに文化環境がいまどうなっているのか、大いに気になるところである。人と人の柔らかなつながりや信頼感、あるいは自ら生きていることがよいことであるというような安心感、さらに生きることとシッカリ結びついた肯定的な性のイメージなどが心の中に培われているのかどうか。家庭にまで入り込むアダルト動画やポルノグラフィー、無制限にといってよい程視聴できるインターネットのアダルトサイト、人とのつながりが断ち切られる競争社会での孤独、孤立、あるいはいじめ、乗り物の中の頻繁な痴漢行為（※Ⅲ-2-11-b）、さらに性にまでくい込む子ども虐待、親・大人たちのストレスのはけ口としての攻撃……悲観視するのは望ましいことではないが、人間関係の希薄化や心の荒廃は、子ども・青年の性のみならず、そこに生きる人間すべての性を確実に蝕んできていると思われる（※Ⅲ-2-11-c）。近年、若者たちにみられる性への忌避傾向も、こうした現実によって性に対する柔らかな意識や、人間に対する肯定感が蝕まれ続けてきた結果の反映ともいうべき一面をもっているのではないだろうか。

❸ 育ちのなかではぐくまれるもの

フロイトによる精神分析の理論、また動物行動学から導き出されたインプリンティング理論など、人間がどのような経過をたどって性愛の意識やイメージや可能性を獲得していくのか興味深いものがある。その中で乳幼児期、思春期がそれぞれ特別の節をなしていることがわかってきている。

さて今日、これに加えて生化学（Biochemistry）研究の進展に伴って性愛にかかわる新たな事実と見解が示されつつあることに注目したい。なぜならそれは、本書において「ふれあい」「タッチング」の持つ意味合いの大きさを強調してきた、その科学的な裏づけの意味を持っていると考えられるからである。このことを、シャスティン・ウヴネース・モベリ（※Ⅲ-2-12）著『オキシトシン』（晶文社刊）に導かれつつ追究してみよう。

オキシトシンというホルモンは、もとは出産授乳ホルモンと呼ばれていた。出産授乳に関連して発見されたからである。ところがその後、このホルモンが男性にも分泌されていて、人と人とのつながりをつくる上で貴重な役割をはたしていることがわかってきた。オキシトシンと触覚刺激との関連がそれである。皮膚は人間やほとんどの哺乳動物にとって全身にひろがる最大の感覚器官であり、そこにはさまざまな種類の受容器が存在している。

「手荒く扱われたり殴られたり、過剰な熱にさらされたりすることで痛覚の受容器が刺激を受けると、その有害な刺激に関する情報が神経を介して脳へ送られる。そして、さまざまな反応を引き起こす。私たちは本能的に痛みを避けよう、痛みから逃れ

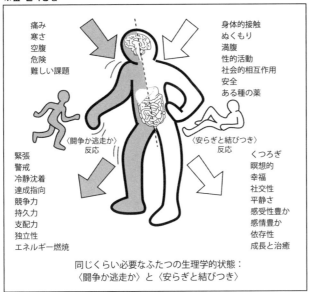

※Ⅲ-2-13-a

痛み
寒さ
空腹
危険
難しい課題

身体的接触
ぬくもり
満腹
性的活動
社会的相互作用
安全
ある種の薬

〈闘争か逃走か〉
反応

〈安らぎと結びつき〉
反応

緊張
警戒
冷静沈着
達成指向
競争力
持久力
支配力
独立性
エネルギー燃焼

くつろぎ
瞑想的
幸福
社交性
平静さ
感受性豊か
感情豊か
依存性
成長と治癒

同じくらい必要なふたつの生理学的状態：
〈闘争か逃走か〉と〈安らぎと結びつき〉

※Ⅲ-2-12
スウェーデンの生理学者モベリ
は人間が環境とどう関わって生
きていくかという課題に対し、
これまでは「闘争か逃走か」シス
テム──怒り、脅威、恐怖に対
してどう闘うか、どのように避
けるか──の研究やとりくみが
主に行われてきたと述べている。
しかし「安らぎと結びつき」の
システム──好意と信頼にもと
づいて他者と結びつき、人生を
楽しみ、くつろぐ──について
はあまり注目されてこなかった。
そうした現況のもとで、モベリ
はオキシトシン研究を核に「安
らぎと結びつき」のシステムに
光をあて、バランスのとれた（※
Ⅲ-2-13-a,b,c）考え方、生き
方と実践を提唱している。

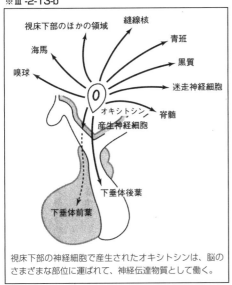

※Ⅲ-2-13-b

視床下部のほかの領域　縞線核
海馬　　　　　　　　　　青班
嗅球　　　　　　　　　　黒質
　　　　　　　　　　迷走神経細胞
　　　オキシトシン　脊髄
　　　産生神経細胞
　　　　　　　　　下垂体後葉
下垂体前葉

視床下部の神経細胞で産生されたオキシトシンは、脳の
さまざまな部位に運ばれて、神経伝達物質として働く。

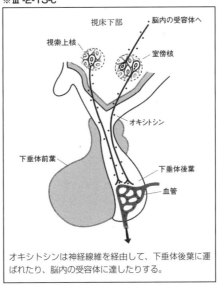

※Ⅲ-2-13-c

　　　　視床下部　　　脳内の受容体へ
視索上核　　　　　室傍核
　　　　　　　　　　　オキシトシン
下垂体前葉　　　　　　下垂体後葉
　　　　　　　　　　　血管

オキシトシンは神経線維を経由して、下垂体後葉に運
ばれたり、脳内の受容体に達したりする。

ようとして手を引っ込めたり、後ずさりしたりする。つまり痛みに続いて体の反射的
逃走反応が起こるのである。触覚刺激はこれとまったく異なる一連の反応も引き起こ
しうることがわかっている。快い触覚刺激やぬくもりは〈安らぎと結びつき〉システ
ムを活性化し、幸福感をもたらす」（※Ⅲ-2-13-a,b,c,d）「触覚刺激がオキシトシンの放
出を促し、それが〈安らぎと結びつき〉反応（血圧や心拍数の低下だけでなく行動に
おける変化）を引き起こすのだと考えられる」。さらに、続く。「触覚刺激は人間の成
長や健康にも有益だ。何十年も前から、施設で育った子どもたちの研究によって、健
やかな成長のためには食物だけでは不十分だということがわかっている。触れられる

※Ⅲ-2-13-d
「オキシトシンとメスの性ホルモ
ンであるエストロゲンとの間に
関係があり、バソプレシンはオス
の性ホルモンであるテストステ
ロンとの間に関係がある。こ
の二つのホルモンはきょうだい
の様な関係である」、「オキシト
シンとバソプレシンとは視床下
部の二つの場所（視索上核と室
傍核）でつくられ、下垂体後葉
に届けられる。そればかりでは
なく、下垂体を経ずに直接長い
神経線維を通って中枢神経系に
運ばれ神経伝達物質として働く」
（モベリ、前掲書より）

※Ⅲ-2-14
「スウェーデンの保育園や学校でマッサージの研究をしたところ、マッサージを日課にとりいれると、より平和な集団になるとわかった。──（中略）──興味深いことにマッサージの効果が最も顕著だったのは、乱暴な言葉が集団をかき乱すタイプの男の子だった」とモベリは、このような例を紹介している。このとりくみの前提として「マッサージを受けたいかどうかは必ず子ども本人にたずねることが重要だ」ということと「教師や保育士がマッサージ施術の基本を教わり──」とことわっていることも記しておきたい。

ことがないと子どもたちの消化機能がうまく働かず、十分に食べてもやせていく。『愛情剥奪症候群』と呼ばれるこの状態は、ときには生命にかかわる」。（※Ⅲ-2-14）「オキシトシンがラットの攻撃性や不安を和らげるのと全く同じように、人間もオキシトシンの影響を受けると、他者との接触により積極的になると私は考える。手で触れたり触れられたり、体が触れ合ったり──中略──こういう身体的接触によって安心感と親子の親密さが増す。その後、さほど集中的に触れられることがなくなっても、その子が幼いころに温かく愛情こめて触れられたことは、のちに信頼感や結びつきを伴う人間関係を築いていくのに役立つ。成長してからも親密な結びつきに特徴づけられた人間関係を持つことは感情的な幸福感のためばかりでなく、体の健康のためにも良いことだ」。

あらためて、育ちの中のふれあいや、ふれあいを通しての自己肯定感を体得することの意味の深さを考えたいものである（こうした意味から再度※Ⅲ-1-3-cに示した表p.93に注目されたい）。

さて、触覚刺激とオキシトシンの関係は子どものころばかりでなく、生涯つづく問題である。モベリは次のように書いている。「親密な間柄でのタッチのタイプは親子間、きょうだい間、性的パートナー同士、友人同士など、どういう間柄かによって変わってくる。タッチや体のふれあいがオキシトシンを放出させることを考えれば、相互的な快いタッチを交わせるふたりの人の関係は、感情的絆をつくるだけでなく、お互いの健康を増進し、オキシトシンによる抗ストレス効果を与え合っているとみて間違いないだろう。生き延びるためには、ほかの個体と親密になる能力がほかの個体から身を守る能力と同じくらい重要だ」と。

Section Ⅰの「ひとはなぜ性に近づくのか」で、快楽の性についてその成り立ちや意味、そしてそのあり方などを考えてきた。そこでは、触れ合うことを核として論じたが、それはモベリが言うオキシトシンの働きと深くかかわっていることがわかる。感覚として何となくわかっているようなことも、一定の科学的な裏づけが得られたようで心強い。さらなる研究を期待したいものである。

もっとも、ふれあいの意味やそのしくみ、重要性がわかったとしても、それでただちに実践にうつせるかといえば、それはなかなかむずかしい。親と子は、夫と妻は、あるいはすべての人びとは真空の中ではなく、現実の幾多の困難の中で生きているからである。私たちは経済的、生活的、社会的なさまざまな困難がもたらすストレスにみまわれている。そのために触れ合うような時間もなく、エネルギーも枯渇してしまっているとさえいえるだろう。しかし、考え方を変えれば「であるからこそ」触れ合うことの深い意味について見つめなおす必要があるともいえるはずである。なぜなら、それは生きることの意味そのものを問うことでもあるからである。

※Ⅲ-2-15
著書にある資料によると、著者のリーアン・アイスラーは、1931年ウィーンに生まれ、6歳の時ナチス・ドイツの迫害を逃れキューバにわたる。その後14歳の時にアメリカに移住、カリフォルニア大学で社会学と人類学を学んだ。その後母校で女性の法的・社会的地位に関する講座を担当、〈パートナーシップ研究センター〉の共同主催者として活動している、とあった。著者の原題はSacred Pleasure、文字通り『聖なる快楽』である。「性をけがれた悪いものと見なす西洋の宗教の教え」に対し、かつて先史時代に性器崇拝、性交や性の快楽を分かちあうことを賛美する文化、社会があったこと、また快楽を聖的なものとして大きく深くとらえ直すことを方向づける意味をもった表現として理解したい。

④ ドミネーター（支配形態として）とパートナーシップ（協調形態として）と

このタイトルはこれまであまり目にすることのないものだと思う。これはリーアン・アイスラー著『聖なる快楽』（※Ⅲ-2-15、法政大学出版局刊）という本の中にくり返

し使われている言葉である。ドミネーター形態の社会というのは歴史の中で「女性の上に男性を、臣民の上に国王を、自然の上に人間をランクづけてきた社会」のことで、現代も基本的に社会のあり方としての位置づけは、その枠ぐみをぬけ出ていない。そして、そうした支配形態を支えているものの中に「性と女性に対する中傷」がある。そのうちよく知られた例としてアイスラーは「性をけがれた悪いものとみなす西洋の宗教（※Ⅲ-2-16）の教えであろう。性はただひとつの目的・観念のためにだけ存在する。この教えにそむく者——快楽を求めるオナニー、同性愛、異性愛、どれであれそれを実行した者——は罰せられる。地上の一時的な手段によって罰せられるのはもとより、神によって永遠に罰せられもする」と書いている。

※Ⅲ-2-16
アイスラーは別のところで「宗教が問題なのではなく、支配形態の宗教が問題なのだ。性について支配形態の性が問題であると同じことである」といっていることを指摘しておく。

　これに対し、協調形態とは「不断の暴力、苦痛、威しが、基本的・制度的な社会構造に埋めこまれることがないような社会形態の一定型なのである。——中略——男女間の差異は劣位と優位、内集団と外集団、支配と被支配などと、そのまま同一視されない。——中略——男性と精神性を女性と自然の上位に置いたり、"肉の罪"という宗教のドグマをもち出して男女の性的絆を阻まなければならぬとする文化的な必要性はない。支配をエロティシズムに転化させて"両性間の戦い"を永続させる必要もない。まったく逆なのであって性の快楽の交換を楽しむという人間本来の衝動は協調形態のセクシュアリティを通じて促される。——中略——支配より協調が中心となっている社会では、苦痛の脅しと力を背景にしているランクづけを基礎にもつ体制を維持させてゆくのに欠かせぬいろいろな考え方と行動を埋めこむことは基本的には必要がない。その結果、協調形態社会では性は快楽の交換を基礎にする絆をつくる手段になり、性が精神的なものにも自然のものにもなりうる」と述べている。

　アイスラーはまた、支配形態と協調形態の社会や人間関係のあり方を人類史的に見つめている。そして「先史時代の初期には女性と性は今とはまったく違った目で見られていた。考古学の発掘作業から山のような証拠が出てきている。性関係のみならず、いっさいの関係——親子関係から人間と自然の関係まで——の規範が支配でも搾取でもない社会、そんな社会に男女は何千年にもわたって暮らしてきた」とし、性を聖なるものとして描き、性器崇拝や性交、性の快楽を分かち合うことを賛美する社会が世界各地にあったと具体例を示してのべている。

　それから後、支配形態に基づく社会が長く、長く続くのだが、それが20世紀に入って根本的な変革の時期を迎えたと彼女は書いている。

　「性革命の初期段階（1960年代から70年代）では、われわれが性についてオープンに語り、性を人間の快楽の正当な源とみなすようにしてくれたのだが、その意味でこの革命はすでに部分的には成功を収めている。われわれが生と愛についてのより健全にして喜ばしいあり方の方向に向いてゆけるという成功である。しかしながら、暴力と支配から性を断ち切らなかった——また断ち切ることができる選択肢を用意できなかった——という意味ではこの革命はそうした目標にわれわれが近づけるようにはできなかった。

　現実的な性革命という第2の局面。そこに向かっていくチャンスがいまのわれわれにはある。より深いところに入っていくチャンス、われわれの前にある性的・精神的・

社会的選択肢に向かってゆくチャンスである。われわれの最も基本的ないろいろな関係をずいぶん長いこと歪めてきたいくつもの足枷、それからやっとのことで解き放たれるチャンス——中略——苦痛ではなく快楽が前面にある世界、われわれがそこで生と愛という奇跡をもっと進んだ頭で新たに理解し畏敬するなかで、精神性とセクシュアリティを融合させ、われわれがもっと自由にもなり、相互にもっと連携を強めることができる世界、そんな世界をつくるチャンスなのである」。

次に、アイスラーによるぼう大な著述の中から、その核心をなす二つの形態モデルの対照表を紹介する。

支配形態モデルと協調形態モデル対照表—基本的・相互補完的差異項目7つ

1.〈ジェンダー関係〉項目
◆支配形態モデル
男性が女性の上にランクされ、「男らしさ」にステレオタイプ的につながっている諸特質と社会的諸価値が「女らしさ」につながっているそれらより高く評価される＊。

＊ここで用いられる「女らしさ」、「男らしさ」という用語は、支配形態社会（男らしさが支配と征服と等価であり、女らしさが受身と服従と等価である社会）用に社会的につくられたもろもろの性的ステレオタイプに対応する用語であって、女性、男性に本来固有の特質に対応するものではないということに注意されたい。

◆協調形態モデル
女性と男性とが、主流であるイデオロギーにおいて等価値と見られ、いたわりとか非暴力などステレオタイプ的に「女らしい」諸価値に運用上の優位が認められる。

2.〈暴力〉項目
◆支配形態モデル
高い度合いの社会的暴力・虐待が制度化されている。その制度化は、夫による妻や子どもへの殴打、強姦、闘争から、家庭、職場、社会における「優位者」による心理的虐待にまでいたる。
◆協調形態モデル
暴力と虐待は社会システムの構造的成分になっておらず、結果として、未成年男女に非暴力による対立の解決を教えることができる。したがって、社会的暴力の度合いは低い。

3.〈社会構造〉項目
◆支配形態モデル
社会構造は主としてヒエラルキー的＊で権威主義的である。権威主義とヒエラルキー指向の度合いがおおむね男性による支配の度合いに対応している。

＊ここで用いているように、ヒエラルキー的という言葉は、支配的ヒエラルキーと呼べるものを指すか、あるいは社会構造の支配形態モデルに固有のものであるタイプのヒエラルキーを指す。その場合の支配形態モデルは、苦痛への脅え、苦痛による威しに根ざしている。——以下略——
※ヒエラルキーとはピラミッド型の階層組織のこと（引用者註）

◆協調形態モデル

社会構造は総じて平等的であり、差異（ジェンダー、人種、宗教、性的嗜好、信仰による差異）があっても、優位、劣位の社会的かつ／ないし経済的立場にじかには連動していない。

4.〈セクシュアリティ〉項目

◆支配形態モデル

強制が主要な要素になって、相手の選択、性交、生殖が行われる。脅しによるエロティックな快楽への支配かつ／ないし抑圧のエロティシズム化がともなう。性の主要な機能は男性の生殖、男性の性的解放である。

◆協調形態モデル

女性、男性双方にとっての相互尊重と選択の自由が特徴となって、相手の選択、性交、生殖が行われる。性の主要な機能は、相互快楽のやりとりを通じての男女間の結びつき、それに種の再生産である。

5.〈精神性〉項目

◆支配形態モデル

男性と精神性が女性と自然の上にランクされて、男性による支配と搾取が正当化される。宇宙を統括するもろもろの力は罰を与える存在としてイメージされる。たとえば、その命令に従わなければ恐ろしい罰という苦痛が与えられるとされる超越した父、残虐な母、気まぐれに人間を苦しめて嬉しがるからただ追従するしかない悪魔や怪物、などである。

◆協調形態モデル

女性の生命を産み生命を維持する力と自然のそれの両方の精神的位相が認知され、また高く評価される。男性の同じ力も然りである。精神性は共感と公正につなげられ、神聖なものは、条件づけられていない自由な愛の神話と象徴を通じてイメージされる。

6.〈快楽と苦痛〉項目

◆支配形態モデル

苦痛を加えること、ないし加えるぞという脅しがシステム維持の根幹になる。性関係と親子関係にかかわる快楽は支配と服従につながり、ゆえに苦痛にもつながっている。その苦痛として、いわゆる世俗の性愛における苦痛もあり、「慈愛の」神への服従における苦痛もある。苦痛を加えること、かつ／ないし苦痛による苦しみが最も大切にされる。

◆協調形態モデル

人間関係が苦痛による脅しではなく快楽の絆によって保たれる、いたわり行為のいろいろな快楽は社会的に支援されており、快楽は他人への共感とつながっている。快楽を生むケア行為、性交、その他の行為が最も大切にされる。

7.〈力と愛〉項目

◆支配形態モデル

支配し破壊する力が最も大きな力になる。その力は古代から剣による殺傷能力によって象徴されてきた。「愛」と「情熱」は、支配する者たちによる暴力と虐待

> 行為を正当化するためにもちだされることがしばしばである。女性が自分から離れているのではないかと男性が疑ってその女性を殺すとか、神への愛、すべての人間が自分に深い敬意をはらうべきだと命じる神への愛から行われるとされる「聖なる戦争」がその代表例になる。
>
> ◆協調形態モデル
> 命を生み、育み、慈しむ力が最も大きな力になる。その力は古代から聖杯※によって象徴されてきた。愛は、地上における生命の進化の最も高度な表現とされている。また、愛が宇宙を統一する力とも認知される。
>
> ※キリストが最後の晩さんに用いた杯のこと。これは処刑されたキリストが流した血を受けとめるために使われたともいわれる。（引用者註）

　アイスラーの叙述からあらためて感ずるのは、性関係は社会的諸関係を反映するということ。したがって、性関係の改善のためには社会的諸関係の改革・改善が不可欠であること。しかし同時に、性意識の改善もまた性関係のあり方を問い直したり、より良きものにする上で欠かせないことである。そのために必要なのは教育である。この彼女の叙述のベースになっているのは欧米、とくにヨーロッパの歴史、文化であるが、ことの変遷はわが国の場合を考えても共通していることが多い。この意味でわが国における性や性教育のあり方にひき寄せても大いに示唆的ではないだろうか。

❺ 「関係」はできるものではなく、つくるもの、育て合うもの

(a) 結婚の過去、現在、そして……

　結婚をめぐる近年の特徴を挙げれば、晩婚化、少子化、離婚の増加、そして結婚しない人の増加である。「結婚しない人」の中には、生き方として「しない」と決意している人もあるが「しないと決めているわけではないが、いまのところその気にならない人」や、さらに「結婚しても経済的にやっていく見通しが持てないので意欲を失った人」など、事情はいろいろある。しかし、現実に生涯結婚しない人の割合（50歳の段階で一度も結婚していない人の割合を生涯未婚率という）は、年を追ってふえ続けているのである（※Ⅲ -2-17-a,b）。しかも急激に。

　Ⅲ -2-17-a,b として示した二つの資料の間には若干数値のちがいはあるが、1950年段階では1％程度であった未婚率が、今日では男性は何と20倍（女性も10倍以上）に増加している背景にはいったい何があったのか、そして今後どうなっていくのかは、わが国にとって、また、私たち一人ひとりの人生を考える上で、大変重要な問題にちがいない。

　そもそも結婚とは何だったのか。人はなぜ結婚してきたのか。例えばヘレン・E・フィッシャーは『結婚の起源』（どうぶつ社）において、直立二足歩行に転じたことから始まるヒトの性行為の意味の変化を軸に、「親密なセックス（対面位）」「性的快感（発情期間の延長と消失）」「つがい関係の成立と継続」「父親役割と家族の形成」などのキーワードを使いながら論を展開している。もっともこれは結婚というよりも "特定の二人のつがう関係" の起源というべきであろう。その「つがい」はやがて婚

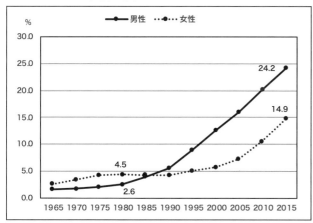

※Ⅲ-2-17-a　生涯未婚率の推移

注：生涯未婚率は、45〜49歳と50〜54歳未婚率の平均値であり、
　　50歳時の未婚率。　資料：総務省「国勢調査」

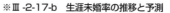
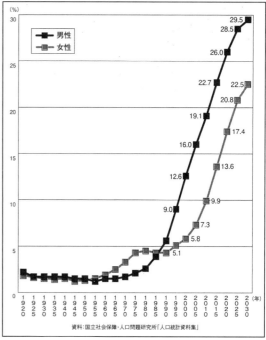

※Ⅲ-2-17-b　生涯未婚率の推移と予測

資料：国立社会保障・人口問題研究所「人口統計資料集」

出典：『データでわかる2030年の日本』三浦展著（洋泉社刊）

姻関係として社会制度・国民を管理するシステムに組み込まれることによって、上下関係、支配・被支配、所有・被所有の関係に変質していったのである。なぜなら、法も制度もそれをつくったのは力（権力、筋力、金力）を持った男性であったから。かくして経済的に自立する環境になかった女は男のための快楽の道具として、あるいは子どもを産むための道具として所有され、時には買売され、自らの意志によって生きる自由を奪われ、その生と性を管理されるに至ったのである。

　このことは、これ以上ここでは深追いしない。しかし、結婚のあり方、内実を歴史的に後づけて考えることは現在・未来を見つめる上で大事なことである。ぜひとも探究していただきたい。

　さて、つぎに重要なのは、以上述べたような婚姻の意味やそれに基づく関係が根本的に揺らぎ始めたということである。つまり、かつて婚姻関係が成立し継続していた大きな理由としての「経済的絆」そして「法的絆」は、次第にその意味を失いつつある。それに伴って「規範としての絆（※Ⅲ-2-18）」も二人をつないだり、つなぎとめたりするだけの強さを保ち得なくなってきた（※Ⅲ-2-19）。そうした社会的意味づけや枠組みとして婚姻関係を続けることは、これからますます難しくなっていくであろう。そしてそれに代わってより大きな意味を持つのは、一人で生きるという選択も可能である（選択せざるをえないことも含めて）時代に、二人で生きる意味、積極的意味とはなにかを考える中で、「情緒的絆」「性的絆」という二人の関係の内実そのものをどのようにつくり出していくか、いけるかという課題である。しかしこの二つの絆は、いずれも客観的な手ざわりのない、極めて不確かなものであり、もろいものである。不断の努力によって互いに育て合おうとしない限り、崩れてしまいかねないものである。そしてそこにこそ、これからの結婚（婚姻関係を指すだけでなく共生のあり方としての）の大きな課題（※Ⅲ-2-20）があるといえよう。

※Ⅲ-2-18
「結婚はすべきものである」とか「離婚はよくないことである」というような、いわゆる世間の常識とかモラルのようなもの。

※Ⅲ-2-19
「子どもという絆」もこれまで大きな力を持っていたが、今日では離婚を先のばしする程の意味しか持たなくなっている（それをどう評価するかは別の問題であるが）ように思われる。

※Ⅲ-2-20
ここであらためて憲法第24条を記しておくのは意味あることかもしれない。
〔婚姻、家族生活における個人の尊厳と両性の本質的平等〕
第24条
①婚姻は両性の合意のみに基いて成立し、夫婦が同等の権利を有することを基本として、相互の協力により、維持されなければならない。
②配偶者の選択、財産権、相続、住居の選定、離婚並びに婚姻及び家族に関するその他の事項に関しては、法律は、個人の尊厳と両性の本質的平等に立脚して、制定されなければならない。
（戦前まで当り前のように行われていた家のため、親のための結婚ではなく、二人の「合意のみ」というところと、二人が「同等の権利」を持つというところと「相互の協力」を重視しているところにとくに着目しておきたい）。

※Ⅲ-2-21
昔から「結婚は人生の墓場」などといわれることがあったが、これなど恋愛と結婚のちがいを考えようともしない幼稚な言説ではなかったか、結婚は恋愛のゴールというよりは新たな関係づくりのスタートであることを若い人たちが真剣に考えられるよう強く示唆しなければならない。

(b) 多様な共生スタイル

恋愛の発展としての結婚。わが国の男女の大多数は恋愛結婚を望み、実際にそうした道を選んでいるようにみえる。しかし、もともと恋愛と結婚は、人間関係のあり方としては別々のものであって、すばらしい恋愛が必ずしもすばらしい結婚に自動的につながるものではない。逆に見合いから始まったり、あまり目立つことのないような関係であった二人であっても、見事に充実した結婚生活をつくり出すこともあるのである。なぜこうしたことが起きるのか。それは、「恋愛」はその関係にある二人が現在の自分の輝く部分だけを表現し合っていられる、非日常的で、一時（いっとき）のゲーム的要素を含んだ「関係」で済むものでもあるのに対し、共棲を伴う「結婚」は互いのすべてが被い隠しようもなく見えてしまう日常の「生活」を共有し合うことではじめて成り立つものだからである。人はしばしば、胸ときめく"恋愛という関係"が毎日続くかのように"結婚という生活"を幻想する。そしてしばしば幻滅（※Ⅲ-2-21）するのではないだろうか。

こうした意味から、この課題に直面する二人は恋愛と結婚の関係についてよく考え、話し合い、相互の意思疎通をはかるべきである。そして場合によっては、恋愛と結婚をひき寄せる意味からも同棲という形をとって生活の共有を体験することも考えられてよいのではないか。わが国では、まだこうした関係は「公認」されてはいないが、実際に結婚が性関係のスタートとはなっていない今日、ひとつの共生のスタイルとして青年たち自身によって、すでに模索され始めているといえるだろう。

もっとも同棲による生活の共有体験があれば、二人の関係が確かめられるとは限らない。二人をとりまく環境が変わるからである。就職、仕事、子産み子育て、社会的諸活動、病気、信仰、老い、昇進、挫折、退職……そうした山や坂や谷をのりこえながら結婚した二人が、対等平等性に基づいて情緒的、性的絆を結び続け、育み続けることは、容易なことではない。しかし容易ではないだけに、あえてそれにチャレンジしつつ、人間的成熟、充実を求める生き方がある。

けれども、そうした結婚という関係は、すべての人に同じように課せられているわけではない。誰も彼もそうした道を歩まなければならないものではないのである。そういう関係づくりのための「努力」はしたくない、そういう生き方は自分には向いていないと思う人もいる。もっと気楽に自分ひとりで、生きたいように生きる人がいてもいいし、現にそうした選択をする人も増えている。とりあえずしばらくはそうする人もいれば、ずっとそれでいこうとシングルライフを生きる人もいる。シングルライフといっても、性関係を持たない、いわゆる独身主義もあれば、一緒に住むわけではないが短い期間の、あるいは長い年月に及ぶ恋人、愛人がいる人もいる。おそらくこれから先、女も男も自分のことは何とか自分一人でやっていけるような時代・社会になったら、共生のあり方ももっと多様になるだろう。婚姻関係を結ぶとしても別姓でいく人は増えていくだろうし、仕事の関係もあって遠距離結婚で別居を続けるケースも増えるにちがいない。いや遠距離でなくても、生活のスペースをそれぞれ独自に確保しながら生活することもあるだろう。

つまり、かつての恋愛や結婚は「あなたなしでは生きていけない」（どちらかが、あるいはどちらもが）状態の中で、たとえば程度のちがいはあれ経済的に依存せざる

を得ないような生活上の、あるいは精神上の欠乏感を埋め合わせるような形で、ともに暮らすことを求め合ったといってよいのではないか。それに比べて、一人で生きていける力を持った人間同士の恋愛あるいは結婚は、もっと穏やかな、例えば"性愛を伴った友情のようなもの"に近くなるかもしれない。相手の人生を引き回さないで、それぞれの自立性を大切にしながら、互いを人生の道連れ、パートナーとして支え合っていくゆるやかな共生、そうした関係に向かうのではないだろうか。そのパートナーとしてのあり方や支え合う関係は、カップルの数だけ多様になっていくにちがいない。それだけにどんな結婚、共生のあり方を望むのか。決まり切ったステレオタイプのそれではなく、自分と自分たちにふさわしいスタイルを創造していくことが重要になるのではないかと思われる。

(c)　性愛における主体者として自らを意識し育てる

　共生を支えるかけがえのないもののひとつに性的絆（※Ⅲ-2-22）がある。なぜ性が二人にとって大切なことなのか。しかも関係を成熟させるには、どのような性行為でもよいのではない。二人にとって絆を深くする性行為と、かえって否定的な感情をもたらし、関係を悪くする性行為があることを忘れてはならない。そのためにも受け身としてではなく、自らを性愛の主体者として育てていく気持ちを持つこと、その上で互いに望ましい性のあり方を二人で追究する。これは追究するにふさわしい価値ある課題である。そうした取り組みを経て獲得した二人の「性」の愉悦・快感とは、生理的欲望・緊張の解放のみならず、心理的な一体感を伴いつつ、もたらされるものである。また快感を与え合うことによって、自分が相手にとって特別な存在であるという自尊意識を高めることにもなる。と同時に、パートナーの存在をかけがえのないものとして、相互の人間的絆を深めることができるのである。

　いま、その性的絆の核となるべきセックス（性行為）が、絆たりえなくなっているといわれている。セックスレスカップル（※Ⅲ-2-23）の増加である。

　どうしてセックスレスが増え続けるのか（※Ⅲ-2-24-a）。そのことはまた何を意味するのであろうか。セックスの回数がパートナーの間の情緒的なつながりの濃淡を反

※Ⅲ-2-22
共生を支える柱としての「性的絆」。性的に互いに心地よい存在であるかどうか、そのような課題が共生に不可欠である、とまともに考えているかどうか、まず問われなければならない。それほどに重要な課題として。

※Ⅲ-2-23
「特別な事情が無いにもかかわらずカップルの合意した性交あるいは性的接触が1か月以上なく、その後も長期にわたることが予想される場合」（日本性科学会による定義　1994年）

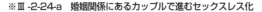

※Ⅲ-2-24-a　婚姻関係にあるカップルで進むセックスレス化

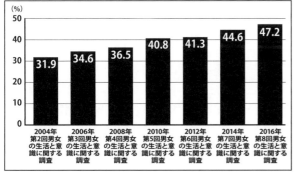

出典：北村邦夫「男女の生活と意識に関する調査」2004,2006,2008,2010,2012,2014,2016

※Ⅲ-2-24-b
婚姻関係にある人がセックスに対して積極的になれない理由（%）

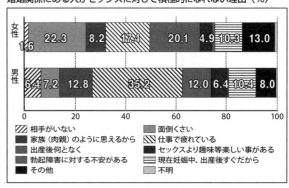

出典：北村邦夫「男女の生活と意識に関する調査」2016

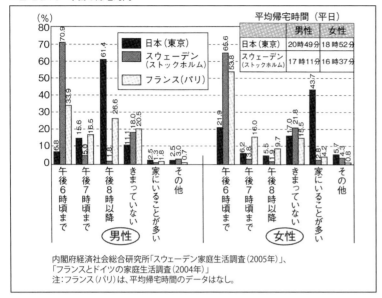

※Ⅲ-2-24-c　平日の帰宅時間

内閣府経済社会総合研究所「スウェーデン家庭生活調査（2005年）」、
「フランスとドイツの家庭生活調査（2004年）」
注：フランス（パリ）は、平均帰宅時間のデータはなし。

映することは言うまでもないが、そればかりではない。※Ⅲ-2-24-bの表にもあるように、「仕事で疲れている」とか「面倒くさい」など、労働時間や帰宅時間、あるいは睡眠時間など、二人の生活の中で感情を交流し合うゆとりがどれほどあるか、などは性的な関係づくりの上で決定的ともいうべき影響力を持っている。平日の帰宅時間についてスウェーデンやフランスと比較してみたい（※Ⅲ-2-24-c）。

また、「セックスより楽しいことがある」とか「出産後すぐだから」などパートナー間のセックス観がずれていたり、たがいにどうあったら

いいのか、というねがいが交流されていないことも大きな問題といわなければならない。また、「家族（肉親）のように思えるから」という理由についていえば、"共生生活におけるセックスをどう考えるか"という根本的な問題がひそんでいる。この点については後の項であらためてとりあげてみよう。

※Ⅲ-2-25は、離婚調停事件にもち込まれるのはどんな動機によるものが多いかを、1996年と2006年の比較で明らかにしようとしたものである。これをみると、「性格が合わない」が夫・妻ともにトップで、10％程度（妻の場合15％以上）増えているのが目につく。

その中で、絶対数そのものは突出していないが、増え方に注目すると「性的不満」が夫4.5％→13.4％、妻2.1％→9.8％というように最も大きく変化していることがわかる（続いて「精神的虐待」の増え方も目立っている）。逆に割合として減っているのは「異性関係」「家庭を捨てて省みない」「親類関係と折り合いが悪い」など、それぞれ1996年の調査時には、上位を占めていたものである。

※Ⅲ-2-25　離婚調停事件ではどういう動機で申し立てするのか
（全国家裁 1966年と2006年の比較、複数回答）

	夫の申し立て		妻の申し立て	
	1966年 （昭和41年）	2006年 （平成18年）	1966年 （昭和41年）	2006年 （平成18年）
性格が合わない	53.2	62.6	28.5	44.3
異性関係	25.2	17.8	34.5	26.1
暴力を振るう	3.0	6.4	29.8	28.7
酒を飲み過ぎる	1.8	2.5	18.0	9.0
性的不満	4.5	13.4	2.1	9.8
浪費する	7.8	13.6	13.8	16.5
異常性格	10.4	14.1	6.4	8.9
病気	6.5	3.7	2.5	2.2
精神的に虐待する	5.3	13.5	11.3	24.4
家庭を捨てて省みない	16.9	7.2	20.3	12.7
家族親族と折り合いが悪い	19.1	15.6	11.4	9.1
同居に応じない	17.7	9.9	7.3	2.9
生活費を渡さない	1.2	2.4	18.7	24.2
その他・不詳	4.3	18.0	2.9	10.3
平均選択項目数	1.8	2.0	2.1	2.3
総事件数	7,391	19.730	18,165	45.440

出典：「新版データで読む家族問題」（NHKブックス '08.11月刊）

「性格が合わない」が、昔も今も一番多いのは、それが最も幅の広い表現で、ある意味で言いやすい、あるいは聞きやすいせいでもあるだろう。しかし考えてみれば、人はどんな相手と暮らすにせよ「性格があわない」のは当然のことであって、自分と性格がちがうところが魅力の源でもあったはずである。この性格を「性」の「格」と読みかえてみると「性格が合わない」は、「性的不満」と重なって、にわかに具体性を帯びた問題になるのではないだろうか。また、「性格が合う、合わない」ということを、「性に関して相性がいい、わるい」という視点から考えてみると新しい関係性の課題が浮かびあがってくる。この点について勝部元気の"体の相性"という指摘は注目に値する（※Ⅲ-2-26-a,b）。

　自分のことを知っておくこと（私の「取扱い説明書」（instruction manual）を示せるほどに）、譲れないことと譲っていいことを考えること──これは、とても大切である。性は二人の関係によって成り立つものであるから、互いに譲り合うことは欠かせない。また、「No」ばかりでなく「Yes」（自分はこうしたい、こうしてほしい）という力を持つことも欠かせない。しかし、譲れないことも当然あるし、あっていい。問題はそうしたことを自覚したり、伝え合ったりできるかどうかである。

　その意味で、性格も相性もすべて絶対不変のものではなく、経験、加齢、関係のあり方によって変えられることもあるのだという程度の柔軟性は持ちたいものである。

　また、勝部は前掲書の中で"結婚すると相手が家族のように思えてしまって、セックスの対象にならない"というのがセックスレスの理由に挙げられることに関

※Ⅲ-2-26-a
勝部著『恋愛氷河期』（扶桑社刊）の中の"セックスを充実させるために"の章で指摘している"10種類の体の相性"である。氏は「相性を見抜くには、まずは自分自身のことを知っておく必要があります」「自分の譲れる部分と譲れない部分はどこなのか」「自分はどのような性（さが）を持っているのか」など、しっかり自分の取扱説明書を理解することが、「セックスに対して自信を持てるようになるための必要条件であり、よりよいセックスに出会えるための唯一の道だ、と思う」としている。エロス的主体として自分をどう育てるかという課題の基本をなすことではないか。

※Ⅲ-2-26-b　体の相性は 10 種類に分けられる

❶ 性的興奮の相性
お互いがお互いの見た目・声・匂いなどに、性的興奮を覚えられるかどうか。

❷ スペック※の相性
お互いの生殖器のスペックなどがマッチしているかどうか。たとえば、「大き過ぎることが嫌」というのもここにはいる。

❸ スキルの相性
お互いのスキルに満足できるかどうか。

❹ エネルギーの相性
性欲の強さが一致しているかどうか。

❺ 趣向の相性
ＳかＭか、プレイ時間が長いか短いか、ソフトタッチか濃厚な触れ合いか、明るくしたいか暗くしたいか、積極的か消極的か、アブノーマルをどこまで容認できるか、など、求めるプレイの内容が一致するかどうか。

❻ ルールの相性
行為に至るまでのスパン、進め方、衛生状態、避妊方法、行為前のシャワーの必要性などの価値観が一致するかどうか。５の趣向の相性に対して「何がダメか」に視点を当てている。

❼ 位置づけの相性
生活の中でセックスをどう位置づけるか、ウェイトの置き具合が一致しているかどうか。生殖のため、愛情確認のため、己の快楽のためなど、二人の目的が一致するかどうか。

❽ 関係性の相性
お互いがお互いをどのような存在として捉えているのか。どれだけ相手に対して感情があるかどうか。友情、恋情、愛情、欲情の要素から、どのような関係が構築されているのか。長期的にセックスをしていく意志の有無も含む。

❾ コミュニケーションの相性
行為に対して様々な合意形成や意志疎通・キャッチボールがうまくできているかどうか。性行為中だけでなく事前事後も含む。

❿ タイミングの相性
お互いを求めるタイミングが一致するかどうか。コンディションの良し悪しや心理状態が一致するかどうか。趣向やエネルギーの変化のタイミングが合っているか。

※2のスペックとは、明細、内訳の意（引用者註作成）

して、ヨーロッパの友人の声を紹介している。「えっ？ 日本人にとっての家族って何なの？ セックスって家族だからするんじゃないの？」と。

「セックスは家庭に持ちこまない」などと、まるで"セックスは家庭の外でするもの"のように、したり顔で言う人が多いようなわが国では、驚かれるのではないかと思って紹介した。

本書の Section 1 の②で「ふれあいからはじまる性の快楽性」というテーマを立てて論じたように、人間の性愛の原点たるイメージを乳幼児期における母と子のふれあいの再現と考えてきた。つまり全面的な信頼のもとで互いにふれあいの喜びを分かち合う二人には分別も世間体も忘れた、甘えと睦（むつ）みの世界があり、命をあずけ合うような安心感の中で戯れ合い、ときには交わり合うのである。これはもはや性行為（セックス）というよりは愛の行為、メイクラブと呼ぶのがふさわしい。そして、そんなふうに我を忘れて没頭できるには、自らを性の主体者としてレベルアップしていくことが欠かせない。そしてどのような関係、どのような行為を望むのか、ときにはパートナーの願望をシッカリと受け止めながら、男だから女だからでなく、対等な性的主体としてかかわる考え方と力を育てることが、「共生」にとってますます大きな意味を持つようになるだろう。そうして育まれる関係性を貫くのは、親密性（intimacy）（※Ⅲ-2-27）である。

ところで、性的快楽について示唆に富む論考を紹介しよう。坂爪真吾著『男子の貞操』（ちくま新書）の中の記述である。

「僕たちが得ることのできる快楽には大きく分けて二タイプの快楽があります。一つ目のタイプは"タブー破り型"の快楽です。禁じられているルールを破ったり隠されているものを覗き見ることは、それ自体が大きな快楽になります。――中略――多くの男子が未成年や女子高生、人妻とのセックスに動機づけられるのは、それが社会的・倫理的な"タブー"だからです。――中略――"タブー破り型"の快楽の欠点は長続きしないことです。タブーを破った瞬間の快楽は強烈ですが、時間が経つにつれて得られる快楽は低下の一途をたどります。"タブー破り型"の快楽にハマってしまうと新たな刺激、タブー破りを求めて次々に相手の女性を取り換えたり――以下略――」「二つ目のタイプは"積み重ね型"の快楽です。これは特定の相手との人間関係や思い出を積み重ねることで、その相手に対する感情的な信頼を深めていく過程で得られるタイプの快楽です。初対面の見知らぬ相手といきなりセックスするよりも、一定の期間交際を続けている、相互的な信頼関係を築いた相手とセックスをする方が心身共に満たされるのは、この"積み重ね型"の快楽を享受できるからです。――中略――中長期的に性を楽しみたいのであれば、誰かの犠牲や排除を伴わない"積み重ね型"の快楽を得られるように、そしてそれをきちんと楽しめるように自分の心と身体を変えていくしかありません」と性の快楽の質を関係づくりの視点から分析し、次のようにまとめている。「すなわち"どちらのタイプの性的快楽を追いかけるか"という問題は、単なる下半身だけの問題ではなく、パートナー作りの成否、ひいては僕たちの人生そのものの成否にかかわる問題です」と。まさしく慧眼（けいがん）といえよう。

※Ⅲ-2-27
佐藤悦子は、その著『向かいあう夫と妻』（創元社）の中で次のように述べている。「結婚生活においての性を吟味する時、親密性（intimacy）という概念を援用するのが一番適切だろう」「親密性には三つの側面がある」として性的親密性、性愛的親密性、情愛的親密性を挙げた。そして第1に問われるものとして性的熱情（passion）を挙げた。「自分を瞬間的に凝縮した形で他者に開ききることができるか」ということである。第2には性的感受性（sen-suality）、これは「体や目を使って相手の官能を刺激することが喜びになっているかどうか」ということである。第3は、自分の共感能力（empathy）が問われるとした。これは「相手に思いやりをかけることができるか、また相手の思いやりを受け入れることができるかどうか」ということ。この三つの親密性はそれぞれ大切であり、「一つの結婚生活の中に、一つの愛の行為にすべて同時に含まれていることが望ましい」と言っている。しかし、経験、加齢、関係のあり方などによってこの三つの親密性がいつも同じ様に作用するわけではないし、作用しなければならないと考える必要はないだろう。より柔軟に考えていきたい。

恋愛などを論じる時、しばしば非日常的な感情——どきどきとか、わくわくとか（palpitation）——が強調されることが多い。恋に夢中とか、熱病のようとか、我を忘れるようなとか、その人のことしか目に入らないとか、寝てもさめてもとか、「恋患い」などの表現はもう使われなくなっているように思うが。そして、そういう気持ちがセックスにつながったり、セックスによって恋愛が成就するとか、関係をつくるのに不可欠のことだとか、それをつなぐのが情熱とかと誇張され、美化されることもしばしばあるのではないだろうか。多くの小説やドラマやゴシップなどは、成就するようにみえて破綻する題材をしばしば扱って、視聴者の興味をかき立てる。それは人びとの恋愛観やセックス観に深いところで影響を与えているように思われる。例えば、先ほどとりあげた「家族のように思えて妻に、夫に性的関心が向かわない、その気になれない」とか「夫に、妻に、恋人に対してどきどき、わくわくしなくなった」とか、あたかもそれがセックスレスの原因のように言ってみたり、それを「もっともだ」と受け止める風潮が当たり前のようにあるのも、それである。

しかし、どきどき、わくわくを意味するpalpitationという言葉は同時に「動悸、震え」という意を表わすように、ある種"特殊な状態"、あえていえば"病的な状態"を指すものでもある。そして、そう考えれば、彼に彼女に夢中（夢の中のような）とか、恋の病いとか、熱病という表現も言い得て妙である。どきどきわくわくが悪いわけではない。しかし、それは恋愛やセックスに、いつでもいつまでもついてくるものではないし、ついてこなくなるのがむしろ自然でさえある。そしてどきどきしなくなるころから実質的な関係づくりが始まることをわかっておくのは、意味があることであろう。

(d)　共生の内実をどう深めていくか —— 異なった文化の出会いと融合

ともに生きる、そのスタイルは様々であるにしても、共生がより確かなものになるためには、どんな考え方あるいは努力が必要なのだろうか。また情緒的絆（※Ⅲ-2-28）、性的絆を深めるとはどういうことなのか。この章のまとめとしてあらためて考えてみよう。

かつての結婚は、片一方の（ほとんど妻、女性の）文化あるいはアイデンティティが否定され、夫の文化に吸収されることで成り立っていた。それに比べ、いま、これからの結婚・共生においてはそれぞれの文化、アイデンティティを認め合い、受け入れ合うことがまず基本となるだろう（※Ⅲ-2-29）。そしてそうすることが、むしろ互いに人間的に深まることであり、暮らしそのものも豊かになっていくことにつながると考えることで共生の実は上がるのである。この意味から、「自分の好きなように」生きていきたい人は、共生に、少なくとも共棲にふさわしいとはいえないだろう。それは能力の高い低いというよりは、その人自身の育ち方も影響して「個性のちがい」と考えたほうがよいと思われる。ともに生きることが得意な人（大した苦労もなく、あるいは苦労があってもそれをあまり「苦」にせずにうまくやっていける人）と苦手な人がいる（はっきりと二分されるわけではなく、その間にそれぞれ位置するのであるが）のは確かである。もちろん人間の個性や能力は不変なものではなく、意思や努

※Ⅲ-2-28
情緒的絆は精神的連帯感といいかえてもよい。ともに生きているという実感の共有（喜び、悲しみ、つらさ、生きがいなどの）、共有しようという気持ちを持つかどうかということも含まれる。

※Ⅲ-2-29
この意味で婚姻における別姓選択の自由は当然認められるべきであるが、わが国では繰り返し国連からの勧告があるにもかかわらずいまだに承認されていない。

力によって変えられるのも事実であるが。

　つまり共生とは、ともに生きる相手（パートナー）の生きがいを自分の人生に組み込むこと、その組み込む内容と程度に差異はあるにせよ、自分中心、自分勝手な生き方と決別する決意を持つことを前提にする。そして相手の持つ文化に寄り添って、それをともに味わう考え方と行動力を身につけることが重要である。そのことが自分ひとりで（自分ひとりの文化にこだわって）生きるよりも、より人間的で豊かである（※Ⅲ-2-30-a）と実感できるようになったとき、「共生」はその人の生きがいを考える上で欠くことのできない大きな要素となるにちがいない。

　このことは性行為をめぐっても同様にいえる。男と女ならずとも、人それぞれのセクシュアリティは随分異なっているはずである。それはその人の育ちを通じて形成されるものとすれば、性的欲求の形や強弱・特徴、性的嗜好、快感のありようなど、一人ひとり個性的なのは当然である。それは男と女のちがいというような形で、単純に二分できるようなものではない（※Ⅲ-2-30-b）。また"異なった文化の出会いと融合"にはセクシュアルなことも当然含まれている。自分中心、自分勝手でなく、セクシュアルコミュニケーションに対する期待や願いを伝え合い、うけいれ合うことで、はじめて性愛の行為は互いに納得しあえるもの、喜びにあふれたもの（※Ⅲ-2-31）になるはずである。

　このように「一人でも生きていける。しかし二人で生きたほうがもっと楽しい」と確信できたとき共生や結婚への道が開かれるということである。

　ところがそのように思い、決意してした結婚が、日に日に色褪（あ）せていくには理由がある。子育てや仕事の忙しさなどは確かに大きな理由ではある。しかしそうしたことはすでに、ある程度予想できていたはずである。問題は、そうした暮らしの大変さにもかかわらず、あるいはそれだからこそ絆を確かめたり強くするために何をしたのか、しようとしてきたのかということではないだろうか。

　バーバラ・デアンジェリス（※Ⅲ-2-32）は二人の絆を強くする七つのジャンルを提起しているので紹介しておこう。

（1）運動——スポーツ、散歩、ダンス、マッサージ

（2）娯楽——映画、ゲーム、観光、音楽、社交行事

（3）セクシュアル——セックスについて話し合う、タッチングで親密なムードをつくる

（4）向上心——何か一緒に新しいことを学ぶ、セミナーやレクチャーに参加する、同じ本を読む、新しいレシピを工夫する

（5）知性——政治や宗教などまじめな話題を出して意見を交換する

（6）感情——互いに思いやりを示し、相手がしようとすることを支える時間を持つ

（7）精神性——一緒に礼拝や宗教的な集まりに出たり、瞑想したりして経験を語り合う

　生活習慣も文化も異なるアメリカの例をそのまま適用するつもりはないが、「二人で」何かをする伝統や習慣の乏しいわが国で、結婚した二人が何をしたらいいのかわからずに背中を向け合っていたり、結婚前の恋人同士ですら二人ですることがなく、

※Ⅲ-2-30-a
例えば二人の食べ物の好み、趣味のちがいをどう考えるか。それぞれの好みや趣味にこだわって、その中に閉じこもり続けるのか、相手の文化（好み、趣味）に近づこうとするのかによって、共生の質は全く異なったものになるのは必至である。

※Ⅲ-2-30-b
単純に男は、女は、ということではないが、
too hard から softer へ
too heavy から lighter へ
too much から less へ
too fast から slower へ
というように、互いの要求に応じて性のありようのイメージをきりかえられるか、その柔軟性をもてるかどうかは、大きな意味をもっている。

※Ⅲ-2-31
そのときの二人の気分や願いによって、
・あっさりしたふれあい
・濃密なふれあい
・おしゃべりしながらのふれあい
・慰め合うようなふれあい
・いたずらっぽいふれあい
などなど、ときには演じ合ったりしながら、いろいろ工夫し合って楽しみを広げていくことである。

※Ⅲ-2-32
アメリカの心理学者。『どうすれば愛は長続きするか』（講談社）という著書で、メイクラブの心理処方箋を綴っている。

せかされるようにセックスしたり、そして何となく倦きてしまったりということがあると聞く。少子化社会、高齢社会において、二人で過ごす時間は長い。子育ても仕事も目の廻るような忙しさであるが、そのことだけに心奪われていたのでは、やがてパートナーとの関係からエロスが消え失せ、枯れ果てるのは火を見るより明らかである。

　情緒的絆とか性的絆といっても、心がけだけで何とかなるものではない。忙しさや苦しさに共感し、それを少しでも分かち合いながら「ともに生きている」実感、実態をどうつくり出すのか。それなしに情緒的絆や性の絆など深めようがないだろう（※Ⅲ-2-33）。その意味で「別れ」もふくめてカップル社会を長く続けてきた欧米から学ぶことは、まだまだ多いのではあるまいか。

　それにしても、根強い性別役割分業社会である。私たちはともするとどこの国でも同じなのではないかと思ってしまうことがあるが、そうではなく、男と女の、そしてジェンダーをめぐる関係のあり方はどんどん変わってきている。※Ⅲ-2-34 を見ると、そのことがよくわかるし、むしろ日本は特別の国であるといってよいのかもしれない。だいいち、性別役割分業にしばられ互いに共感しあえる「生」を生きていない中で、セックスなど楽しくできるはずがない。セックスがなければ少子化社会に向かっていくのは至極当然のことである。しかし、そのような生活を本当に男も女も望んでいるわけではないのである。どちらも「プライベートな時間優先」や「仕事・家事・プライベートを両立」させる暮らしを強く望んでいながら、現実は実に無惨といわなければならない状況なのである（※Ⅲ-2-35）。このことを直視し、そうなってしまっている社会のしくみの改善・改革の視点を据えながら、困難な環境のもとにおいてもなお、なし得る努力をすることが不可欠であろう。そして、そうした努力が二人の信頼・情緒的絆をかろうじて育むことになるにちがいない。

　さて、いよいよこの項の最後を「男性の変革」について書くことで締めくくりたい。

　なぜ男性なのか。それは男性のほうが一般に「共生」について苦手であり、その男性の変革なくして、真の共生の実現は困難であると考えるからである。なぜ一般に男

※Ⅲ-2-33
特別なことでなく、互いの話を聴き合うだけでも（聴いてもらうだけでも）、苦しみや悲しみは幾分かは軽減し、心が落ち着いたり安心できるものである。パートナーの話にジッと耳を傾けることは、それだけで濃密な「こころのタッチング」といってよいだろう。
さらに日常の暮らしで言えば、一緒に食べること、時には食材選びから一緒に調理することなど長い人生の中で二人でとりくむ価値あることというべきである。「ともにする食事の回数はセックスの回数と比例する」といってもあながち間違ってはいまい。

※Ⅲ-2-34　6歳未満の子を持つ夫の家事・育児時間（1日あたり）

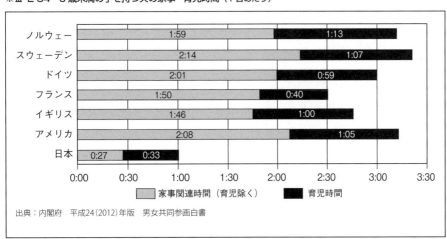

出典：内閣府　平成24（2012）年版　男女共同参画白書

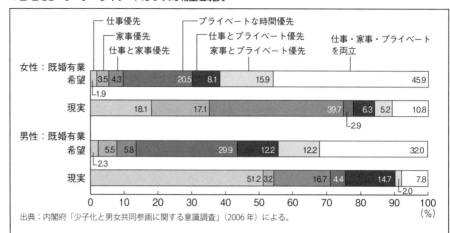

※Ⅲ-2-35　ワーク・ライフ・バランスの希望と現実

出典：内閣府「少子化と男女共同参画に関する意識調査」(2006 年) による。

性は共生が苦手なのか。その理由について、いくつか具体的に挙げてみよう。

(1) 男性は子どものころから、人と仲良く生きることよりも競争し勝利することを よしとして育てられることが多い。

(2) 今日、男性が生きる社会は基本的に序列社会であり、上下関係のもとで生きる ことに慣らされている。これは学校社会においても基本的に同様である。

(3) 男性は小さなころから母に、やがて妻に、つまり一般に女性に依存（同時に女性 からの支配を受ける）しなければ生きていけないような育てられ方をすることが 多い。その結果、妻を母と重ねて扱うことを当然とするようなふるまいをする。 また、そういう自立能力に乏しい自分に、深いところでコンプレックスを持って いる。そのコンプレックスの中には女性に依存しつつ、女性に敵意を抱くような 傾向も含まれる。

(4) 女性に対して優位性を持つ意識・ジェンダー偏見が子どものころから育てられ ていて、女性を支配して当然と考えている（中には女性を自分の思うようにな る「モノ」として、所有していると思い込んでいる男性もいる）。

(5) 性行為も自分中心で、女性を攻撃し支配するひとつの手段（形態）と考えるよ うな情報（※Ⅲ-2-36）にさらされて生きる。その中には女性を生きた、人格や 個性を持った人間ではなく、オンナという記号（モノ）としてみてしまう傾向 がうかがえる。

　これだけ並べただけで（もちろん男性にも大きな個人差があるのは大前提だが）、 これまでのところ、いかに男性が女性と対等平等な関係のもとで、ともに生きること に向いていないか想像がつきそうである。しかしそれが男性「本来」の姿というわけ ではない。そのようにつくられてきたのである。実際に男性は、自分では好き勝手な ように生きていると思いながら、あるいは思われながら、競争社会・管理社会の中で 自ら傷つき、孤立し、悩み、不機嫌になり、疲れ、病んでいるからである。しかも、 その苦しみを打ち明けること自体、人生の「敗北」と思い口をつぐんでいる。しかし 心の底では、もっと伸びやかに、自分らしく、明るく、微笑みを持って生きていきた

※Ⅲ-2-36　ポルノ的な性表現とエロス的な性表現

	支配的関係をイメージさせる ポルノ的な性表現	親密な関係をイメージさせる エロス的な性表現
表現されているふたりの関係	一方的であり、エゴイスティックである。パワーを印象づける必死の関係。	相互的、互いに主体的にかかわりあっている。パワーは必要ない。許し合ったソフトな関係。
表現されている体	性器だけがクローズアップされるように、局部的。	ふたりの表情も描かれていて、全身的。
顔・表情が描かれる時	無表情・ないしは怒りや苦痛の表情・表現を伴うことが多い。	うっとりとした表情も含めて、笑いに通ずる喜びが表現される。
印象として受けとるもの	緊張した硬い表情、暗い画面。軽蔑と後悔を感じることが多い。	リラックスした表情、明るい画面。いたわりと満足の雰囲気にみたされる。
予感させるもの	憎しみを思わせる関係、時には死をイメージさせるものもある。	いつくしみあう関係、生の賛美。
ふたりがかもしだす雰囲気	言葉が交わされることはほとんどないか少ない。支配・命令と服従のとげとげしい関係。	コミュニケーションの豊かさや微笑みと感謝の気持ちが感じとれる。
描かれる場面	恥辱、陵辱のイメージが強く、差別され、道具視される女性が描かれる。体位を変えてのインサートがしつように延々と行われる。	対等の関係で、ともに快さを味わっている。おしゃべりやペッティングなどがさまざまに描かれる。
使われるもの	時にムチ、ロープその他、性具も含めて器具が使われ弄ばれる。	肉体だけが描かれ、器具などほとんど使われない。
イメージを色で例えると	モノクロ、黒、灰色、白。	オールカラー、ピンク、黄、紫など。

出典：村瀬幸浩著『男子の性教育』大修館書店より改変

実際の作品がすべて、このように画然と分かれているわけではなく、さまざまな要素が入り混じっているものである。そのことを十分承知した上で、特に男性を視聴者（作るのも見るのも男、材料とされるのが女）と想定されるものにはポルノ性が強いことは指摘できるであろう。そして、そうしたものを見続ける中で刷り込みではないが、ファンタジーの固着から性の記号化＊に向かう可能性があることは十分考えておくべきである。ファンタジーとリアルを見分けられるリテラシーの力を持つことが欠かせない。

ポルノグラフィーとは「性的機能が広い人間的背景から遊離し、また、性の相手が人間としての関心ではなく、恥辱あるいは残虐性をもって扱われているような言葉や絵で表現されたセクシュアリティの記事」（スウェーデン性教育協会発行の冊子より）。

表現されたものをどう読みとくか、善悪でなく、なにが自分（たち）にとって好ましいと思う性表現なのか、読みとき方の参考の一つにしてもらいたい。

＊自分が性的に興奮しやすい妄想に浸るうちに、それに固着してほかのものに関心が広がらなくなったり、実際の対象（人間）から離れてイメージだけで興奮するようになったりすること。

いと願っている。その意味で女性の願いと全く同じである。

　いま男性の中にそのことに気づき始め、女性とともに自己変革を遂げようと努力し始めた人たちがいる。また、自分の苦しみの原因に気づかなかった人たちが人の話を聴き、本を読み、男同士で、また女性たちと語り合うことを通じて、矛盾の根に気がついて、それを生き方の転機にし始めた人たちもいる。

　真の共生は、どちらかの抑圧と不自由の上に成り立つものではない。そのためにも、生と性をめぐるコミュニケーションが不可欠である。説得と妥協によってではなく、理解と共感をベースにした抑圧と攻撃のない共生。私たちはいま、そうした大きな人類的課題の前に立っているのである。

（村瀬幸浩）

〈参考・引用文献〉

『聖なる快楽——性、神話、身体の政治』　　　（リーアン・アイスラー、法政大学出版局）

『セックスレスは罪ですか？』　　　　（エステル・パレル、ランダムハウス講談社）

『エロティシズム』　　　　　　　（フランチェスコ・アルベローニ、中央公論社）

『性愛——大人の心と身体を理解してますか』　（渥美雅子×村瀬幸浩、柏書房）

『オキシトシン』　　　　　（シャスティン・ウヴネース・モベリ、晶文社）

『なんでも　ホルモン』　　　　　（伊藤　裕、朝日新書）

『子どもの「脳」は肌にある』　　（山口　創、光文社新書）

『男子の貞操』　　　　　　（坂爪真吾、ちくま新書）

『恋愛氷河期』　　　　　　（勝部元気、扶桑社）

『男子の性教育』　　　　　（村瀬幸浩、大修館書店）

『セックスレス亡国論』　　　（鹿島　茂、朝日新書）

『季刊セクシュアリティ』　No.72　　　（エイデル研究所）

『触れることの科学』　　　　（ディヴィッド・J・リンデン、河出文庫）

『禁断の果実——女性の身体と性のタブー』　　　（リーヴ・ストロームクヴィスト、花伝社）

Chapter IV

さまざまな
性感染症

はじめに
性感染症とはなにか

感染症とはウイルスや細菌（バクテリア）、原虫などの病原体が体のいろいろな臓器などに住み着き、増殖して引き起こされる病気のことである。かつて伝染病という言葉が一般に使われていたが、1999年、伝染病予防法が廃止され、すべて感染症に変更された（家畜については伝染病の名が使われている）。

私たちが暮らしている日常の生活環境には、数えきれないほどのウイルスやバクテリアなどの病原体が存在している。しかし私たちが、いちいちそれに感染しないでいられるのはそれを体の中に入れない機能があることと、仮に体の中に入ってもその人の持っている抵抗力によって、病原体の働きを止め死滅させることができるからである。例えば皮膚・粘膜・汗腺・皮脂腺の働きによって体の中へ入れないばかりか、胃液によって死滅させたり、涙・唾液・粘液などの分泌物の中にも病原体を殺す物質が含まれている。

また、白血球の中には食細胞と呼ばれているものがあり（好中球、マクロファージなど）、体の中に入ってきた細菌などを食い殺す働きをしている。さらに白血球には一度入ってきた病原体を記憶する働きをする細胞があり、同じ病原体の侵入を阻止する免疫機構（※Ⅳ-1）も持っているのである。私たちの生命や健康はこうした働きによって守られているし、その意味でさまざまな病原体と共存しているといってよい。

病原体が体の中に侵入してきて、臓器や組織で増殖することを感染というが、そうなったからといって即、発病というわけではない。人間の持つ抵抗力がまさっていれば、病原体を持ちながら症状が現れないことがある（そのまま気づかないうちに治ることもある）。この感染から発病までを潜伏期間というが、感染症によってその期間はおおよそ決まっている。

次に、病原体が私たちの体に入ってくる経路であるが、次のように仕分けて解説される（※Ⅳ-2）。「経口感染」（※Ⅳ-3）「経気道感染（飛沫感染）」（※Ⅳ-4）「経皮感染」（※Ⅳ-5）「母子感染」（※Ⅳ-6）「特殊感染」（※Ⅳ-7）そして「接触感染」がそれである。

性感染症は「性的接触によって感染する病気」である。性行為などでの皮膚や粘膜の病変部および精液、膣分泌液など体液との接触によって感染し、性的な接触で感染するすべてが含まれる。性感染症の呼称は、「Sexually Transmitted Infection」で「STI」と表記する（p.129、※Ⅳ-1-6を参照）。またこの他、B型・C型肝炎、流行性角結膜炎やMRSA（黄色ぶどう球菌）などによる院内感染も接触感染である。

さらに、今日ではグローバル化にともないデング熱やジカ熱（ジカウイルス感染症）、エボラ出血熱などの感染症が報告されているが、致死率約70%といわれているエボラ出血熱（※Ⅳ-8）をはじめ、ジカ熱のようにまだ十分に解明されていない感染症もある。

※Ⅳ-1
ただし、性感染症（STI）についてはこの免疫機構ははたらかない。つまり一度感染して治っても、また感染する（何度でも）のである。

※Ⅳ-2
島田馨監修『感染症からあなたを守る本』（法研）による。

※Ⅳ-3
水や飲料物に混じったり手指についたりして口から入った病原体により感染する。赤痢、コレラ、腸チフス、A型肝炎、乳児嘔吐下痢症、ウイルス性急性胃腸炎、細菌性急性胃腸炎など。

※Ⅳ-4
病原体を持った人の咳や会話のときに飛び散る唾液（飛沫）には、病原体も含まれており、これを吸うことで感染する。代表的なものにインフルエンザ。その他、風疹、水ぼうそう、おたふくかぜ、肺炎、急性扁桃炎、手足口病、突発性発疹、ヘルパンギーナ、結核など。

※Ⅳ-5
虫に刺されたり、動物にかまれたりして傷口から病原体が入って感染するもの。マラリア、日本脳炎、ツツガムシ病、ワイル病など。

※Ⅳ-6
育児中に授乳などで母親の持っている病原体が、赤ちゃんに感染するケース。母から子へ、タテの関係で感染するので垂直感染ともいう。梅毒やB型肝炎などは、胎盤を介して子宮の中で胎児に、また産道でクラミジアや淋菌は出産時に感染する。

※Ⅳ-7
医療行為などに伴うもの。排尿のために使っている留置カテーテルがもとで膀胱炎を起こしたり、B型肝炎の病人の採血に使った注射針を誤って自分の指に刺したために感染するなど。

Section 1
性感染症の特徴

コロンブスが発見し新大陸から持ち帰ってきたといわれる梅毒。この古典的な性感染症である梅毒が日本に伝わったのは1512年。飛行機はなく、船の速力や輸送量が今日とは比較にならなかった時代に、スペインから日本にわずか20年しか時間を要しなかったことになる。ヨーロッパ文明の重要な産物である鉄砲がわが国に伝来したのが、それから30年後の1543年と知ると、性感染症のひろがりのいかに早いことかと驚きを禁じ得ない。

性感染症は接触によってひろがっていく。ということは、いかに人間の性行為が頻繁に、しかも多数の人たちの間で行われているかということを証明している（性買売、性暴力などもその中に含めて考えなければならないが）。

> 「おそらく倭寇とよばれる日本人海賊かあるいは中国の船員たちが、インド・中国の港々の女たちを経由して、このスピロヘータ・パリダをまたたく間に運んだのであろう」
> 「極東の日本に西方の文物としてはじめて伝来したのは鉄砲であり、西方の思想としてはじめて伝来したのはキリスト教であることはまちがいないが、それにさきがけ西方の文化のひとつともいえる梅毒がいちはやく伝来されていたのである」
>
> （※Ⅳ-1-1）

エイズもそうであるが、多くの人たちは性感染症にかかった人など周囲にいないし、自分に関係のないことと思っている。しかし、誰も外に向かって自分が感染しているなどといいたくないであろうし、感染しても外見上、何の変化もないとしたら、そのひろがりを具体的に実感として感ずることなどあるはずがなかろう。けれども、実際にさまざまな性感染症は確実にひろがり続け、感染者は増え続けているのである。では、性感染症はどうしてうつるのであろうか。そのことについて「病原体は、体内への開口部である目・口・性器（ペニス・ワギナ）・肛門などの粘膜を通して侵入します。粘膜は、皮膚表面とは異なり、毛細血管が粘膜直下に多数存在するために病原体が血管に侵入しやすいのです」（※Ⅳ-1-2）とある。

この疾病（ただし、クラミジアと梅毒と、そしてエイズについては、後に別項を起こして論じることにする）について正しく理解するうえで、まずどういう観点を持って学ぶべきか、そのいくつかを紹介しておこう。

※Ⅳ-8
近年、コンゴ、ギニアなどアフリカで大規模な流行が起きたエボラ出血熱、その原因であるエボラウイルスの宿主は熱帯林にすむオオコウモリといわれている。感染した人、動物の血液や体液（唾液、排泄物、精液）などに直接接触することで感染する。2019年8月、WHO（世界保健機関）は治療薬の臨床試験で、早期の治療により生存率が9割に達することがわかったと発表した。（「エボラ2新薬生存率9割　臨床試験　早期治療で」朝日新聞2019年8月15日付）。

※Ⅳ-1-1
梅毒の伝来
出所：立川昭二著『病気の社会学』NHKブックス（この著作は現在、岩波現代文庫におさめられている）。

※Ⅳ-1-2
性感染症　高橋幸子
出典：『季刊セクシュアリティ』No.72「性教育実践のためのキーワード51」エイデル研究所

① 若い人に感染者が多い

　厚生労働省の 2018 年エイズ発生動向によると、HIV（p.129 詳述）感染者は 20 ～ 30 歳代に集中（※Ⅳ-1-3）しており、潜伏期間の長さを考えると、感染のスタートが 10 ～ 20 歳代と推測できる。

　そして近年、大きな問題となってきているのが、梅毒の増加であり、特に若い女性の増加がめだっている（※Ⅳ-1-4「女性の梅毒患者の年齢別報告数」　毎日新聞 2019 年 8 月 1 日付）。

　また、若い人に断然多いのが性器クラミジアであり、淋病も 20 代が多く、続いて 30 代である（※Ⅳ-1-5-a,b）。

　このように若い世代での活発な性行動の時期に感染が拡大しており、性感染症予防や早期の治療が必要であることはもちろんのこと、その世代の性行動のあり方や性に関する知識や意識の状況など、考えてみなければならない。

※Ⅳ-1-3　「新規 HIV 感染者・エイズ患者の年齢階級別報告数」

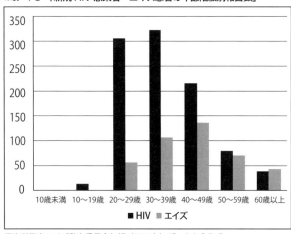

厚生労働省エイズ動向委員会年報（2018 年）データから作成

※Ⅳ-1-4　「女性の梅毒患者の年齢別報告数」

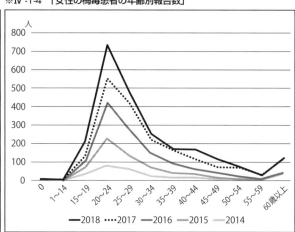

毎日新聞

※Ⅳ-1-5-a　クラミジア感染症の年齢別分布

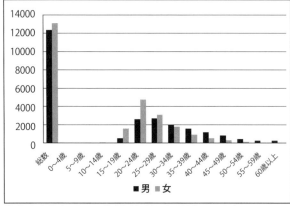

「年齢（5 歳階級）別にみた性感染症報告数の年次推移」から作成
（厚生労働省　2018 年）

※Ⅳ-1-5-b　淋菌感染者の年齢別分布

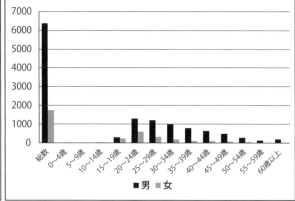

「年齢（5 歳階級）別にみた性感染症報告数の年次推移」から作成
（厚生労働省　2018 年）

❷ HIV（ヒト免疫不全ウイルス）を引き入れやすくする

　HIV はもともと極めて微弱なウイルスであって、感染力も強くない。このことは潜伏期間の長さからも伺うことができる。したがって、感染者との性行為によって感染する確率は 0.1 〜 1% といわれるほどである（輸血による感染率が 90% 以上であるのに比べてその低さに驚くが、現実には一度の性行為によって感染する可能性もある）。しかし、他の STI（※Ⅳ-1-6）に感染していて、性器などの皮膚や粘膜に潰瘍があって破れていたり、傷つきやすくなっていれば HIV の感染率が高くなるといわれている（※Ⅳ-1-7）。

　この意味では「エイズの前に他の STI がある」ともいえるだろう。STI が HIV 感染の露払いの役割を果たしているわけで、この点からも STI について正しく知る必要性は大きいといえる。

※Ⅳ-1-7　HIV と他の性感染症

> **HIV と他の性感染症（STD）との関係**
>
> 1）他の STD を合併している場合
>
> 　**→ HIV に感染するリスクが高くなる**
>
> 　陰部に潰瘍病変がある場合
> 　　→男性 10〜50 倍、女性 50〜300 倍に増加
>
> 　STD を合併するも、潰瘍性病変がない場合
> 　　→男女合わせて 2〜5 倍に増加
>
> 2）HIV に他の STD を合併した場合
>
> 　→それらの STD は、重症・難治化する傾向にある

『ストップ HIV/AIDS』（p22、（独）国立国際医療研究センターエイズ治療・研究開発センター長　岡慎一）を元に作成

❸ STI には免疫性がない（一度治ってもまた感染する）

　STI には免疫性がない。しかもこれが接触感染であることを考えると、片方が感染に気づいて治療をうけたとしても、相手が治療しなければ何度でも感染するのである。これを「ピンポン感染」ということがある。ピンポンは卓球のことである。感染に気づいたら二人で治すこと、治ったと確認されるまでは、性行為は控えることが大切である。

　HIV 以外の STI の病原体は感染力が強く、一度の性行為による感染率は淋病で約 50%、梅毒では 15 〜 30% という報告がある（※Ⅳ-1-8）。しかも感染を放置すると不妊になる可能性があること、あるいはそのまま妊娠し出産すれば子どもへの感染の可能性もあることを忘れてはならない。

❹ 治療の開始が遅れやすい──二人の関係性が問われる

　何といっても STI についての知識が乏しいために、感染していることに気がつかないでいることがある。そして結果として、他にひろげていくことになりやすい。あるいは異変に気づいても STI とは思いたくない、さらにその可能性があると知っていても病院に行って診療を受けるのが恥ずかしい（※Ⅳ-1-9）、そしてまた自分が感染していることを相手に告げられないなどの理由が重なって、治療の開始が遅れやすくなる。

　確かに性にかかわることは、本来プライバシーに属することであるから、上記のような状況になりがちであろうが、"性を共有し合う"ことを許しあった関係ならば、

※Ⅳ-1-6
性感染症の呼称は時代と共に変化しており、以前は英語では STD（Sexually Transmitted Disease）という表現が一般的に多く使用されてきた。しかし、HIV/AIDS の拡大に伴い、1998 年に WHO が、感染している状況は必ずしも発病・病気（Disease）であることを意味しないことから、「感染」を意味する infection という表現を採用するようになり、本書でも STI（Sexually Transmitted Infection）と表わすことにした。

※Ⅳ-1-8
味澤篤監修のパンフレット「エイズと STD」（東京法規出版版）による。

※Ⅳ-1-9
STI も一つの病気である。にもかかわらず、それが性行為によるものであるために「道徳」と絡めて論じられやすい。詳しくは "⒜ 感染に「道徳」を絡ませない" p146 のところで述べている。

率直に打ち明けることでむしろ絆を深めることにもなるし、そうしたいものである。STI に感染しないにこしたことはないが、しかし STI もひとつの病気である。病気になったら治せばよいのである。そして再び感染しない（させない）よう十分気を付ければよいのである。というように、STI を正面に見据えた姿勢こそ性の主体者といえるのではなかろうか。この意味で"恥ずかしい"とか感染したことを罪のように感ずるような性意識は問い直されなければならない。

❺ 症状が激しく現れないものもある

　STI の感染がひろがっていく理由のひとつとして、感染した本人の自覚が弱い、あるいは自覚するほどの明確な症状が現れないということを挙げておく必要がある。人は誰も自分を病人と思いたくないものである。しかし症状が明確であったり、日常生活に支障をきたせば、治療行為に向かわざるを得ない。この点 STI の中に、症状が現れたと思うと数日後には消えてしまったなど、個人差はもとより性別によって著しく症状の現れ方が異なるものもあることに、特に注意しておく必要がある。

　STI に早く気づいて対応するには日頃の健康なときの様子、例えば排尿の感覚や性器の状態についてよく知っておくことが重要となる。性行為を経験するようになれば、排尿時の不快感や痛み、性器および性器周辺の皮膚や粘膜の炎症などの異常、さらに女性の場合、おりもの（帯下）の量や色、においなどについて、異変のサインを見逃さないようにしたいものである。そして心配があれば、早目に専門医の診療を受けることが肝心である。

Section 2
性器クラミジア感染症
——すべての性感染症の中で最も感染者が多い

　日本でも世界でも、すべての性感染症の中で最も感染者が多いのが性器クラミジアである。日本では、2003年以降減少傾向に転じているといわれているが、はたしてそうなのだろうか。2011年からは24,000～25,000人を維持しており、この感染者数は性感染症全体の約半数を占め、今日、最も頻度の高い感染症である（※Ⅳ-2-1）。この感染者報告数は、厚生労働省が医療機関に定点観測を依頼して集めた数字（※Ⅳ-2-2）であり、感染者は推計で100万人近いともいわれている。なお「日本の無症候のクラミジア感染の蔓延度は、国際的にみても高いことが証明されている」（※Ⅳ-2-3）という。

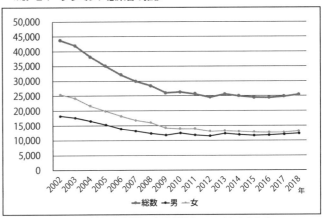

※Ⅳ-2-1　クラミジア感染者の推移

「性別にみた性感染症報告数の年次推移」（厚生労働省　2018年）から作成

※Ⅳ-2-2
淋病、性器クラミジア、性器ヘルペス、尖圭コンジローマの4疾患は定点報告のみである（2018年で全国に984の医療機関が定点報告病院として指定されており、そこでわかった感染者のみが報告されるシステムのため、実数の把握はむずかしい）。しかし、HIVと梅毒については日本全国のすべての医療機関や保健所は7日以内に都道府県知事に報告する義務がある。

※Ⅳ-2-3
「現代日本社会の裏側で蔓延するクラミジア感染症」『性の健康』Vol.14. NO.2 2015年11月発行　公益財団法人　性の健康医学財団

1　クラミジアとは

　クラミジアはバクテリア（細菌）より小さくウイルスより大きな病原体で、ヒトの細胞内で増殖し、病気を起こす微生物である（ウイルスと細菌の中間的存在）。かつてはウイルスと思われていたが、細菌と似た細胞壁が見つかったことからウイルスでないことが判明した。

　よく知られているのは、クラミジア・トラコマーティスという病原体であり、目の病気であるトラコーマ結膜炎を引き起こすものと同じで、性行為によって伝染する。もうひとつはクラミジア・シッタシといってオウム病の病原体である。さらに近年発見された新種でクラミジア・ニューモニエがあるという（肺炎をおこすが、オウム病より自覚症状は軽い）。

2　男性より女性の感染者が多い——不妊を招く恐れ

　男性より女性の方が体の構造上感染しやすいということもあるが、大半は感染しても症状がでないために感染に気づかないまま性交渉を重ね、感染をひろげてしまっていると考えられる（潜伏期間は1～4週間で、性器に感染しても男性の5割、女性

※Ⅳ-2-4
「女性の性感染症」2014年4月7日付 朝日新聞夕刊

※Ⅳ-2-5
『JASE 現代性教育研究ジャーナル』No.16 2012年7月15日発行「若年者の性感染症の現状と予防」国立保健医療科学院統括研究官 今井博久

※Ⅳ-2-6
「調査は2013年10月〜2014年3月に妊娠健診を受けたデータを集めたもの」2015年6月22日付 日本経済新聞電子版

※Ⅳ-2-7
1999年の調査は熊本悦明が全国の医療機関の協力を得て全国約2万人の妊婦クラミジアの陽性率の検査を実施している。

※Ⅳ-2-8
「現代でも10代の妊娠例は6.5人に1人。20代前半で13.7人に1人。平均すると若い世代の妊婦は12人に1人がクラミジアに感染している。この事実は、かつていわれていた感染例の8割は無症状・無自覚感染であるという学説が、今では8割以上に増加している可能性を示している」のである。「その理由として、症状を出すようなクラミジア菌群は抗生物質治療により大幅に減少しているが、無症状で感染しているクラミジア菌は削除されずに生き残り、ますますその感染域を広げつつあるのではないか、との推定」からだという。
（「現代日本社会の裏側で蔓延するクラミジア感染症」『性の健康』Vol.14. NO.2 2015年11月発行 公益財団法人 性の健康医学財団）

※Ⅳ-2-9
「性感染症 正しく予防を」2012年7月2日付 毎日新聞

の8割が無症状あるいは軽い症状である）。年齢分布では、「10代後半から20代後半にかけての若い世代で感染者が多くなっている。発症のピークにあたる20代の前半では、約200人に1人が発症し、保菌者はその5倍とも言われている」（※Ⅳ-2-4）。なかでも20代女性の感染者が女性感染者全体の約6割を占めている状況である。

国立保健医療科学院が実施した無症候クラミジア感染の大規模スクリーニング調査（「性別と年齢と危険因子に関するクラミジア感染の有病率」）によれば「初性交年齢と感染率の関係を見ると、女子では年齢が低いほど感染率が高くなる傾向であった。14歳以下すなわち中学生のときに初性交を経験した女子高校生は、6人にひとりは感染していたことになる」（※Ⅳ-2-5）という。また、独身者にかぎらず、夫婦間でも増えている。

男性の症状は尿道に膿がでたり、排尿痛がすることでわかりやすいが、痛みの程度によっては、気がつかない場合もある。放置すれば前立腺炎、まれに男性不妊症を引き起こすこともある。

これに比べて、女性の症状はおりものの増加、軽い生理痛のような痛みがみられる程度で気づかぬことも多く、出産時に初めてわかることも少なくない。放置すれば子宮頸管部や卵管の炎症（おりものが黄色くなってくる）、膀胱炎を併発することもある。また、進行によっては子宮外妊娠、不妊症のケースもうまれる。

公益財団法人「性の健康医学財団」（東京都）が2015年6月21日に発表した国内の32万人の妊婦を対象にした調査によると、性器クラミジアに2.4％が感染しており、特に若い妊婦の感染の割合が高いことも判明している。「年間約100万人の新生児が誕生していることから、妊婦全体ではおおむね24,000人が感染していると推測される」（※Ⅳ-2-6）とある。これは1999年の調査（※Ⅳ-2-7）の感染率（4.1％）より低下しているものの、「厚生労働省報告による有症状クラミジア感染率の減少という安心感はえられない」（※Ⅳ-2-8）という。

妊娠中に感染すれば産道で胎児に感染し、新生児肺炎（3か月以内）や結膜炎（生後1〜2週間）を発症したりする。流産や早産のリスクも高まる。

またクラミジア感染症は治療しなければ何年も人に感染させる。この菌は喉、直腸、尿にも出るので、口、肛門などを使った性行為でも感染するし、「口から口」「口から性器」「手」を介しても伝染する。こうした感染経路は同性愛者においても同様である。

❸ 喉や目からも感染多発——気づかずに広める

オーラルセックスは妊娠の心配がないために、若者の間でカジュアルに行われていることが多いと思われるが、その際感染予防のために必ずコンドームを使う人はわずか5％にすぎない（※Ⅳ-2-9）。

オーラルセックスでクラミジアが喉に感染すると、首のリンパ節が腫れたり、咽頭が赤く炎症をおこすが、ほとんどが無自覚である。しかし感染を放置すれば再びパートナーに感染し、ピンポン感染にもなりかねないし、重症化を招く恐れもある。口を使う性行為であるオーラルセックスはクラミジア感染症の温床となっているのである。

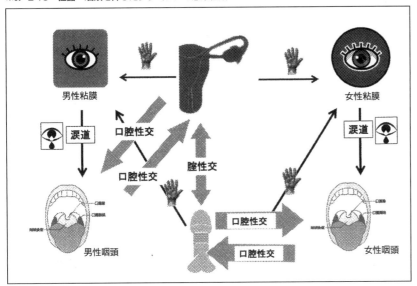

※Ⅳ-2-10　性器・咽頭を介したクラミジアの感染経路

出典：「性器クラミジア感染症」野口靖之『季刊セクシュアリティ』No.54

　また、こうした行為の「感染経路は、男性または女性性器から直接咽頭へ感染するだけではなく性器から結膜へ感染し涙道を経て咽頭へ波及することがあり、時に眼疾患である封入体結膜炎を合併する」（※Ⅳ-2-10）という。

❹　正しい予防と早めの検査、そしてパートナーと一緒に治療

　男性は泌尿器科で尿検査、尿道粘膜検査、血液検査などを行う。女性は産婦人科で膣分泌液、血液検査をする。検査治療の金額は、健康保険証を使用して大体一回2,000～4,000円である。なお、検査のみを希望する場合は保険が適用されず、実費となる。

　「クラミジア感染者の15～30％が淋菌感染症を合併しているといわれており、クラミジア感染を疑うときは、淋菌検査も同時に行うことが望ましい」（※Ⅳ-2-11）。さらに、こうしたSTIで性器に炎症があると、HIVへのリスクも高まる。特にクラミジアの妊婦感染においては、「一般妊婦のHIVの感染率が10万人に3.3人に比べ、クラミジア感染者のHIV感染率は10倍以上の50人である。まさにクラミジアの陰にエイズあり」（※Ⅳ-2-12-a）というべきであろう。

　また検査については匿名、無料で保健所でも受けられる（事前に確認のこと）のでHIV検査とあわせてぜひ有効に活用したい。他に性病検査キットを家庭で使い、それを郵送することで手軽に調べられる方法もあるが、どちらにしても陽性の場合、どう医療機関と結び付けていくかの課題が残る。

　とくに生徒や大学生が医療機関を利用する場合、費用や保険証のことが大きな問題となる。このことをクリアするために保護者の協力が得られるようなとりくみが必要である（※Ⅳ-2-13）。

※Ⅳ-2-11
（※Ⅳ-2-10）と同じ。野口晴之
　前掲書による。

※Ⅳ-2-12-a,b,c
（※Ⅳ-2-8）と同じ。

※Ⅳ-2-13
そのためには、学校教育では保護者会などで性教育講演会を開催したり、保護者が子どもたちと一緒に学習して理解を深める場も必要である。また社会教育においても「思春期と性」など、人間の性をテーマにした学習会なども考えられる。

クラミジア感染症の治療には抗生物質が効果を発揮する。抗生物質の服用によって1〜2週間ほどで治るが、性交渉のパートナーと同時に治療が必要であり、早期発見が不可欠である。

医師から処方される抗生物質の種類は、主にマクロライド系やテトラサイクリン系、ニューキノロン系の3種類の中から、患者の治療に適した抗生物質を処方するのが一般的とされている。咽頭感染の場合は性器の感染より除菌しにくいため、治療が長引くこともあるという。

※Ⅳ-2-14
岩室伸也著『思春期の性』大修館書店

また、近年では副作用も少なく、それも4錠を1回服用するだけで、クラミジアの8割が完治するというマクロライド系の薬「ジスロマック」が使われている（※Ⅳ-2-14）。ただし治療終了後2〜3週の間に、治ったことを確認する検査を受けることが大事である。また、妊婦においては「初診に加えて出産前にも検査し治療しなければ、クラミジアが起こすさまざまな問題を予防できないのではないか」（※Ⅳ-2-12-b）といわれている。

こうしたことから2007年よりクラミジアの咽頭感染検査の保険適用が始まり、さらに2011年からは妊婦健診で性器クラミジアの検査が公費負担となり、2013年からは全ての妊婦を対象に検査が実施されることになった。

今日の無症状のクラミジア感染の蔓延を考えると「日本でもクラミジア感染は、症状がある時や妊娠時だけではなく普通の健康診断の尿でクラミジアを調べて対応すべき時代になりつつあると言えるだろう」（※Ⅳ-2-12-c）との提言がなされていることに注目したい。

※Ⅳ-2-15
歯科療用のフィルムのこと。オーラルセックス用のコンドーム（トリップスキンマイルド）はコンドームストアで入手できる。また男性用コンドームを切り開いて使う方法もある。

またクラジミア感染のみならず、性感染症を防止するには、ノーセックスか、コンドームの正しい使用の徹底が必要であり、オーラルセックスのために男性用としてはコンドーム、女性用としては外性器に当てるデンタルダム（※Ⅳ-2-15）の使用が望まれる。

Section 3
梅毒

梅毒の原因は、梅毒トレポネーマという細菌で、ヒトが唯一の宿主である。多くの先進諸国同様、日本でも1967年をピークに減少傾向が続き、医師もめったに診察しない「幽霊病」と言われていた。ところが感染者が2011年から増え続け、2016年には42年ぶりに4,000人を突破。2017年には5,000人を超え、2018年は7,001件（女性2,413件、男性4,588件）と再び増加傾向に転じた（※Ⅳ-3-1）。その原因はまだよくわかっていないものの、「梅毒の発生動向の調査及び分析の強化について」（※Ⅳ-3-2）によると「梅毒の届け出の備考欄等に、性風俗産業の従事歴や利用歴について記載された件数は、近年増加傾向にある」という。また、産婦人科医の北村邦夫・日本家族計画協会理事長は「SNSで知り合った相手と気軽に性行為をするなど、若い人の行動変化も一因かもしれない」（※Ⅳ-3-3）といっている。

※Ⅳ-3-1
しかし、感染者が増えているのは日本だけではない。欧米やカナダ、豪州、中国でも増加が報告されており、世界では毎年1,200万人が感染しているという。

※Ⅳ-3-2
2018年4月17日の第5回目の厚生科学審議会（エイズ・性感染症に関する小委員会）で配られた資料である。

※Ⅳ-3-3
（朝日新聞夕刊「梅毒感染知らぬ間に」2018年6月22日付）

❶ 多様な症状があらわれる

潜伏期間は個人差があるが、約1か月である。感染後の期間と症状により、第1期から第4期に分けられる。第1期は細菌が侵入したところ（性器、肛門、口の中、唇など）に痛みのない赤いしこり（硬結）が生じ、その表面がただれたようになる。やがて両側のそ径リンパ腺が腫れてきて、これも痛みがないのが特徴。しかもこれらの症状は放っておいても自然に消えてしまい、痛みもないことから感染に気づかない場合もある。女子では、外陰部や腟の内部にかくれていることもある。この第1期は、感染力がもっとも強い時期でもある。

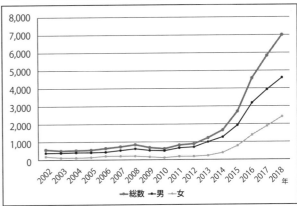

※Ⅳ-3-1　梅毒感染者の推移　厚生労働省

「性別にみた性感染症報告数の年次推移」（厚生労働省　2018年）から作成

その後、第2期に移行する。3か月ぐらいたったころ体にバラ色の小さな斑点が現れるが、やがて、その一部が隆起して丘疹となる。顔の額やはえぎわ、鼻、口のまわり、性器と肛門付近には数が多く、手のひらや足の裏にできる型もある。またこの時期には口腔咽頭の病状が現れ「咽頭炎」と勘違いされることもあるという。

第1期同様、第2期の症状である発疹には、かゆみも痛みもないのでほかの皮膚病と区別することができる。やっかいなのは、これらの発疹は放置しても自然に消失してしまうために「治った」と勘違いすることである。

しかし菌は体内で活動を続けているのでそのまま治療をしないでいると、数年から数10年後に、血管や神経の重篤な障害が現れることがある（第3期～第4期）。

② 若い女性と妊産婦に広がりを見せている

このように「偽装の達人」ともいわれるほど、いろんな症状を見せる梅毒だが、日本での再流行当時は、男性間の性的接触による感染が多くみられた。しかし、最近では異性間の性的接触による感染が増えている。特に顕著なのは若い女性での感染が広がっていることである。男性の感染者は、各年代に偏りがないのに対して、女性は20代以下が6割を占める（※Ⅳ-3-4）。また、母子感染による先天性梅毒もふえはじめた。妊娠中の性交渉は避妊の必要性がないのでコンドームを使用しないなどの無防備から感染が増加していることがわかる。また、妊婦が感染すると、胎盤を経由して胎児への感染が考えられる。梅毒に感染した母親が治療しなければ約40%の胎児が死産、もしくは生後まもなく死亡する可能性があるという。厚労省によると2013年は4人、15年は13人、16年は14人と増加している（※Ⅳ-3-5a）。

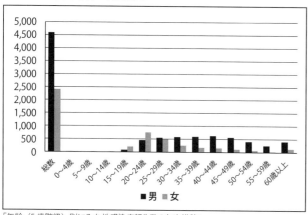

※Ⅳ-3-4 梅毒感染者の年齢別分布

「年齢（5歳階級）別にみた性感染症報告数の年次推移」
（厚生労働省 2018年）から作成

※Ⅳ-3-5a,b
「梅毒感知らぬ間に」朝日新聞
夕刊2018年6月26日付

※Ⅳ-3-6
「梅毒感染 女性が倍増 妊娠
中なら胎児に影響も」朝日新聞
2016年2月16日付

※Ⅳ-3-7
厚生労働省は2019年1月1日から梅毒の発生動向をより詳細に把握するために、発生届けの事項を下記のように追加した。
・性風俗産業の従事歴・利用歴の有無
・口腔咽頭病変
・妊娠の有無
・梅毒の既往歴の有無
・HIV感染症合併の有無

※Ⅳ-3-8
北山翔子、村瀬幸浩対談：岩室紳也、池上千寿子論稿『エイズ・STDと性の教育』十月舎

「厚労省が標準とする妊婦検診では、妊娠初期（13週まで）に1回、梅毒を含めた性感染症の有無を無料で調べることになっている。この時点で感染がわかれば、妊婦が薬を飲むことで、赤ちゃんとともに完治できる。だが、妊娠中期（14週）以降に性交渉で感染することもある。妊婦が自身で検査を受けない限り、赤ちゃんの感染に気づくのは困難」（※Ⅳ-3-6）だという。従来、妊婦の届け出は義務づけられていなかったが、実態を把握するためにも厚労省は梅毒と診断された妊婦も届け出事項に加えるとしている（※Ⅳ-3-7）。

③ 早期検査・治療で完治

まず感染を防ぐには、リスクの高い行動を避けることが大切で、コンドームの適切な使用が感染のリスクを減らすことになる。しかし、キスやペニスの挿入を伴わない粘膜や皮膚との接触でも感染するので、女性同性愛者やペニスの挿入を伴わない性行為をする人でも感染が起こる。このようにコンドームの使用では防ぎきれないのも梅毒の特徴といえる。HIVは梅毒との併発が多いので、梅毒に感染した場合は、HIVの検査を受けることも重要になる。また「感染した後に治療をして相手にうつさない状態になっても、血液検査では陽性という結果が一生続」く（※Ⅳ-3-8）という。

現在では比較的早期から抗生物質（ペニシリン系の抗菌薬）で治療を開始することが多い。ただし、最長で12週間飲み続ける必要がある（※Ⅳ-3-5b）。検査は血液検査（感染してから4週以降）でおこなう。医療機関では有料で他の性感染症とセットで受けることもできるが、保健所では無料かつ匿名で受けられるので、大いに活用することが望まれる。

Section 4
HIV感染症・エイズについて

HIV 感染症・エイズは STI のひとつであるが、国連合同エイズ計画（UNAIDS）の報告によると、2018 年現在、世界の HIV 陽性者は 3,790 万人に達しており、新規の HIV 感染者は年間 170 万人（１日約 4,600 人）、エイズ患者の死亡数は年間 77 万人と推定されている（※Ⅳ-4-1）。また感染者が最も多い地域は依然として東部及び南部アフリカで 2,060 万人、次いで日本を含むアジア太平洋で 590 万人、３番目に多いのは西部および中央アフリカで 500 万人である（※Ⅳ-4-2）。

現在、抗 HIV 治療によって、エイズを発症させない、たとえ発病しても治療を継

※Ⅳ-4-1
HIV 感染者とは、体の中に HIV が住みついている人のことをいう。自覚症状がほとんどないため本人が気づくことは困難である。なお、この間は潜伏期間であり、数年から 10 年である。
エイズ患者とは HIV 感染により免疫力が低下し、日和見感染症や悪性腫瘍の症状が現れている人をいう。
エイズ＝AIDS という名称は英語の Acquired（後天性）Immune（免疫）Deficiency（不全）Syndrome（症候群）の頭文字を取ったものであり、「後天性免疫不全症候群」のことである。つまり生まれたあとで感染し（後天性）、多種多様な病原体の攻撃からからだの健康を守るメカニズム（免疫）が不完全な状態になって（不全）、治療しなければさまざまな病気（症候群）になるという意味である。

※Ⅳ-4-2　世界の HIV 陽性者 （2018 年現在）　　　＊（　）内は新規感染者総数

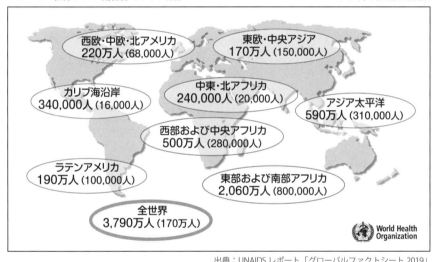

西欧・中欧・北アメリカ
220万人（68,000人）

東欧・中央アジア
170万人（150,000人）

カリブ海沿岸
340,000人（16,000人）

中東・北アフリカ
240,000人（20,000人）

アジア太平洋
590万人（310,000人）

西部および中央アフリカ
500万人（280,000人）

ラテンアメリカ
190万人（100,000人）

東部および南部アフリカ
2,060万人（800,000人）

全世界
3,790万人（170万人）

World Health Organization

出典：UNAIDS レポート「グローバルファクトシート 2019」

※Ⅳ-4-3-a

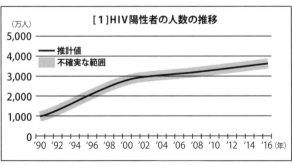

[1]HIV 陽性者の人数の推移
（万人）
推計値
不確実な範囲

※Ⅳ-4-3-b

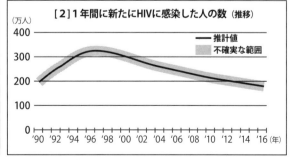

[2]1年間に新たにHIVに感染した人の数 （推移）
（万人）
推計値
不確実な範囲

「世界で 1 年間に新たに HIV 感染が判明した人数は、1990 年代後半をピークにして減少していることがわかります。そのため、HIV 陽性者の人数の推移は、1990 年代の急激な増加から、2000 年代はより緩やかな増加へと転じています。しかし、これは増加が緩やかになっただけで HIV 陽性者が減少しているというわけではありません」（JaNP＋NEWS LETTER「[特集] グラフで見る世界の HIV/AIDS」より）。

138

続すれば免疫力が回復するまでになっている。そのため世界では全体的にエイズ死亡者は減少しているし、新規のHIV感染者も減少してきているが、HIV陽性者が減少しているわけではない（※Ⅳ-4-3-a,b）。

　一方、地域によっては東ヨーロッパと中央アジアのように感染が拡大しているところや成果の上がっていないところもある。また、エイズ死亡者が増えている地域もある。こうした現状は、性行為による感染が基本であるだけに教育、文化、風習、貧困の問題などと深い関連を持たざるを得ない。感染が続くとその国の労働・経済にも一定の影響が現れる可能性もある。先進国では数年来横ばい・減少傾向にある。日本でも横ばいからやや減少傾向にあるが、まだ高止まりである。近年まで増加傾向を示していただけに、今後の動向に注目したい。

　ここではまず、「エイズ発症当時の社会的波紋や差別・偏見」と日本では特異な形で生起した「薬害エイズ」について振り返ってみておきたい。

❶ エイズの発生と社会的波紋そして差別・偏見

　1981年6月にアメリカで男性同性愛者の中に新しい疾患が発生したという報告があった。公式には1981年6月5日、米疾病対策予防センター（CDC）の死亡疾病週報（MMWR）に記載されたマイケル・ゴッドリーブ医師らの次のような報告が最初の症例とされている。

　「1980年10月から81年5月の間に同性愛者の若い男性5人がロサンゼルスの3つの病院でカリニ肺炎と確認された。このうち2人は死亡した。5人の患者のすべてに過去または現在のサイトメガロウイルス（CMV）感染とカンジタ真菌感染が確認された」（※Ⅳ-4-4）。また、同時期に同性愛者の中にカポジ肉腫の多発も報告されている（※Ⅳ-4-5）。

　そして翌年の1982年には、新しい疾患として「エイズ」という診断名が付けられた。さらに1986年のエイズ関連国際会議でエイズに関するウイルスは、HIV（Human Immunodeficiency Virus）と呼ばれることになった。

　アメリカにおいて「エイズがゲイに多発したことは、政府やマスコミ、医療界の無関心を生んだ。『エイズに感染するのは天罰であり、罪深き者たちだ』という社会の偏見は、エイズパニックをひきおこし、初期におけるエイズ対策を決定的に遅らせることになった」（※Ⅳ-4-6）。当時のアメリカ政府の無策について「ぷれいす東京」の池上千寿子は次のように記述している（※Ⅳ-4-7）。

日本は、血液凝固因子製剤によって感染したエイズ患者がいたにもかかわらず、1985年3月に公表された第1号患者はゲイの人となっている。そのためか、日本でも、むしろ特別な性的指向を持った人がかかる病気とか、外国人の病気ということで、深刻に受け止めることがなかった。また、他の諸外国と異なり、後に述べる血友病患者などの血液製剤による感染者が当初多数をしめていたことも多

※Ⅳ-4-4
『エイズ　終わりなき夏』～第七回アジア・太平洋地域エイズ国際会議にむけて～連合出版

※Ⅳ-4-5
「同じ時期に、ニューヨーク大学のフリードマン博士等が、同性愛者の中にカポジ肉腫の多発があることを報告した」とある。（「HIV/AIDS世界と日本の最近の動向」山崎修道　聖マリアンナ医科大学雑誌 Vol.30）

※Ⅳ-4-6
池田恵理子著『エイズと生きる時代』岩波新書

※Ⅳ-4-7
「初発国のアメリカではエイズは、ゲイの問題であるとして、当時のレーガン大統領は無為無策を決め込み、1987年ワシントンDCで行われた第3回国際エイズ会議では、出席した医者や科学者たちが、アメリカ政府の無策（予防・性教育を否定し検査だけすすめる）に公然と抗議したほどです」（『21世紀の課題＝今こそ、エイズを考える』池上千寿子　性教育ハンドブック Vol.5　JASE）
このことは、差別・偏見に拍車をかけ、感染拡大をくい止められなかったことを意味している。1980年代のアメリカではゲイというだけで暴力や攻撃をうけたり、血友病患者の中学生が他の生徒への感染を恐れて登校を学校から拒否されたり、小学校でも、父母たちによって感染している子どもへのボイコットが起き、エイズ患者の少年は学校から排除された。また、血友病の3人兄弟の家が放火にあい全焼するなどの事件が起きている。

くの人たちの関心を集めなかった理由に挙げられよう。
ところが 1986 年 10 月、長野県松本市の風俗営業の店で働いていたフィリッピン女性が HIV 感染者と判明すると、外国人差別事件が起こった。市内に住む外国人女性が銭湯で入浴拒否にあったり、スーパーやパチンコ店の入店を断られたりという事態が生じたのである。

　さらに 1987 年 1 月には、神戸で発症した日本人女性が性産業に従事していたことが報道されるに及んで衝撃は一挙に全国に広がった。このことは、この病気が同性間の性交渉のみならず、異性間の性交渉でも感染することを意味していた。そしてこの時の報道も、個人のプライバシーや人権を無視したものであった（※IV-4-8）。

　こうした状況の中で東京都は同年の 1 月 27 日からエイズ緊急対策としてエイズの基本的な知識と予防法、詳しい相談にのってくれる都立病院などの電話番号を教えるテレフォンサービスをはじめたが、用意をした 52 回線がパンク。つながらない分も含めると、相談は 1 日で 5 万 9,700 件にのぼった（※IV-4-9）。

　また高知県では、HIV に感染している妊婦が出産にのぞむという事実が明らかになった。この時の報道の仕方も「高知には血友病患者から感染した主婦が出産しようとしている」とか「産むのか産まないのか」などと、スキャンダラスで個人のプライバシーに立ち入ったものもあった。これらが 1985 ～ 1987 年に日本で起きた主だったエイズパニックといわれるものである。

　こうした騒ぎの中で、国は 1989 年にエイズ予防法（後天性免疫不全症候群の予防に関する法律）を制定した。しかし、その法律には感染者を管理し、監視する内容が含まれていた。このため血友病患者団体等から反対運動がおこり、1998 年にこの法律は廃止され、伝染病予防法、性病予防法等を統合させるかたちで「感染症の予防及び感染症の患者に対する医療に関する法律」が制定された。

❷ 薬害としてのエイズ

　日本でももちろん、他国と同様の問題と課題を抱えているが、とくに日本の場合、性感染症としてだけでは考えられない特別に大きな問題を持っていた。それは“「薬害」としての HIV 感染・エイズ”である。

　1995 年 8 月末当時、わが国の HIV 感染者は 3,400 名を超していた。その内訳を見ると、「凝固因子製剤」（※IV-4-10）による感染者が 1,803 名にのぼっていた。あらためてその比率の高さに驚かされる。凝固因子製剤による感染者は日本だけにあったのではない。アメリカにもヨーロッパにももちろんあった（※IV-4-11）。しかし、全感染者のほぼ半数をしめるようなところは、日本の他にどこにもなかった。なぜ、こうなってしまったのだろうか。

　それは日本においてアメリカより「2 年 4 か月」遅れて加熱製剤を承認したことにある。事実、アメリカでは血友病患者が使用していた凝固因子製剤が HIV 感染の原

※IV-4-8
この時の報道の多くは、女性患者を突き止めるスクープ合戦の様相をみせ、彼女の実名や子どものころの写真を載せたものもあったり、女性の遺影を盗み撮りして公表するものもあった。のちに彼女の遺族は名誉毀損の訴訟を起こし、勝利するが、そこで彼女は性産業に従事していなかったことが判明した。

※IV-4-9
「エイズ・コール6万件」朝日新聞1987年1月28日付

※IV-4-10
血液の中の凝固因子が少ないか、ないために出血をすると止まりにくい病気（血友病）がある。かつては輸血によって対応したのだが、この製剤化により血友病の人たちは自己注射で対応できるようになった。その製剤の中に HIV が混入していたのである。

※IV-4-11
1994年8月の国際エイズ会議（横浜）のサテライト・シンポジウムでは、ヨーロッパ諸国では6,700人、アメリカでは8,000人の薬害による HIV 感染者がいると報告されていた。

※IV-4-12
ヘモフィリアとは血友病のこと。

※Ⅳ-4-13
この間、当然アメリカにおける実態、対策、研究、開発の情報はわが国にも届いていた。事実、日本に凝固因子製剤を輸出したアメリカの会社が、わが国も訴訟が起きることさえ予測していたのである。また1984年9月には、帝京大学の血友病患者48名中23名がHIV陽性であることがわかっていた（前述のサテライト・シンポジウムのパンフレット「薬害エイズの真実」より）にもかかわらず、公表されなかった。そしてわが国最初の認定患者を、アメリカ在住の同性愛指向を持つ男性であったと発表（1985年3月）するなど徹底した血友病かくし、血液製剤かくしを行なったのである。本文にある「2年4か月」とは、この期間（1983年3月〜1985年7月）を指している。アメリカのように、フランス（83年にアメリカから血液製剤の輸入禁止の措置をとる）のように、もう半年、1年早く加熱処理製剤を輸入するなり、開発を進めていたら、わが国の血友病治療によるHIV感染者数は激減していたはずであった。

※Ⅳ-4-14
血友病であるとの発見は子どもの頃なされることが多い。そのため、感染者の中に未成年層が多いため、親が代わって訴訟するケースが多いのである。

※Ⅳ-4-15
安部英副学長は、製薬会社5社（トラベノール＝現・バクスター／アメリカ、カッター＝現・バイエル薬品／アメリカ、ヘキスト／西ドイツ、化学及血清療法研究所／熊本市、ミドリ十字／大阪市）の治験を一手に引きうけおり、さらに1986年7月8日には、厚生省所管で「財団法人・血友病総合治療普及会」を設立し、理事長におさまった人物である。（『隠されたエイズ』毎日新聞社会部編）

※Ⅳ-4-16
各企業の治験の結果が出揃うまで（つまり足並みが揃うまで）加熱製剤の承認を引き延ばしたと考えられるのもその理由のひとつである。

※Ⅳ-4-17
2015年12月2日の第三者委員会の報告によると40年以上前から、国の承認と異なる方法で製品をつくっており、血液製剤12製品すべてで行われ、虚偽の製造記録を作成するなどをして組織的に発覚を免れていた。（朝日新聞2015年12月3日付）

因ではないかということで、アメリカFDA（アメリカ食品医薬品局）は1983年3月に加熱した製剤を承認した（加熱することでHIVウイルスを殺すことができる）。そしてトラベノール社だけでなく他の会社に対しても加熱処理製剤の開発を指示した。しかし日本では、ヘモフィリア（※Ⅳ-4-12）友の会が厚生省に対して加熱処理した製剤が早く使えるように要望をしているにもかかわらず、1985年7月までそうした対応をとらず、それまでと同様に加熱処理をしていない凝固因子製剤を輸入し続け、血友病患者たちにむしろ積極的にそれを使うように勧めていた。前述した「2年4か月」（1983年3月〜1985年7月）とはこの期間のことなのである（※Ⅳ-4-13）。

　感染者やその親たち（※Ⅳ-4-14）は、国と製薬会社を相手に裁判を起こした。また、厚生省のエイズ研究班の班長でもあった帝京大学の安部英副学長（当時）（※Ⅳ-4-15）は殺人未遂罪で刑事告発された。

　これらの訴訟や告発が指摘しているのは次の点である。

①国や製薬会社はその立場からして非加熱剤の凝固因子製剤がHIV感染の原因になっている情報を得ていながら、その輸入をストップしたり、加熱製剤への切り替えを積極的にしなかった。

②それどころか、さまざまな理由（※Ⅳ-4-16）を持ち出してむしろ切り替えを遅らせ、患者に対して非加熱製剤を「安全である」と宣伝して、売りつくす時間稼ぎまでした。

③それは患者の生命や健康よりも、製薬会社の利益追求を優先させた政策、企業と政府の癒着の結果である。

　こうした訴えに対し、国も製薬会社も、非加熱製剤の危険性について予見できなかった、その輸入・使用を回避できなかったとして、争うことにしたのである。

　全国の血友病患者は約5,000人といわれている。そのうちの4割、約2,000人がHIVに感染させられた。そして次々と亡くなっていった。5日に1人という割合で、である。

　提訴から6年、長引く裁判のもと東京・大阪の両地裁は双方に和解案を示した。（1995年10月）。東京地裁が出した和解勧告の所見には、国や製薬会社の責任が明確に指摘されており、原告側の主張がほぼ全面的に認められている。高まる世論のもと国や製薬会社はこれを受け入れ、1996年3月、民事裁判の和解が成立した。

　しかしながら、なぜ薬害エイズが起きたのか、その真相は十分に明らかにされていないし、責任者の追及も行われていない。さらに、刑事告訴された安部英は無罪となった。

　薬害エイズをめぐる裁判は終わった。しかし「なぜそれが起きたのか」「再発を未然に防止するにはどうしたらいいのか」という根本問題については未解決のまま幕引きがなされた。

　今日においても、薬害HIV訴訟の被告企業のひとつである化学及血清療法研究所（化血研）が96年の和解成立中においても不正行為を続けていたことが内部告発で発覚した（※Ⅳ-4-17）。このように薬害エイズ問題は、まだ終わってはいないのである。

③ エイズとはどんな病気

エイズ（AIDS）はウイルス感染症で、そのウイルスを HIV という。その HIV の由来、そして世界的にどこで大流行が起きたのであろうか。まずは、そのことについて紹介しておく（※Ⅳ-4-18）。

HIV は体内に入ると、免疫細胞に感染する。その免疫細胞がヘルパー T 細胞である。ヘルパー T 細胞は白血球の中の CD4 リンパ球で外敵から身を守る「免疫」の司令塔である。HIV は、その T 細胞にとりつきこれを破壊する。それに伴って病原体に対するからだの抵抗力も弱まり、多くの場合、最終的にさまざまな病気になりやすい「免疫不全」の状態になるのである。そして HIV は脳神経細胞や末梢神経細胞にも侵入し、記憶力や知能の低下、神経機能や運動機能の障害をおこしたりすることもある。すると判断力がにぶったり、忘れっぽくなったり、無気力や痴呆になったりする。こうしてカリニ肺炎（ニューモシスチス肺炎）やカポジ肉腫などをはじめ、様々な病気を発病（日和見感染）した状態を「エイズ」という。

(a)　あらためて感染の原理を考える

HIV 感染・エイズについて「防ぐのは簡単」ともいわれている。また「普通の暮らしではうつらない」ともいわれている。それなのに、どうしてこれほど感染者が増え続けるのか。それはよもや自分が感染しているとは思わない、いわば無自覚の感染者の性行為という最もプライベートな、しかも極めて日常的な性行動（※Ⅳ-4-19）によって、結果としてひろがっているからである。

なぜ無自覚な状態で人に感染させてしまうのか。ここに HIV の特別な性格がある。

◆先にも述べたが、このウイルスは白血球の中の CD4 リンパ球を宿主とし、これを破壊しつつ増殖する。

◆CD4 リンパ球を持つ体液、つまり血液、精液、膣分泌液に多く含まれる（とくに血液と精液）。

◆このウイルスは熱にも空気にも弱く、十分な量が体液を媒介して血液中に入らなければ感染が起こらない。

◆感染しても症状が現れるのに長い時間を要する。つまり HIV は免疫機能をつかさどる CD4 リンパ球を 1 年に 50 個ぐらい（1 μℓ 中、※Ⅳ-4-20）破壊するために（感染していない場合は 1 μℓ に 700 〜 1,500 個ある）、免疫機能低下による諸症状は個人差が大きいが、感染後 10 年ほど経ってようやく現れるのである。

※Ⅳ-4-19　HIV の感染する危険性及び感染状況

感染経路	1 回で感染する危険性	全 HIV 感染の中での割合
血液および血液製剤	90%以上	3 〜 5%
母子感染	30%	5 〜 10%
性行為 ・膣 ・肛門	0.1 〜 1.0%	70 〜 80% (60 〜 70%) (5 〜 10%)
注射針の共用	0.5 〜 1.0%	5 〜 10%
医療従事者 （針刺し事故等による）	0.5%以下	0.01%以下

出典：WHO（1991 年）

※Ⅳ-4-18
HIV はアフリカのサルから由来していることが検証されてわかっている（世界に拡大しているエイズウイルス 1 型は、アフリカ・カメルーンに生息している野生のチンパンジーが起源となっていることを、米アラバマ大などの研究チームが明らかにし、2006 年 5 月 26 日に米科学雑誌サイエンス電子版に発表）。「HIV の起源特定」朝日新聞 2006 年 5 月 26 日付による。HIV は 1920 〜 1940 年代にサルからヒトに入り、ヒトからヒトへ感染する免疫不全ウイルス（HIV）になったわけだが、いつ、どこで世界的な大流行が起きたかははっきりしていなかった。ところが、2014 年 10 月 3 日発行の米科学誌『サイエンス』でエイズの世界的大流行の起源はアフリカ中部、コンゴ民主共和国の首都キンシャサだったと、英・オックスフォード大学などの研究グループが世界各地のエイズウイルスの DNA 塩基配列データの分析結果から明らかにした。

※Ⅳ-4-20
1 μℓ（マイクロリットル）は 1ℓ の 100 万分の 1 である。

◆しかし症状が現れない段階でも、人に感染させる可能性がある。

◆症状が現れない段階で感染に気づくには、保健所や病院で血液検査を受けるか、自宅でできる検査キットを使用する以外に方法はない。

　以上で、無自覚な状態のまま感染がひろがる理由が理解されたであろう。これを同じウイルスによる感染症であるインフルエンザと比較すると、その性質のちがいはいっそう明瞭となる。インフルエンザは感染が確認されれば、感染の拡大を防ぐため児童・生徒の場合は登校を停止させられるが、HIV感染症にはそういう心配は全くなく、基本的にそれまでと同様の生活（※Ⅳ-4-21）が可能なのである。

　こうした原理をよく理解し、的確な対応をすればよいのであるが、ことは性行為である。感染は結婚や恋愛の関係からひろがっているばかりではない。感染が広がる背景に性買売などの性行動が遠因、近因として存在することも忘れてはならない。

(b)　女性と子どもに感染はひろがっていく

　性行為によるHIV感染の確率は決して高いものではない。HIV自体感染力が強くないし、皮膚が頑固なバリアーとなっているからである。しかしその皮膚が傷ついていたり、ただれたりしていると、感染の可能性がずっと高くなることはすでに学んだ通りである。「HIV感染の前に他のSTIあり」ということである。そしてそのSTIの症状が女性の場合、痛みなども感じにくいために発見が遅れがちになる。

　しかも、感染している男女の精液と膣分泌液に含まれるHIVの量は、精液のほうが圧倒的に多く（血液とほぼ同じ。膣分泌液はその1,000分の1程度）、万一、膣の内奥に傷口があったり粘膜が弱くなったりしていれば、感染の確率はずっと高くなるのである。

　また性をめぐる両性の関係性において、女性の主体性が発揮しにくいことも女性の感染者を増やす大きな原因となっている。感染の拡大地域がアメリカ・ヨーロッパからアジア・アフリカに明確に移ってきているのは、女性の地位の低さというか、性をめぐって男性と対等にかかわりにくい社会や国にひろがっていく、ということではないか（※Ⅳ-4-22）。それはまた、国民の貧困や教育水準が低い国（※Ⅳ-4-23）であり、女性が一人立ちして職業に就くのも難しく、収入源としてやむを得ず性売せざるを得ないような社会や国である。そうした社会や国では、性暴力を受けていることも多く、女性はHIVに感染しやすくなっていると思われる（※Ⅳ-4-24）。このように考えると、HIV感染・エイズはまさに政治・教育・経済・文化のすべてにまたがる問題、そして南北問題の様相を呈しているといえる。

　また、女性への感染拡大は子どもの感染者を増やすことにつながる。胎児への子宮内での感染（胎盤感染）、出産時の出血に伴う感染（産道感染）、そして母乳感染の三つの感染経路がそれである。その感染の確率は合わせて30%といわれている。しかし妊娠時に母体の感染が確認されれば、妊娠初期から投薬をして、出産手術は帝王切開で、産後に母乳を与えないことで感染率を1%以下におさえることができるという。しかしながら貧困によって人工乳を買えないために、仮に感染の可能性を知ったとしても子どもへの感染を阻止できない現実があるのである。

※Ⅳ-4-21
性行為以外では、流れ出るような血液が傷口などを通じて体の中に入らないようにすればよいのである。しかもそうしたことは日常の家庭、学校、職場、社会生活ではまず起こらない。血液の扱い方、出血への対応の学習をすることでよい。

※Ⅳ-4-22
国連合同エイズ計画によると、2013年では「HIV流行が最も深刻な地域はサハラ以南のアフリカであるが、HIV感染が急増しているのは中東・北アフリカ、東欧・中央アジアである」。
（2015年度版　厚生労働白書）

※Ⅳ-4-23
「サハラ砂漠以南のアフリカは経済成長率が高く、天然資源にも恵まれているため、投資先として世界の注目を集めている」。しかし「世界の最貧国28カ国のうち、27カ国がこの地域に集中していた」。また「2016年のユニセフの推計によると、小学校に通っていない学齢期の子どもは世界で約6300万人、そのうち約3400万人がサハラ砂漠以南のアフリカに住む」という。
（「アフリカはいま」朝日新聞2019年8月21日、22日付）

※Ⅳ-4-24
UNAIDS（「2018年世界のエイズの状況」）によると、毎週、およそ6200人の若い女性がHIVに感染しており、特にサハラ砂漠以南のアフリカでは新規感染の5人に4人が15歳から19歳の少女で、若い女性（15〜24歳）の陽性者は男性の2倍になる恐れがあると報告している。

(c)　人間の性行為とエイズ

　エイズは多くの人間にとって、その性行為のあり方を見つめ直す契機をもたらした。正しくいえば、見つめ直さざるを得ない契機となったということであろう。なぜなら、これまでHIVは、死を意識せざるを得ない病だったからである。しかもそれは我が身のみならず、恋人、パートナーなどを巻き込むことになりかねなかったのである。しかし今日ではHIVの増殖を抑制することによって非感染者となんら変わらない生活ができるようになったし、性交することも、子どもを持つことも可能になった。こうしてひとり一人が性の主体者として自らのライフスタイルを考えざるをえなくなった。それはまさにエイズがもたらした「功」といえなくもない。しかしながらエイズにともなう差別や偏見の問題は依然として残されたままである。

　さて、HIV感染を防ぐための性行為のあり方は次の三つといわれる。

（ア）No sex

　安全で信頼できるパートナーと出会うまでは性行為をしない。安全で信頼できる、とはパートナーにとってあなたが（あなたにとっても）初めての性行為の対象者であるか、血液検査で陰性であることがお互いに確認されているということである。

（イ）Steady sex

　自分もパートナーも過去に感染の可能性がなく（性体験があれば検査によって陰性が確認されているとして）、お互いその相手以外とは性行為をしなければ感染の可能性はない。

（ウ）Safer sex

　性器などの粘膜（※Ⅳ-4-25）に精液、膣分泌液、血液が触れないようにする（※Ⅳ-4-26）ことである。そのために　コンドームを正しく使う（※Ⅳ-4-27）ことが極めて重要である。もちろん感染の有無のわからない人との性行為や、月経中や出血を伴うような性行為は基本的に避けるのが望ましい。さらに性器具などの共用もしないことである。つまりHIV感染の危険性についてお互いによく知った上で、安全な性行為に取り組んでいくということである。

　以上のような注意をしないままの「安全なパートナー」「信頼できるパートナー」など存在しないことを肝に銘じておきたい。

　性行為はきわめてプライベートな事柄である。自分が、そして相手がどのような性意識を持ち、どのような性行動をとったことがあるのか、現在はどうなのか。究極のところ、それはわかり得ない。なぜならお互いに自分のそれまでの性行動のすべてを告白する義務はないし、自分に出会うまでの相手の性行動のすべてを問い質す権利はないからである。

　ならば、互いに自分の心配や願いを伝え合い、相手が自分の願いを拒否した場合には、関係そのものを見直すというような考え方を私たちは持つ必要があるし、そうすることが当たり前とする考え方をひろげていくことは重要である。つまりHIV感染についていえば、その防止策についていくら詳しく知っていても、相手の関係との中で実行できなければ意味はないのである。

※Ⅳ-4-25
口の中、ペニス（とくに尿道口）、ワギナ、肛門の内側の直腸粘膜。

※Ⅳ-4-26
欧米ではアナルセックス用のコンドームや、クンニリングスのためのデンタルダムなども販売されている（フェラチオにはコンドームを使うのは当然）。

※Ⅳ-4-27
コンドームの表裏を間違えて無理に装着しようとして失敗したり、爪で傷つけたり、性交の途中で使用するなど、不正確な理解のためのトラブルが結構ある。

　実行するとはどういうことか。それはエイズについて語り合うことである。互いの健康を、生命を、人生を大切にしながら性関係を深めていくために、性について語り合うことである。そして不安があれば、ともに検査を受けることである。しかし、この「語り合う」ことはなかなか難しかった。性を、下半身の、性器周辺の、本能の、卑しいことのように考えているうちは、いまも難しいし、これからもきっと難しいであろう。ここからどう抜け出していけるか、教育の課題の本質のひとつはそこにある。

　また"感染を防ぐ"というと、自分は感染していないが相手がどうなのか不確かなので、というように"防衛"として意識されがちである。しかし自分自身にすでに性体験があり未検査であれば、自らも感染の有無については不確かなのであり、したがって相手に感染させる可能性をなくすためにはリスクの高い性行為について学び、自ら気遣わなければならないのである（※Ⅳ-4-28）。自分をたいせつにすることは相手をたいせつにすることである。さらにすでに感染していることが（自分が、相手が、双方が）わかっている場合も、再感染によって病状の進行を加速させないためにも、コンドーム等の使用を怠ってはならない（※Ⅳ-4-29）。

※Ⅳ-4-28　HIV感染のリスクが高い行為

	リスクあり	出血がなければ ほとんどリスクなし	ほとんど リスクなし
キスをする		●	
乳首をなめる、かむ		●	
乳首をなめられる かまれる		●	
膣に挿入される （コンドームあり）			●
膣に挿入される （コンドームなし）	●		
肛門に挿入される （コンドームあり）			●
肛門に挿入される （コンドームなし）	●		
フェラチオをする （コンドームあり）			●
フェラチオをする （コンドームなし）	●		
精液をなめる、飲む	●		
女性器をなめる	●		
女性器をなめられる		●	
膣に指を入れる			●
膣に指を入れられる			●
肛門に指を入れる			●
肛門に指を入れられる			●

＊コンドームを最初から正しくつけていたかどうか、射精があったかどうかによってもリスクは異なる。
＊出血がなくても、肌のトラブルなどで皮膚に傷があるときは要注意。
＊シャワーやビデでからだを清潔にしておくことが大切。
「SEXUAL HEALTH BOOK」②パンフレット（ぷれいす東京 2015年2月発行より）

※Ⅳ-4-29　コンドームとHIV

コンドームによる予防効果

HIV感染率（どちらかのみHIVに感染していた夫婦）

コンドーム着用	夫婦間感染率
常に使用：123組	0%
ときどき使用：（多数）	7〜14%

(de Vincenzi I,N Engi J M. 1994)

『ストップHIV/AIDS』（p16、（独）国立国際医療研究センター エイズ治療・研究開発センター長　岡慎一）を元に作成

　以上のように、エイズは性にかかわる二人の関係の質について根本的な問題を私たちに問いかけている。その二人の関係には次のようなものもある。つまり互いに大人同士であって、HIVについてもよく理解していて感染の可能性を承知のうえでなお、コンドーム等を使わない選択もあるということである。万一感染してもその人たちはそれを背負って生きていくということを、お互いに納得した上でそういう生き方をする二人があってもいい。私たちは何もHIVに感染しないために生きているのではなくて、性的ふれあいやエロスの楽しさを分かち合い、生きがいを与え合って生きていく、そのための「性」なのだから。そうしたことも含めての選択であり、"性と生"ではないのではないだろうか。

(d)　エイズは青年の病気である

先にも述べたが、HIV 感染者は 20 〜 30 歳代に集中している。感染してから発症までに 10 年の年月があると考えると、10 代、20 代の前半の性行為が原因と思われる。事実、若い年代の性行為の相手が数人に及ぶことも例外的ではなくなってきた現在（※Ⅳ-4-30）、一人の性行為の相手の背景にまた数人いて……と考えざるを得ないわけで、その時の性行為の対象はたった一人であっても、実に多くの人と間接的に感染可能なつながりを持つことになるのである。

このように若い世代、とくに結婚その他によってセックス・パートナーが決まっていない段階（必ずしも結婚すれば自動的に対象が少なくなるというわけではない）、しかも性的好奇心が強く、アイデンティティが確立しにくく、したがって誘いを断りにくい時期の性行為によって感染はひろがりやすいのである。こうした意味において"エイズは青年の病気"といったのである。

また青年時代は一般に「病む」ことと最も縁遠く、生きる勢いやエネルギーにあふれた時代でもある。したがって周囲に病んだ人がいても、自分とは関係ないことだと考えやすいのではないだろうか。「自分は大丈夫だ」「自分だけは……」とは誰しも思い込みがちなものだが、青年期はとくにその傾向が強い。よく知らない相手とそのときの雰囲気でコンドームなしの性交をするのは、アルコールなどを飲んで自尊心を失いやすいとき、あるいは旅行先でつい開放的な気分になったときに多いと思われる。あるいは仲間と一緒の行動の場面など周囲の雰囲気に流されやすい状況などなど、さまざまな場面を想定（※Ⅳ-4-31）して考えておく必要がある。

そして、※Ⅳ-4-31 で紹介するゲイ・グループの取り組みのように、性のパートナーに具体的にしてほしいこと、ほしくないこと、「ダメ」「いや」「ノー」「やめよう」など実際の場面で言いにくいことを、声に出して言ってみるなどのトレーニングをしておくことも重要であろう（※Ⅳ-4-32）。青年期の性の課題はこのように大きく重い。

※Ⅳ-4-30
今までの経験人数（性交渉をもった相手）が 20 代では男性が 7.4 人、女性で 5.6 人となっている。また、20 代女性の初体験相手の 9.6％ はネット経由であるという。「ニッポンのセックス」相模ゴム工業による WEB アンケート調査（47 都道府県）2013 年 1 月より

※Ⅳ-4-32
言いにくいことを言うことで、むしろ安心できる（不安を取り除く）ということがポイントである。

※Ⅳ-4-31　セーファーセックスの第一歩は、話すことから！

あなたのパートナーとセーファーセックスについて話をしましょう。
たいていの人は、セックスが健康に害を及ぼす影響について自覚していますし、何が安全で何が危険なのかについて自分の考えを持っているのですから。
でも、あなたがパートナーのことをよく知らない場合、この話題を持ち出すのは難しいかもしれません。
そんなときのためのヒントをいくつか…

★誰かとデキそうなとき、あとで後悔しないよう、理性が欲望をコントロールできるうちに話をしてみましょう。

★もし、あなたがペニスを挿入したい、されたいと考えているのであれば、コンドームを使うことをパートナーと話しあってみましょう。遠回しではなく率直にさらりと言うのがコツ。「コンドームなんて常識だよ」「つけたほうがよかばい」「つけるのあたりまえやんか」という具合にズウズウしく言ってみては？

★どうしても話しあえないときは、とにかくコンドームを使うか、感染の可能性の高い行為をしないようにしましょう。自分の判断を大切にして、あなたが決めたセーファーセックスの基準を超えるものには、はっきり「ダメ」といいましょう。

出典：HIV と人権・情報センター大阪支部「ゲイ・プロジェクト」製作、『ゲイのためのセーファーセックス』HIV と人権・情報センター発行

❹ 感染に関してどう取り組むか

特定の人が感染するのではなく、だれにでも感染の可能性があるのだが、先にも述べたように若い世代に感染者が増え続けている。しかし、治療の進歩によって感染しても生涯エイズの発症を遅らせたり、防いだりすることができるようになったのである。もちろん、放置すれば命にかかわる病気である。できる限り無症候期（感染からエイズ発病まで約10年。この間症状がない）に検査をうけることによって、感染拡大を防ぎたいものである。

(a) 感染に「道徳」を絡ませない

HIVをふくめ性感染症にかかった人は不道徳で不真面目な人であるという考え方が根強くあり、それが治療への取り組みを遅らせたり困難にしているのではないだろうか。しかしウイルスは人を選んでいるのではなく、特定の人との真面目な関係からも感染はひろがることを知っておく必要がある。こうした意味から「ぷれいす東京」の池上千寿子は次のように述べているので紹介しておこう。

「呼吸をするから呼吸器が病むことがある。物を食べれば消化器が病む可能性がある。それと同じようにセックスをしなければ性感染症にはかからないが、セックスすれば病気にかかることはあり得る」（※Ⅳ-4-33）。だから性感染症も他の病気と同じように早期発見、早期治療をすればいいわけだが、性に関する病にだけは、"道徳"が絡んできて、なにかやましいことや不道徳的ことがあったのではないかという偏見のために、検査や治療が遅れたり放置されることになりがちである。

性感染症に感染したのは、不道徳な行いをしたからではなく、感染予防に取り組まなかったからである。道徳と感染は関係がないのである。

※Ⅳ-4-33
村瀬幸浩著『性教育が深まる本』
十月舎参照

(b) 感染の早期発見（検査）

心配な原因となる性行為があったからといって感染しているかどうかは血液検査を受けなければわからない。HIV検査は、血液中にHIVに対する抗体があるかどうかを調べる「抗体検査」が一般的であるが、HIVを形作るタンパク質を調べる「抗原検査」、さらに抗体と抗原が同時に測定できる「抗原抗体同時検査」がある。

免疫は、外敵から自分を守るための働きなので、自分のからだにあるCD4細胞の中のエイズウイルスを攻撃できないのである。そのためB細胞（※Ⅳ-4-34）がつくった抗体はからだの中にばらまかれたままなので、このHIVの抗体の有無を検査することになる。保健所等で検査を受ける場合には、感染の機会があった日から数えて抗原抗体検査では60日間、抗体検査では90日間経過してから受けることが望ましいといわれている。どちらの検査においてもそれぞれの期間がたてば診断がつけられる。このことは感染の可能性がある行為をしたとしても所定の期間たたないと検査をしても正確な診断はなされないことを示している。この期間をウインドウ期（ウインドウ・ピリオド）という。

保健所等のHIV検査は、結果が1〜2週間後にわかる「通常検査」と、「即日検査」

※Ⅳ-4-34
免疫細胞のリンパ球の中のひとつで、外敵の侵入をキャッチして抗体生産の準備をする働きを持っている。そして司令塔であるヘルパーT細胞（CD4リンパ球）から攻撃命令をうけて抗体による攻撃を開始するわけだが、B細胞独自の判断では攻撃できない。また外敵の情報を記憶する性質もある。記憶のある外敵に対しては、すばやく攻撃の対応ができ発病を抑えることができるが、記憶のない外敵に対しては抗体を生産するのに時間がかかってしまう。

といって陰性の結果がその日のうちにわかる２つが代表的なものである。全国の保健所で無料、匿名で受けられ、ところによっては、HIV 検査と同時に他の性感染症検査（性器クラミジア感染症・梅毒・淋病）も受けられる。ただし、検査項目は保健所によって多少の違いがあり、事前に予約が必要なところもある。また、夜間や土曜日に検査をおこなっているところもあるので、問い合わせが必要である（※Ⅳ -4-35）。

　近年インターネットを介して自宅採血で感染の可能性が調べられる民間の郵送検査があり（※Ⅳ -4-36）、その利用は直線的に増加していて、保健所等検査数を 100 とすると郵送検査数は 2017 年では 81 に達している。

　検査の選択肢が増えることは望ましいが、感染が疑われる結果が出ても、その場で医師や保健師と面談する機会がなく、医療へつなぐ仕組みが必要だと考えられている。医療機関の検査は有料で、数千円から 1 万円である。

　検査の結果が陰性であれば、感染の不安から解放される。陽性だったら、より早く医師の健康管理指導のもとに入って対応することである。早く対応すれば基本的にそれまでと同様の生活ができるし、当然、延命も期待できる。そしてパートナーなどに二次感染をさせないよう予防措置がとれるし、やがて発病したとき（10 年程先、場合によってはもっと遅く）のための精神的、経済的対応や人間関係のありかたなど生活を再構成するための準備ができる。そうするためにも感染の有無を確かめる検査を受けることが重要である。そして検査を受けようという気持ちになるには、"HIV 感染＝エイズ＝絶望と死" というようなイメージを刷り込むことは望ましくもないし正しくもない。すでに世界中の多くの感染者が、現に HIV と共存しつつ生きているのである。

(c)　感染後の経過

　ところで、HIV に感染＝エイズではないことはすでに述べた通りであるが、エイズ、つまり後天性免疫不全症候群かどうかを診断する基準は次項の表（※Ⅳ -4-37）のとおりである。このうちのひとつの症状が認められればエイズと診断されるが、感染してから発症までの期間は平均 10 年といわれている。そこまでの全経過は、" 初感染期（6 〜 8 週）"、" 長い無症候期（個人差が大きいが 2 〜 10 数年）" を経て " エイズ発症期 " を迎えるという 3 段階にわけることができる。

　感染当初、約半数の人に急感染を起こす時期があるが、その症状は発熱・咽頭発赤・筋肉痛などのインフルエンザ様のものである。この時期には、まだ体の中に HIV に対する抗体がないので、このウイルスが大量に増殖するのである。しかし、これも免疫機能が働き始めることで急速に減少し、初期の症状は自然に消失し無症候期に移っていく。感染してから 2 〜 3 ヵ月のことである。この時期に診断ができると、その後の治療や経過に圧倒的に有利になるという。そのためには他の性感染症（STI）に感染したときは、HIV 感染を考えてみることが重要である。

　初感染期をすぎると HIV の増殖と免疫反応による抑制が平衡状態となり、血中のウイルス量が安定するようになる。この時期は自覚症状がないので、HIV の検査を受

※Ⅳ -4-35
詳しくは各都道府県の保健所の検査実地体制を「HIV 検査相談マップ」インターネットサイトで検索できる。また、住んでいる地域に関係なく、希望する全国の保健所で受診できる。

※Ⅳ -4-36
郵送検査を行っている会社の多くは、インターネット上にホームページを開設している。しかし、保健所等における対面検査とは異なり、対面せずに受けられるというメリットもあるが、HIV 検査に関する情報を十分に伝えにくいという側面もある。また、会社によっては検査の精度が低いところもある。そのため検査キットを選ぶためには、信頼性、利便性、ユーザーサポートなどを慎重に見極め選択することが望まれる。キットの購入金額は平均 4,000 円代である。

※Ⅳ-4-37　サーベイランスのためのエイズ診断基準

1.	カンジダ症（食道、気管、気管支、肺） 最もよくみられる合併症の一つで、そのなかでも食道カンジダ症が多い。
2.	クリプトコッカス症（肺以外） 髄膜炎を併発することが多い。
3.	コクシジオイデス症
4.	ヒストプラズマ症（3・4は、全身播種性もしくは、肺、頸部、肺門リンパ節以外に起こったもの）
5.	ニューモシスチス肺炎 かつては、カリニ肺炎とよばれていた。エイズに併発する合併症で最も頻度が高い。
6.	トキソプラズマ症（生後1か月以降） 脳炎を起こし、日単位で進行する。
7.	クリプトスポリジュウム症（1か月以上続く下痢を伴ったもの）
8.	イソスポラ症（1か月以上続く下痢を伴ったもの）
9.	化膿性細菌感染症（2年以内に二つ以上あるいは繰り返し起こしたもの） ①敗血症、②肺炎、③髄膜炎、④骨関節炎、⑤深在臓器の膿瘍
10.	サルモネラ菌血症（再発を繰り返すもの）
11.	活動性結核（免疫不全の場合） 結核はHIV感染症の進行を早め、HIVは結核を重篤化させる。
12.	非定型抗酸菌症 （全身播種、または肺、皮膚、頸部、肺門リンパ節以外に起こったもの） エイズ患者の合併症として頻度が高い。
13.	サイトメガロウイルス感染症（生後1か月以降で肝臓、脾臓、リンパ節以外） 最も多い合併症は網膜炎。
14.	単純ヘルペスウイルス（HSV）感染症 ①1か月以上持続する粘膜、皮膚の潰瘍を呈するもの ②生後1か月以降で気管支、肺炎、食道炎を併発するもの
15.	進行性多巣性白質脳症（PML） 今のところ治療薬はない。
16.	カポジ肉腫 かつては皮膚病変が主体と考えられていたが、消化管の合併が多いことがわかってきた。
17.	原発性能リンパ腫
18.	非ホジキンリンパ腫
19.	浸潤性子宮頸ガン パピローマウイルス（HPV）によっておこる。
20.	反復性肺炎（1年に2回以上繰り返すもの）
21.	リンパ性間質性肺炎・肺リンパ節過形成（13歳未満）
22.	HIV脳症（痴呆または亜急性脳炎）
23.	HIV消耗性症候群

＊『ストップHIV/AIDS』の中の「エイズ診断のための23の日和見感染症とはどういう病気ですか？」の説明文の一部を引用して作成した。作成部分は▨▨▨で示した。（文責は狛）

※Ⅳ-4-40
健康な状態のときは体にとって害にならなかった病原性の弱い微生物が、免疫力の低下した感染者に引き起こす病気のことをいう。

けない限り自分ではわからない。そのため他人に感染させることになる。この点がやっかいでエイズの恐ろしいところといえる。このあたりの経過を次の図（※Ⅳ-4-38）で確認しておきたい。

この無症候期間がどの程度続くのかには、大きな個人差があるが、早期に感染に気づくことでこの無症候期を引き延ばし、次に現れてくる新たな症候に機敏に対応することが、可能になったのである。

やがてCD4リンパ球の数が200/μlを下回る頃（※Ⅳ-4-39）よりいろいろな日和見感染がおこってくるようになる（※Ⅳ-4-40）。ニューモシスチス肺炎（カリニ肺炎）やカンジダ（カビの一種）による口内炎や食道炎などよく知られているが、CD4リンパ球数が50μlを下回ると、それまで何ら悪影響を及ぼすことがなかったようなはるかに弱い病原体が活動し始めることになる（サイトメガロウイルス網膜炎を早期発見するためにはCD4リンパ球数50μl以下になったら眼科での定期的なチェックが必要）。そしてさらに低下すると悪性リンパ腫もしくはエイズ脳症の発症する確率が高くなってくる。これがエイズ期である。しかし、今日ではエイズ発症前にHIV感染を発見できれば、エイズ発症をコントロールできるまで進んできている。

また、発症した場合でも日和見感染などの合併症への治療をおこなった上で、抗HIV薬によって免疫力を回復させるまでになっているのである。

(d)　治療のタイミングと治療薬

従来、厚生労働省研究班の治療指針によると、治療の開始はCD4値によってそのタイミングの基準が決まっていた。しかし、感染がわかってすぐ治療を始めた方が、パートナーへの二次感染も減らせるし、死亡率やエイズの発病が低くなるという結果が海外の臨床試験でわかり、感染判明後、早期に治療を始めるのが国際的常識になっ

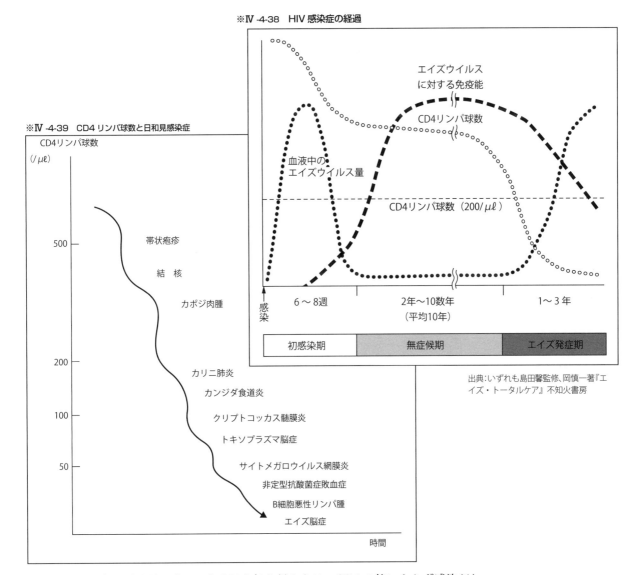

※Ⅳ-4-38　HIV 感染症の経過

エイズウイルス
に対する免疫能

CD4リンパ球数

血液中の
エイズウイルス量

CD4リンパ球数（200/μl）

| 感染 | 6～8週 | 2年～10数年
（平均10年） | 1～3年 |

| 初感染期 | 無症候期 | エイズ発症期 |

出典：いずれも島田馨監修、岡慎一著『エイズ・トータルケア』不知火書房

※Ⅳ-4-39　CD4リンパ球数と日和見感染症

CD4リンパ球数
（/μℓ）

帯状疱疹

結　核

カポジ肉腫

500

カリニ肺炎

200

カンジダ食道炎

クリプトコッカス髄膜炎

100

トキソプラズマ脳症

サイトメガロウイルス網膜炎

50

非定型抗酸菌症敗血症

B細胞悪性リンパ腫

エイズ脳症

時間

ている。日本のガイドラインでも 2016 年 3 月からは、CD4 の値によらず感染がわかった時点で、すぐに抗 HIV 薬の投与開始が望ましいとされている。しかし、国内では、治療費の負担を下げるため、治療の開始を遅らせる感染者がいる。その背景には、HIV 感染が身体障害として認定される制度（福祉制度）があり、その制度を利用するには、CD4 の値が一定以下（500/μl）か、CD4 値に関係がなくても一定の認定基準が求められるからだという。身体障害手帳が交付されなければ医療費が高額になり、治療が継続できなくなる可能性がある。治療薬の費用は月額 20 万円、障害が認定されれば、収入に応じても 5 千円、1 万円と負担は大幅に減ることになる。

　現在の治療は、HIV の増殖を抑える抗 HIV 薬を組み合わせて服用する「多剤併用療法」（※Ⅳ-4-41）で、かつては多くの錠剤を 1 日に数回に分けて飲んでいたものが、13 年 5 月に合剤が登場することによって、1 日に 1 錠の服用となり、副作用も軽減されている。

※Ⅳ-4-41
1997 年から HAART（Highly Activ Anti-Retroviral Therapy）：多剤併用療法ができるようになり、数種類の抗レトロウイルス薬をくみ合せて使う。HAART は「カクテル療法」ともいわれていて、強いウイルス増殖抑制効果がある。

また、今日ではPrEP（プレップ/暴露前予防投薬）と呼ばれる新たな方法が注目されている。感染の危険が高い人にエイズ治療薬を飲んでもらい感染を防ぐ方法である。プレップとして現在、効果が証明されているのは、抗HIV薬のひとつである「ツルバタ」という薬である。

米国では2012年、FDA（米食品医薬品局）が予防目的で、ツルバタを承認し、2014年には、米疾病対策センターがプレップのガイドラインを策定した。さらにWHOもHIV感染のリスクが高い人たちに対してプレップを推奨し、2015年にガイドラインを作成した。しかし、日本では、プレップという手段があることが、リスクの高い人にもほとんど知らされていない。ただ、日本では治療薬として承認され、治療の選択肢が増えているものの、予防薬としては未承認である。そのために保険がきかないので、自費負担となり高額になる。

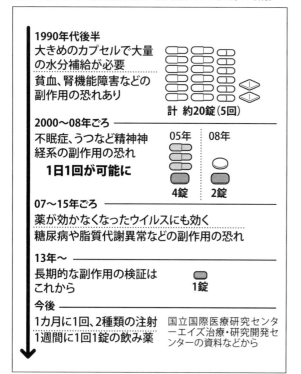

※Ⅳ-4-42　エイズ治療薬の変遷（朝日新聞2017年5月17日付）

1990年代後半
大きめのカプセルで大量の水分補給が必要
貧血、腎機能障害などの副作用の恐れあり
計 約20錠（5回）

2000〜08年ごろ
不眠症、うつなど精神神経系の副作用の恐れ
1日1回が可能に
05年　4錠　08年　2錠

07〜15年ごろ
薬が効かなくなったウイルスにも効く
糖尿病や脂質代謝異常などの副作用の恐れ

13年〜
長期的な副作用の検証はこれから
1錠

今後
1カ月に1回、2種類の注射
1週間に1回1錠の飲み薬
国立国際医療研究センターエイズ治療・研究開発センターの資料などから

HIV感染症は治療薬の進歩でAIDSによる死亡が回避されているものの、途上国の感染者は、高額のため使えない人が多いという。また新規感染者を減らすには、現実的に飲み続けられるようにする対策が必要である。そのためには治療の必要な人に、ジェネリック薬などの入手と購入が容易になるようなアクセスをどう保障するかが課題としてある。

一方、飲み続けることによって非感染者（健常者）の寿命と変わらなくなったものの、感染者の老化は非感染者より早く、がん、腎障害、認知症等が見られ、加齢による合併症や介護の問題も増えると思われるので、その対策も急がれる。

最近の治療の進歩では、1か月に1回、2種類の注射を打つ治療薬の臨床試験が国内で進行中であるし、一週間に一錠ですむ薬も海外で開発が進んでいる（※Ⅳ-4-42）。しかし、今のところHIVを体内から完全に排除できないので、治療は生涯継続しなければならない。そこで今度は、薬を継続する必要をなくそうと「ゲノム編集」（※Ⅳ-4-43）による研究が海外を中心に始まっている。2018年5月に神戸大学のグループがゲノム編集技術をつかってエイズウイルス（HIV）の遺伝子を壊すことに成功したという（※Ⅳ-4-44）。また、画期的なエイズの治療薬になるかもしれない新しい化合物が開発されたという（※Ⅳ-4-45）。

※Ⅳ-4-43
ゲノム編集〜特殊な酵素などを使って、狙った遺伝子を壊したり、別の遺伝子と置き換えたりする技術。

※Ⅳ-4-44
「ゲノム編集活用　HIV遺伝子破壊」朝日新聞夕刊　2018年5月19日付

※Ⅳ-4-45
横浜薬科大の大類洋特任教授によって開発された。今までの薬とは分子の構造が違い、耐性がつかず、副作用も少ないとみられるために、新薬としての期待が高まっているという。「HIV地球から消える？」―エイズ治療薬―　東京新聞朝刊　2019年10月7日付

(e)　社会保障・社会福祉制度

社会福祉制度の情報開示は国や自治体によってどれほどなされているのか。学ぶ機会はどれほど保障されているのか。かならずしも十分とはいえないのではないだろうか。

抗 HIV 療法は保険診療で自己負担 3 割の場合でも、薬代は 1 か月 5 〜 6 万円かかる。そのため医療費が経済的な負担にならないようにさまざまな制度が設けられているが、「申請主義」のため自分から申請しなければ利用できない。黙っていても自動的に適用されるわけではない。

「身体障害者手帳」「高額療養費支給制度」「自立支援医療」「障害手当金」「障害基礎年金」「生活保護」など代表的な制度で、他にもある。相談窓口は、各自治体の福祉窓口や病院のソーシャルワーカー、コーディネーター・ナースである。

(f)　陽性者の就労の状況

定期的な通院と毎日定時に薬を服用するなどの治療を継続すれば、何十年も普通の生活が可能になった。デンマークでの大規模疫学調査（米国の医学誌『内科学紀要』07 年 1 月 16 日）の HIV 感染者 3,990 人を追跡した結果によると、感染者の平均余命は 25 歳を起点に約 40 年に改善したという。そのため健康な人が働く年代まで感染者も同じように働くことができるのである。

90 年代以降に飛躍的に治療が進歩してきたこともあり、感染してもエイズ発症を大幅に遅らせることもできるし、生涯エイズを発症させないことも可能になってきている。また、「職場と HIV/ エイズ」パンフレット（※Ⅳ -4-46）によると「HIV 陽性者には 20 〜 50 歳代の働き盛りの男性が多く、多くの人は世帯主として家計を支えています。約 75% の人は、自営業、正社員、公務員、派遣などで働いています。専門・技術職や医療・福祉・小売・飲食・教育など多様なサービス業で働く人が多いです」。「就労者の 89% の人が週 5 日以上、82% の人が週 35 時間以上働いています」。さらに「職場の同僚、上司、人事担当者、などに HIV 陽性であることを知らせている人はそれぞれ 6 〜 12% で、いずれか 1 人にでも知らせている人は 21% でした」（図についての記述は省略）。と報告されており、多くの陽性者が病名を知らせないで働いていることがわかる。このことはいったい何を意味するのだろうか。厚生労働省は「職場におけるエイズ問題に関するガイドライン」（1995 年 2 月 20 日）で、感染者である労働者が職場において誤解や偏見による不当な扱いを受けることがないよう、事業場においても積極的にエイズ問題に取り組んでいくことが重要としてガイドラインを作成した。そのなかで「職場におけるエイズ対策の基本的な考え方」（「エイズ教育」、「HIV 検査」、「HIV 感染の有無に関する秘密の保持」、「雇用管理等、不慮の出血事故等における感染の予防」）を参考にして事業者はエイズ問題に対する基本的な方針を作り、エイズ対策に自主的に取り組むことが望ましいとしている。しかしエイズパニック以来 30 数年、医療の進歩に関わらず、いまだに差別・偏見は払拭されていない。現に、HIV の感染を告げなかったことを理由に病院の採用内定を取り消された事件がおきている（※Ⅳ -4-47）。それは HIV と共に生きる人たちの生活や問題が見えない状況におかれていることにも、その一因があるのではないかと思われる。

今後とも、より積極的にエイズに関する正しい知識を提供するとともに、感染者（当事者）が望めば安心して自己開示できる環境づくりが急がれている。

※Ⅳ -4-46
2012 〜 2014 年度厚生労働科学研究費補助金エイズ対策政策研究事業である「地域において HIV 陽性者等のメンタルヘルスを支援する研究（代表：樽井正義）」の「HIV 陽性者の健康と生活に関する実態調査」から「職場と HIV/ エイズ」パンフレット作成（全国の HIV 陽性者 1469 人の声をもとにしたもの）2015 年 11 月発行。編集：生島嗣（ぷれいす東京）、大槻知子（ぷれいす東京）、若林チヒロ（埼玉県立大学）

※Ⅳ -4-47
札幌地裁判決では「感染者告知義務なし」として内定取り消しは違法という判決が出ている（「HIV 内定取り消し違法」朝日新聞　2019 年 9 月 18 日付）。

⑤ 治療をめぐる世界の考え方

2015年2月17日に国連合同エイズ計画（UNAIDS）と国連児童基金（ユニセフ）の各国代表が集まった会合がナイロビで開催され、そこでは若者の間でエイズに対する対策が遅れていると警告を出すとともに、感染拡大を終結させようと国際的な対策を始めることを呼びかけた。そしてUNAIDSとユニセフが共同で、30年までにエイズの流行を終わらせるために若者に必要に応じた対応や国際的な努力を加速するように提案した。こうした「終わらせる」という考え方、取り組み方について稲場雅紀（アフリカ日本協議会）は「ぷれいす東京 Newsletter」の中で、「世界のエイズ対策は、十分な一貫性を伴わない中で、『エイズを終わらせる』という方向に向かっているように見える」が、「日本でエイズに取り組むとき、私たち市民社会や当事者運動のビジョンは『共に生きる』であり、『エイズを終わらせる』ではない」（※Ⅳ-4-48-a）と書いている。

この「エイズを終わらせる」という「『エンド・エイズ』が主流化したのは、2011年の国連エイズ・ハイレベル会合である」とし、「ここで『新規感染ゼロ、差別ゼロ、エイズ関連死ゼロ』という『3ゼロ』目標が提示」（※Ⅳ-4-48-b）され、「『2015年までに母子感染ゼロ』大方針も示された。さらに2012年、『早期のエイズ治療導入で、HIV陽性者とHIV陰性者のカップルの96%でHIV感染を防ぐことができる』という研究結果を発表、『治療＝予防』が主流化した」（※Ⅳ-4-48-c）としている。その後、「国連合同エイズ計画（UNAIDS）は、『2020年までに、HIV陽性者の90%を検査し、その90%が治療し、その90%のウイルス量を検出可能値以下に下げる』という『90-90-90』（※Ⅳ-4-49）の目標を打ち出し」、その結果「アフリカ諸国などでは、援助機関や政府が旗を振って、母子感染予防を軸に、『治療＝予防』の考え方に基づくプロジェクトが相次いで開始されている」（※Ⅳ-4-48-d）というのである。

稲場は、「エイズに取り組む国際的な市民社会は、より積極的なエイズ対策を、と常に大声を上げてきた。しかし、アフリカ、アジアの現場でエイズに取り組む関係者たちをはじめ、『エイズを終わらせる』性急な流れへの違和感を表明する人たちが徐々に増えてきているように思う」（※Ⅳ-4-48-e）として、「実際に重要なのは、たとえば治療薬を持続可能な形で飲み続けられるような環境づくりであり、コミュニティ作りを通じた持続可能な予防やケアの実現だ」（※Ⅳ-4-48-f）と提起している。

さらに「2030年に向けて国連が打ち出す新目標は『持続可能な開発目標』だ。問われているのは『持続可能性』であって、感染症対策だけが『エンド』を目標にする必要はない」（※Ⅳ-4-48-g）という。

2017年にUNAIDSは、90-90-90目標の中間報告をおこなった。世界の現在の推定値は「70-77-82」の水準（※Ⅳ-4-50）であるが、90-90-90ターゲットが完全に達成できれば、HIV陽性者の73%（0.9×0.9×0.9×100＝72.9）が体内のウイルス量が検出限度以下に保てることになるという。しかし2016年までにこの状態レベルに達したのは、ボツワナ、カンボジア、デンマーク、アイスランド、シンガポール、スウェーデン、英国の7国である。この中間報告をめぐっては、全体的には成果が上がっており、なおいっそうの努力が必要という見方がある一方、2020年までの達成には懐疑

※Ⅳ-4-48-a,b,c,d,e,f,g
「エイズを終わらせる」？それとも「共にいきる」？―持続可能な開発目標（SDGs）の下での世界のエイズ対策はどこへ―「ぷれいす東京 News Letter」No.87.2015年11月号

※Ⅳ-4-49
90-90-90の最初の90は検査を受けることで、感染している人の90%は把握できるようにするということである。次の90は検査で感染がわかった人の90%がHIV治療を受けることができるようにする目標である。3番目は、治療継続を受けている人の90%が、体内のウイルス量が検査で検出できないほどに低い状態におさえる数値目標である。

※IV-4-50　世界の地域別ケアカスケード*達成（「JaNP＋」NEWS LETTER No.34）

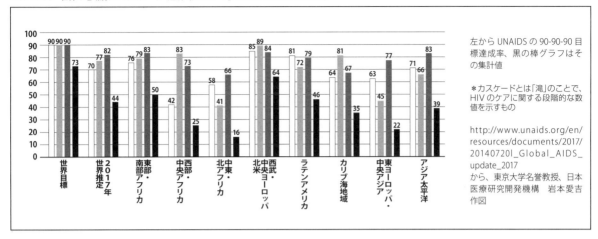

左から UNAIDS の 90-90-90 目標達成率、黒の棒グラフはその集計値

*カスケードとは「滝」のことで、HIV のケアに関する段階的な数値を示すもの

http://www.unaids.org/en/resources/documents/2017/20140720l_Global_AIDS_update_2017
から、東京大学名誉教授、日本医療研究開発機構　岩本愛吉作図

的な見方もある。

　この点について、ジャーナリストの宮田一雄は「『90-90-90 ターゲット』はいま、大きな壁に直面しています。抗レトロウイルス治療の普及でエイズによる死者は大きく減少したものの、成人の新規 HIV 感染は期待したほど減っていないのです」（※IV-4-51）と述べている。さらに国連合同エイズ計画（UNAIDS）元事務局長のピーター・ピオットは、自身の著書である『エイズは終わっていない〜科学と政治をつなぐ 9 つの視点〜』（慶応義塾大学出版会）の中で、「世界全体の HIV 新規感染は疑いもなく減っているが、それでも 2016 年には年間 180 万人が新たに感染している現実があり、予防対策が成功を収めているとは言いがたい」「世界各地の最近の感染動向のいくつかは、大きな懸念材料を提供しており、エイズの終結はいまだ見えず、戦略を見直す必要があると警告しているように思われる」とし、「HIV による死亡を減らし、感染の広がりを地域限定の低流行レベルにまで抑え込もうとする現在の努力を強化する一方で、エイズ対策も社会全体も現在の緊急対応的な発想から持続的な長期対応へとパラダイムを変えていかなければならない」としている。

　しかし、UNAIDS はさらに 5 ポイント引き上げて、2030 年までに 95-95-95 目標を提唱しているのである（※IV-4-52）。

※IV-4-51
「JaNP＋」NEWS LETTER
2018　No.36

※IV-4-52
「JaNP＋」NEWS LETTER
2018　No.34

❻　日本の目標と課題

　それでは日本での目標はどうなっているのだろうか。2015 年のデータでは「86-83-99」（※IV-4-53、次頁）にとどまり、先進国で唯一、HIV 感染拡大に歯止めがかかっていないという。「検査や診断を受けていない感染者が少なくないうえ、診断されても治療が始まっていない人が多く、『とても先進国とは思えない。衝撃的だ』（医療関係者）との声もあがる」（※IV-4-54）という。日本の場合、検査を必要としている人たちに、どのようにすれば早期に検査を受けてもらえるようにできるか、そして早期治療につなげるかが、喫緊の課題といえる。

※IV-4-54
2018 年 7 月 23 日に開かれた第 22 回国際エイズ会議を取材した杉山正隆（歯科医師・ジャーナリスト）と久田ゆかり（福岡健和会大手町リハビリテーション病院看護師）が報告した全日本民医連の MIN-IREN トピックスである。日本から取材に参加したのはこの 2 人だという。（国際エイズ会議報告・全日本民医連）

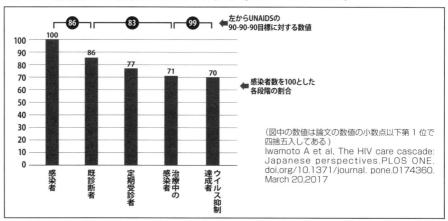

※Ⅳ-4-53　論文発表された日本のケアカスケード（『JaNP＋』News Letter 2017No.34）

（図中の数値は論文の数値の小数点以下第1位で四捨五入してある）
Iwamoto A et al, The HIV care cascade: Japanese perspectives.PLOS ONE. doi.org/10.1371/journal. pone.0174360. March 20,2017

※Ⅳ-4-57
市川誠一（名古屋市立大学　名誉教授）は「ゲイ・バイ男性のセクシュアル・ヘルス向上の取り組み―その30年と今後に向けて―」の中で「ゲイ・バイ男性へのHIV感染対策の脆弱性は、社会におけるセクシュアリティに対する偏見・差別が要因となっている。20年かけてゲイNGOやボランティアによってHIV感染対策に取り組む体制が作られてきたが、未だこれらの活動への支援体制は十分とは言えず、また新たな課題への対応も必要となっている」と述べている。（『JaNP＋』NEWS LETTER MARCH, 2019 No.39）より
また「LGBT当事者の意識調査～いじめ問題と職場環境の課題」によると、学校教育では「『同性愛について一切習っていない』が全体の約7割。年代別で見ると10代が『習っていない』と回答した率が一番低かった」。一方、「『異常なものとして習った』『否定的な情報を得た』の回答も2割超あり」と報告されている。「宝塚大学看護学部日高教授LGBT当事者の意識調査（ライフネット生命委託調査）2016年7月15日～10月31日」より

　2018年の厚生労働省のエイズ動向委員会の報告では、新規のHIV感染者は940件、新規のAIDS患者数は377件で両者を合わせた新規報告件数は1,317件で、「横ばいからやや減少」の状態といえる（※Ⅳ-4-55）。しかし、件数はあくまで「報告数」であり、検査をしていなければ数に入っていないのである。累計報告件数はHIV感染者とAIDS患者を合わせると30,149件となっている。

　HIV感染者およびAIDS患者の感染経路別内訳を見てみると、日本国内では、同性間・異性間の性行為によるものがほとんどを占める。その内、同性間の新規HIV感染は7割以上（※Ⅳ-4-56）である。このことから、特に男性と性交する男性層に対して対応しきれていないことがわかる（※Ⅳ-4-57）。

　ここで2018年1月に改正されたエイズ予防指針のポイントを紹介しておく。「効果的な普及啓発」「発生動向調査の強化」「保健所等・医療機関での検査拡大」「予後改善に伴う新たな課題へ対応するための医療の提供」の4項目があげられており、ジャーナリストの宮田一雄はそのポイントを「JaNP＋」（NEWS LETTER No.36）の中でわかりやすく次のように紹介している。

※Ⅳ-4-55　HIV感染者およびAIDS患者報告数の年次推移

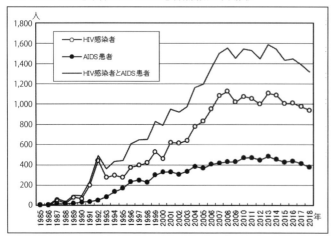

※Ⅳ-4-56
2017年に報告された新規HIV感染者の感染経路別内訳

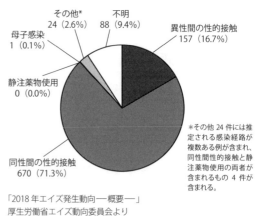

＊その他24件には推定される感染経路が複数ある例が含まれ、同性間性的接触と静注薬物使用の両者が含まれるもの4件が含まれる。

「2018年エイズ発生動向―概要―」
厚生労働省エイズ動向委員会より

★啓発に力を入れ、HIV/エイズにまつわる差別や誤解をなくしていく。
★流行の現状をより正確に把握する。
★感染している人が治療がうけられるよう HIV 検査の利便性を高める。
★感染を知った人が安心して治療を受け、社会生活を続けられる基盤を整える。

　また、その改正の評価をめぐり、「前回改正から今回に至る 6 年の間に治療研究が大きく進んだので、その成果を積極的に取り入れようとしている印象はあります」とし、しかし「『90-90-90』も『TasP』（※Ⅳ-4-58）も『PrEP』も国内における知名度および認知度は決して高くありません」「十分な理解が得られないままに現実が先行し、曲解して伝えられることになれば、予防の手段と考えられていたものが逆に感染の拡大要因になってしまう懸念もないとはいえません」「したがって、治療や予防に関する新たなコンセプトをきちんと把握して対応しようという姿勢を示したことは、今回の改正の大きな特徴だと思います」と述べており、そして改正の「4 項目に集約されたポイントのどの部分を重視するかで、今後の対策の様相もまた大きく異なってくるからです」と評価しつつ問題点を投げかけている。

　国際エイズ学会（IAS）年次書簡 2018 の「エイズは（いまなお）政治的課題である」によると「エイズ終結が可能であるという予測は、HIV 治療が潜在的に持っている予防治療面での力を最大限に生かそうする、90-90-90 アプローチの達成が前提になっています。しかし、90-90-90 を達成するだけでは、流行は終結しないということも次第に明らかになってきました」という。

　また池上千寿子（特定非営利活動法人ぷれいす東京理事）は、「エイズ 35 年は『医療だけでは解決しない』、『医療を支えるのが陽性者を受容する社会環境だ』ということを確認してきたあゆみです」（※Ⅳ-4-59）と 35 年をふりかえって述べている。

※Ⅳ-4-58
T は治療（Treatment）、P は予防（Prevention）の頭文字。抗レトロウイルス薬を続けて服用することによって陽性者の体内のウイルス量が減れば、本人の健康の維持だけではなく、他の人への感染も予防できるということであり、予防としての治療である。

※Ⅳ-4-59
第 30 回日本エイズ学会学術集会・総会の記念シンポジウムで話した内容を、ぷれいすコラムのために、「社会的病としてのエイズとその対策〜混沌から共存への 35 年の歩み」として新たに書き下ろしたものから引用。

❼ 「HIV と共に生きる」ということ

　エイズパニックから 30 数年経つ。この間、医療の進歩にはめざましいものがあり、エイズは「死の病」ではなくなった。HIV に感染してもエイズの発症を抑えることが可能になったのである。しかし、内閣府が 2018 年 1 月に実施した調査によると、エイズの印象で最も多かった回答は、「死に至る病」で 52％、30 代では 6 割近く選んでおり、はたして「HIV と共に生きる」という考え方は受け入れられてきたのだろうか。なかなかそうは思われない。

　「感染を誰にも知らせないように生活している」「HIV 陽性者とわかると退職を強要される」など医療や教育・労働の現場、社会や地域の中にいまだに排除の姿勢が見うけられる。さらに感染したことを個人の不道徳な行いの結果として差別したり、エイズは特定の人がかかる病気で自分には関係ないとする意識、態度等が根強く残されている。では、なぜ感染したというだけで差別を受けなければならないのか。それは「エイズの発症と社会的波紋そして差別・偏見」のところで紹介したように、この病気が

※Ⅳ-4-60
スティグマとは烙印、または汚名のことである。
『『スティグマの本質に迫る』国際エイズ学会（IAS）2019』によると「HIV 流行がはじまったころから、スティグマと差別は混同して受け止められる傾向がありました。しかし、この両者は互いに関係してはいるものの、同じものではありません。スティグマは特定の集団を取り上げ、その集団に属する人すべての価値を着実に引き下げていく社会的現象です」「差別はスティグマの結果として起こる行為です」とある。

※Ⅳ-4-61
U＝Uとは Undetectable（感染感度以下）＝Untransmittable（非感染）。これは検出できなければ感染力がない、という意味である。抗レトロウイルス療法（ART）を継続し続けると血中の HIV 量が減り、血中ウイルスが６ヶ月以上にわたり検出限界以下（1ml 中 50 コピー*以下）に抑えられていれば、他者への HIV の感染は起きないということである。そのため HIV をコントロールできている人は、HIV を広げる恐れのある人ではなく、むしろ安全な人であるということだ。こうしたメッセージは U＝U と呼ばれ、世界各地で理解を広めるキャンペーンが展開されている。
（* HIV は、自身の遺伝子情報を RNA として２本ずつ蓄えており、この２本を２コピーと数える）

※Ⅳ-4-62
池田恵理子著『エイズと生きる時代』岩波新書

世界に登場した時、マスコミのスキャンダラスな情報に影響されていたこともその一因と考えられる。こうしたスティグマ（※Ⅳ-4-60）と差別に対抗するためにU＝Uのキャンペーン（※Ⅳ-4-61）が世界中にひろがりはじめている。日本エイズ学会も 2019 年３月に支持を表明した。

　日本においてエイズに対する差別・偏見を取り除く教育は、学校教育において不可欠である。その際、④の（a）（p.146）にも書いたように、性感染を「道徳」と結び付けることなく性教育をするようになれば、誰もが感染する可能性がある "性生活習慣病" として認識し、いかに対処するのか、また万一防ぐことができなかったら、どう対応するのかを学ばせることができるであろう。

　しかし、スティグマや差別、社会的排除が残されている状況の中では、どれほどの人が自ら進んで検査を受けるであろうか。いくらコンドームの必要性や抗体検査のキャンペーンを進めても消極的になり、なかなか感染予防につながっていかないと思われる。「エイズに真剣に取り組んでいる社会では、この病気の初期に作り上げられた恐怖といかがわしさが入り混じったエイズのイメージを払拭し、予防教育と感染者との共生を進めるために大変な努力をしている」（※Ⅳ-4-62）ということだ。その意味では、U＝U キャンペーンの成果に期待したい。

　日本は、感染拡大をくい止めることに成功している他国からもっと学ぶ必要があるのではないだろうか。そのためにも「共に生きる」ために、HIV 陽性者が人生の節々でどんな問題に遭遇し格闘しているのか、まず、そうした陽性者の多くの声を知ること、知らせること、そして、そこに自分のライフスタイルを重ねて考えてみることから始めてみよう。そのことはとりもなおさず、スティグマや差別を乗り越えるひとつの力、理知の力につながるだろう。恐怖、絶望、排除でなく理知の力で対応していく、その力を身につけひろげていくこと、まさに「HIV と共に生きる」時代を迎えたと考えたい。

Section 5
その他の性感染症

STI 予防のパンフレットや書籍（※Ⅳ-5-1）を参考にしながら、いくつかの性感染症をピックアップしてまとめておこう。

1 淋病

<潜伏期間>　2～7日
<原因>　淋菌という細菌
<症状>　尿道感染症のひとつで、男性は排尿時に強い痛みを感じ、膿がでるようになる。進行すると尿道狭窄（尿道が狭くなる）、精巣上体炎や不妊症の原因になる。女性は緑黄色のおりものが出たり、排尿時の痛みが伴うが、約30％しかそうした明確な症状は現れず、放置すれば子宮頸管炎、子宮内膜症、卵管炎、骨盤腹膜炎などに。

また、目に入れば結膜炎になる（妊娠中の女性が感染していると、出産時の産道感染によって新生児が淋菌性結膜炎にかかることもある）し、オーラルセックスで淋菌が口に入れば咽頭炎の原因となる。治療しなければ何年も人に感染させる。
<治療法>　淋菌の多くは、耐性が生じたために従来の抗生物質はあまり使われず、今日ではセフトリアキソン、セフォジジム、スペクチノマイシンの注射である（日本性感染症学会が定めるガイドラインには、この注射薬3剤があげられている）。

WHO が今、世界的な蔓延を警告する性病が「淋病」であり、新種の淋病は、従来の抗生物質では死滅しないという。2014年4月30日に WHO が発表した「抗菌薬耐性：2014年世界報告」によれば「淋病治療の最後の手段である第三世代のセファロスポリンの無効化が、オーストリア、オーストラリア、カナダ、フランス、日本、ノルウェー、スロベニア、南アフリカ、スウェーデン、およびイギリスで確認されている。世界中で100万人以上の人々が、毎日淋病に感染している」（※Ⅳ-5-2）という。

2 性器ヘルペス

<潜伏期間>　3～7日
<原因>　単純ヘルペスウイルス

性器に主としてみられるⅡ型と風邪を引いたようなときなどに口唇にみられるⅠ型の2種類がある。どちらも単純ヘルペスウイルスである。従来、この2つは住み分けられていたが、時として性器にもⅠ型が見られたりする（口唇に疱疹ができたままのオーラルセックスでⅠ型でも性器に発症するという）。
<症状>　男性の場合、このウイルスを持っていてもわからないことが多く、80％

※Ⅳ-5-1
クラミジア感染症と梅毒、そして HIV 感染症は前項で集中的に取り上げたのでここでは省く。「性感染症ってどんな病気？」東京都福祉保健局、2013年度版と2019年度版、「HIV／エイズの基礎知識」公益財団法人・エイズ予防財団、「MaleSTDs：Action Guide」ヴォーブヘルスケア KK 東日本版、などを参考にした。また、書籍からの引用については、備考欄に出典を記載した。

※Ⅳ-5-2
「抗菌剤耐性：発生動向調査の国際的報告」WHO,30April2014
鹿児島大学　岡本嘉六

くらい症状がでないため、知らないまま感染させてしまうことになる。女性は外陰部や膣に米粒大の水泡ができ、つぶれて潰瘍になれば排尿時にしみて、激痛で歩けなくなったりすることもある。男性の場合も発症時には発熱や足のつけ根にリンパ腫ができる。このような症状は「2〜4週間でいったん自然治癒するが、再発する」ことがある（※Ⅳ-5-3）。また、「妊娠中に性器ヘルペスにかかると、新生児が全身性ヘルペスにかかる危険性がある」（※Ⅳ-5-4）。

<治療法> 抗ウイルス剤の内服や軟膏、抗炎症剤、鎮痛剤などもある。しかし、このウイルスは1度感染するとウイルスが体の神経節の中に潜み続け、過労、風邪、ストレスや月経などの際に再発を繰り返す。なお、こうした潜伏中のウイルスを追い出す薬は現在のところない。妊婦が発症しているときに出産すると、産道を通過時に胎児に感染するために、あらかじめ妊婦に症状が出ていれば、帝王切開をすることによって、新生児への感染を予防することができる。

※Ⅳ-5-3
「STOP・STI！」パンフレット
監修：公益財団法人 性の健康
医学財団

※Ⅳ-5-4
（財）性の健康医学財団監修、松
田静治、島本郁子、岡慎一共著
『性感染症〈第3版〉』少年写真
新聞社

③ 尖圭コンジローマ

<潜伏期間> 数週間〜3カ月

<原因> ヒトパピローマウイルス

<症状> 先のとがったイボが男性は亀頭の根もとあたりに、女性では外陰部から肛門の周りにいくつもできる。なかにはイボが集合して大きくなりカリフラワー状の肌色のイボになる。これは痛みもかゆみもあまりないが、そのため感染がひろがりやすい。放置すればどんどん増える。

「コンドームを使っていても、コンドームに覆われていない箇所に尖圭コンジローマがあれば感染が起こり得ます。尖圭コンジローマは、セックスはせずに裸で抱き合っただけでもうつる可能性がある感染症です」（※Ⅳ-5-5）。

<治療法> イボの少ないうちは抗腫瘍剤を塗ることでよいが、数が増えれば凍結療法やレーザー焼灼の他、外科手術で取り去る。完治させないと再発の可能性が高い。

※Ⅳ-5-5
「性感染症」って本当は何？ 岩
室伸也著『エイズ・STDと性の
教育』十月舎

④ トリコモナス症

<潜伏期間> 1〜3週間

<原因> 「トリコモナスは原虫の一種で、膣トリコモナス、腸トリコモナス、口腔トリコモナスがあり、それぞれ感染部位に特異的な性質をもっている。生殖器に感染し病原性を示すのは膣トリコモナスだけである」（※Ⅳ-5-6-a）。

<症状> 男性にはほとんど症状が現れない。現れても排尿時の痛みや頻尿、まれに前立腺炎を起こすことも。それに比べて女性は、黄緑色の悪臭を放つ泡のようなおりものが出るとともに、外陰部にかゆみを覚える。症状が進めばおりものに血が混じるようになり、かゆみからさらに排尿時に痛みを伴うようになる。おりものが多くて婦人科を訪れる女性の3割ぐらいは、トリコモナス症によるものといわれるほど女性に多い。また、「感染者の年齢層は他の性感染症とは異なり非常に幅広いのが特徴である」

※Ⅳ-5-6-a,b
石 和久著『今若者が危ない 性
感染症』慧文社

（※IV-5-6-b）。

＜治療法＞　抗原虫剤（メトロニダゾール）の服用、膣坐薬など。症状は女性に際立ってきびしく現れるが、男性も感染している可能性があるので、同時に治療しないと治った女性がまた感染することになる。また、公衆浴場（風呂の湯の中に生存可能）、不潔なタオルなどからの感染もある。

❺ カンジダ感染症

＜潜伏期間＞　何年にも及ぶことがある

＜原因＞　カンジダは、かび（真菌）の一種、妊娠、糖尿病治療など膣内の酸度が低下したり、抗生物質を長期に使っている女性などに多くみられる。性行為だけではなくタオルや衣類、手指などを介しての感染もある。健康な人の体内（膣内、腸管など）にも存在することがあり、抵抗力の低下などで感染することがある。

＜症状＞　男性にはカンジダ性亀頭炎がみられ、白いカスでおおわれてかゆい。女性の場合は、膣と外陰部に同時に症状が現れることが多く、豆腐カスのようなおりものが出て強いかゆみがある（おりものの異常のため産婦人科を訪れるほぼ1割がカンジダ感染症である）。

＜治療法＞　男性は塗り薬をペニスに塗る。女性は膣内のおりものやカンジダ真菌を洗浄した後、軟膏、飲み薬などで。

❻ B型肝炎

＜潜伏期間＞　急性肝炎の場合1〜6カ月

＜原因＞　B型肝炎ウイルス（A型肝炎は経口感染、C型肝炎は主に血液を介して感染する）。B型肝炎は血液、唾液、精液、膣分泌液などを介して感染する。血清肝炎として一般的に知られているが、今日では性行為（とくに血液と接触しやすい性行為）によって感染するケースが多いといわれている。現在、慢性化しにくい日本のウイルスタイプとは異なり、慢性化しやすい欧米型のウイルス（タイプA）がある。性行為が原因で若者の間で都市部を中心に感染するケースが増え、性感染症としてひろまりつつある。そのほかの感染経路としては、ピアスの穴あけ、入れ墨、カミソリや歯ブラシの共有をはじめ医療事故などがある。思春期以降の感染は、急性肝炎を起こし、ほとんどの場合は自然に治癒するが、症状があらわれないことも多く、感染に気付かない人も少なくない（＊IV-5-7）。

＜症状＞　かぜや急性胃腸炎のような症状で始まり、やがて食欲不振、脱力感、吐き気、ときには発熱、腹痛、黄疸が出ることがある。

＜治療法＞　安静と食事療法によって数か月で完治するが、感染者の10％ぐらいが将来的に慢性肝炎を発症する可能性がある。またごくわずかだが、劇症化の可能性もある。感染を予防するワクチンがある。

　慢性肝炎がある人や線維化がすすんでいる人は治療が必要であり、慢性肝炎に対す

※IV-5-7
B型肝炎の感染には、「持続感染」と「一過性感染」の二通りがある。

① 「持続感染」：免疫力が未発達な出生時の母子感染や乳幼児期に感染し、そのままウイルスを保持する状態。多くは、肝炎の症状が現れない「無症候性キャリア」となる。思春期から30歳くらいまでに肝炎が発症する場合がある。しかし、約90％の人は自覚症状がないままおさまる。1986年からの母子保健対策により、それ以降生まれた人に感染者はほとんどいない。

② 「一過性感染」：一時的な感染で終わる場合。初めてB型肝炎ウイルスに感染したのが思春期以降である場合、多くは一過性感染となる。
　一過性感染は、急性肝炎を発症する顕性感染（症状があらわれること）と自覚症状がないまま治癒する不顕性感染（免疫の働きで炎症を起こすことなく、ウイルスを排除するために症状があらわれない）に分かれる。
　急性肝炎とは、肝細胞に炎症が起き、一時的に症状が悪化するものの、数ヵ月以内に治癒する肝臓病のこと。しかし、感染してもすぐには症状がでない。潜伏期を経て発症しても自覚症状がないまま回復する場合や重症になるまで自覚症状が現れない場合もある。急性肝炎を発症した人のうちほとんどが慢性化しないが、B型肝炎ウイルスの種類（ウイルスの遺伝子型の違い）によっては、慢性化しやすいタイプもある。また、ごくわずかだが劇症化し、劇症肝炎に移行する可能性がある。
　劇症肝炎とは、急性肝炎が急激に悪化し肝細胞の破壊が進行する病気で、高度の肝不全と意識障害が特徴である。死亡する危険性もまれにある。

武蔵野赤十字病院長　泉並木監修『肝炎のすべてがわかる本』講談社、武蔵野赤十字病院長泉並木著『肝臓病』主婦の友社、北里大学北里研究所病院病院長　土本寛二監修『肝炎・肝硬変・肝がん』高橋書店を参考にした。

る治療はインターフェロンや核酸アナログ製剤などがある。しかしB型肝炎はウイルスを完全に取り除くという段階にまでは達していないが、薬でウイルスを完全に抑える治療はできるようになっているという。 また、そのための給付金や医療費助成制度ができている。

※Ⅳ-5-8　STI教育のポイント（ヘルスプロモーション／推進センター〔オフィスいわむろ〕の代表で、医師の岩室紳也作成）

主な疾患		コンドームの有効性	主な自覚症状 （潜伏期間以降） （肝炎、AIDSを除く）	ポイント、備考	受診科
淋病 ・ クラミジア	男	●	排尿時痛、尿道から排膿、咽頭痛	風俗店での感染が多い（フェラチオ） フェラチオで喉に感染	泌尿器科 耳鼻科
	女	●	ない場合が多い、 腹痛（腹膜炎）、咽頭痛	不妊症の後遺症 フェラチオで喉に感染	婦人科 耳鼻科
A型肝炎		▲	疲労感、黄疸	主に男性同性間のリミング※・肛門愛撫で感染	内科
B型肝炎		●	ない	予防接種がある	
HIV／AIDS		●	ない	治療で感染力がほぼなくなることが明らかに	
梅毒		▲	しこり、潰瘍、発疹	診たことがない医師が増えている	皮膚科
ヘルペス		×	水疱、潰瘍、疼痛	慢性化する	
疥癬		×	発疹、かゆみ	診断が困難	
毛ジラミ		×	かゆみ		
尖圭コンジローム	男	▲	小さなイボ （包茎だと気がつかない）	亀頭部（冠状溝付近）の正常な突起と 混同することが多い	
	女	▲	小さなイボ （気がつかないことが多い）	パートナーの感染で判明	
HPV ヒトパピローマウィルス	女	●	確率は低いが子宮頸がん、もしくは 前がん病変として発見されることも	HPVは性行為で感染するが、すべてが子宮頸がんになるわけではないのでSTIとは言えない。予防接種がある	婦人科

※リミング＝口もしくは舌を使って肛門を刺激する行為

　以上のしめくくりとして、「STI教育のポイント」の一覧を示しておく（※Ⅳ-5-8）。なお、本文において紹介できなかったSTIも記載されているのでぜひ参考にしてもらいたい。

（狛 潤一）

〈参考・引用文献〉

『病気の社会史』（立川昭二、岩波現代文庫）

『思春期の性』（岩室紳也、大修館書店）

『性感染症〈第3版〉』（監修　性の健康医学財団、松田静治・島本郁子・岡慎一、少年写真新聞社）

『21世紀の課題＝今こそ、エイズを考える』（池上千寿子、JASE）

『季刊セクシュアリティ』No.22　特集「あなたの隣のエイズ・性感染症」（エイデル研究所）

『季刊セクシュアリティ』No.54　特集「HIVと共に生きている」（エイデル研究所）

『季刊セクシュアリティ』No.72　特集「性教育実践のためのキーワード51」（エイデル研究所）

『ハタチまでに知っておきたい性のこと』（橋本紀子・田代美江子・関口久志編、大月書店）

『ストップHIV/AIDS』（岡慎一、少年写真新聞社）

『エイズと生きる時代』（池田恵理子、岩波新書）／『感染症の世界史』（石弘之、角川ソフィア文庫）

『隠されたエイズ』（毎日新聞社会部編、ダイヤモンド社）

『エイズは終わっていない』（ピーター・ピオット、宮田一雄＋樽中正義＝訳、慶応義塾大学出版会）

Chapter V

性と人権をめぐる現状・展望

はじめに

　「人権」とは、それなくしては人間が人間らしく生きることができないものである。さまざまな法律上の権利の中には、剥奪されたり停止されたりするものもある。しかし、人権はそれらとは違い、誰にも奪われることのない、また、譲り渡したりすることのできない権利である。

　平和に、安全に生活したい、自分のこころとからだを他者に束縛されたり侵害されたりすることなく生活したい、ということはすべての人の願いであろう。

　また、誰もが、自分の性自認についても、性的指向についても、恋愛する・しない／誰かと性的関係を持つ・持たない／誰かと暮らす・一人で暮らす／結婚する・しない／子どもを持つ・持たない…等についても、一生を通じて誰からも強制されたくないと考えるであろう。

　これらは、「セクシュアル・ライツ」（性の権利、性的人権）の中心的な内容である。1999 年、世界性科学学会（現・性の健康世界学会）が「性の権利宣言」を採択し、「セクシュアル・ライツとは、すべての人が生まれながらにして有する自由、尊厳、平等に基づく普遍的人権である」ことを明記した。

　それ以降、今日では新しい概念として、（セクシュアル・リプロダクティブ・ヘルス／ライツ（SRHR：性と生殖に関する健康と権利）という言葉が広く使われるようになった。

　セクシュアル・リプロダクティブ・ヘルスとは、性や子どもを産むことに関わるすべてにおいて、身体的にも精神的にも社会的にも良好な状態であることであり、セクシュアル・リプロダクティブ・ライツは、自分の意思が尊重され、自分の身体に関することを自分自身で決められる権利のことである。

　性の権利が普遍的人権である以上、性の権利を侵害するということは、人権に対する攻撃と同じである。それらの攻撃は非常に長い期間にわたって続けられてきており、また、幅広い分野にわたっている。性暴力、性差別、性的多様性の否定、性の商品化、性器切除等の有害な慣習、性と健康に関する諸権利への攻撃や剥奪等々である。この章では、それらの中から性暴力と性の商品化という二つの問題に焦点を当てる。

Section 1
性暴力

1　性暴力とは何か

　日本の代表的な辞書は、性暴力を「主に女性や幼児に対する、強姦や性的ないたずら、セクシャル・ハラスメントなどの暴力的行為」と説明している（岩波書店『広辞苑』第七版　2018年）。

　しかしこの説明では、男性の性暴力被害者の存在も、同性間の性暴力も見えてこない。統計上圧倒的多数の加害者が男性であり、圧倒的多数の被害者が女性であるのは確かであるとしても、男女はもとより、性別や性的指向にかかわりなく、性暴力の被害者あるいは加害者になり得るのが現実である。

　下の表は、高校生と大学生に、性被害の経験を尋ねた調査結果をまとめたものである（※V-1-1）。

あなたは以下のような性的な被害を、付き合っている人以外から受けたことがありますか。			
身体をじろじろ見られた（%）			
高校男子 2,127人	高校女子 2,149人	大学男子 1,776人	大学女子 2,407人
ある　1.2	10.9	3.0	13.3
ない　99.8	89.1	97.0	86.7
言葉などで、性的なからかいを受けた（%）			
高校男子	高校女子	大学男子	大学女子
ある　3.9	13.2	5.5	16.5
ない　96.1	86.8	94.5	83.5
相手の裸や性器などを見せられた（%）			
高校男子	高校女子	大学男子	大学女子
ある　1.8	11.0	2.3	10.9
ない　98.2	89.0	97.7	89.1
性的な誘惑を受けた（%）			
高校男子	高校女子	大学男子	大学女子
ある　3.4	12.4	6.5	12.5
ない　96.6	87.6	93.5	87.5
望まない性的な行為をさせられた（%）			
高校男子	高校女子	大学男子	大学女子
ある　0.8	3.4	1.3	4.0
ない　99.2	96.6	98.7	96.0

※V-1-1
日本性教育協会編『「若者の性」白書—第8回青少年の性行動全国調査報告』小学館より抜粋改変

この調査では性被害を広くとらえ、「身体をじろじろ見られた」・「言葉などで、性的なからかいを受けた」・「電車の中などで身体をさわられた」・「相手の裸や性器などを見せられた」・「性的な誘惑を受けた」・「望まない性行為をさせられた」の6項目について「ある」か「ない」かを尋ねている。

「ある」と答えた男子と女子の割合をみると、高校では男子「ある」の割合は女子の約40%にのぼり、大学では約30%である。この数字は決して軽視できるものではないだろう。男子もまた広く性被害を受けているのである。

また、先ほどの辞書の記述からは強姦・暴行以外の性暴力は見えてこない。さらに、「愛情」を隠れ蓑にする性暴力、一例を挙げるなら「小児『性愛』」（本書では「小児性虐待」ととらえている。103ページ、※Ⅲ-2-6参照）なども見えてこないのである。Chapter Ⅲ の Section 1「ひとはなぜ性に近づくのか」の「①本能ではない人間の性」（90ページ）において述べたように、身体接触をともなう行動だけが性行動であるとは言えないのであり、性暴力を「強姦・暴行（など）」と説明するのも正確ではない。

身体接触をともなわない行動＝性的な言葉の投げかけ、体や性器を見る・見られること、性的な映像を視聴させる・させられること、性行為や性器その他の身体の映像を記録する・されることなども性行動としてとらえる必要がある。それは、これらの行動が、当事者の心身に性的な刻印を残すからである。

このようにとらえるならば、性暴力は、これらの性行動において暴力的＝強制力をもって、意思を踏みにじること、すなわち、あくまで被害者の視点に立つなら、「性的自己決定権」（※V-1-2）を侵害する行為と定義することができる。

国連は性暴力を「身体の統合性と性的自己決定を侵害するもの」と定義している（国連経済社会局女性の地位向上部　2011）。

身体の統合性とは、わたしの身体はわたしのもの、わたしの心はわたしのものという感覚であり、性的自己決定とは、自己の身体、生殖、セクシュアリティやジェンダーに関して、あるいはいつ・誰と性的な関係をもつかもたないかをも含めて、その人自身が決めるということである。

※V-1-2
性的自己決定権とは、誰もが、すべての性行動や性的行為を、拒否することも含めて（この点は重要であると強調しておきたい）、自由意思によって選択する権利があるということである。

❷　性暴力の現実

性暴力の現実をより具体的に検討してみよう。

(a)　痴漢

日常、通勤・通学で利用している電車やバスなどの中で発生している痴漢行為も、性暴力であることをあらためて強調しておきたい。「万引き」と「盗み」「窃盗」の関係に似て、「痴漢」という語の印象が性暴力としてとらえることを妨げてきたと言ってもいいだろう。

(ア) 被害の実態

「#WeToo Japan」が、関東圏で暮らす男女約1万2千人（15〜49歳）を対象に、インターネット上で実施した電車や道路でのハラスメント被害の実態に関する調査結

果（2019 年 1 月発表）からま
ず見ていこう。

　この調査では、電車やバス、
道路などで次の 12 のハラスメ
ント行為を経験したことがある
かどうかを尋ねた（※V -1-3）。

　女性の 70％、男性の 32.2％
が電車やバス、道路などの公共
空間で、右表にあるハラスメン
ト被害を経験したと答えた。痴
漢も含む公共空間でのハラスメ
ント行為は、ジェンダー・性別
を問わず、すべての人の問題で
あることがわかる。

　同じ調査では、犯罪類型と
して「痴漢」を示した上で被

※V -1-3 「公共空間におけるハラスメント行為の実態調査」

	男性	女性
自分の体を触られる	8.6	47.9
体を押し付けられる	11.9	41.9
洋服などを汚される	4.4	5.1
故意につきまとわれる	3.1	13.4
故意にぶつかられる	16.3	18.7
突然罵声を浴びせられる	9.1	11.3
性器など体の一部を直接見せつけられる	1.2	18.6
わいせつな画像や動画を見せつけられる	0.8	2.0
不愉快なもの（下着など）を一方的に渡される	0.4	0.7
見ず知らずの異性から自分の連絡先を渡される	1.4	9.8
いきなり手を握られる、腕を掴まれる	1.6	7.6
性的なからかいをうける	1.1	4.8
経験はない	67.8	30.0

出典：#WeToo Japan 2019 年調査。協力：荻上チキ、永田夏来、妹尾麻美

害経験を尋ねているが、過去 1 年間に電車内で痴漢被害を経験した女性は、10 代
22.9％、20 代 16.8％、30 代 9.3％、40 代 7.5％に上っている。男性も 2.1％の人が
被害に遭っている。

（イ）被害者の多くは積極的な対応ができていない

　同調査で、痴漢被害に遭った人の約半数が「我慢した」と答えた。一方「犯人に対
して何らかの行動を起こした」人は 20 人中 3.5 人、「周囲の人に助けを求めた」は
20 人中 1 人であった。

　痴漢被害に遭ったとき、積極的な対策ができた人はごくわずかである。

　たとえば、「直接やめてほしいと言った」は 9.6％、「周囲の人に痴漢がいると訴えた」
「周囲の人や知人にこっそり助けを求めた」「電車を降りて痴漢を駅員や警察に突き出し
た」などはいずれも 5％未満にすぎなかった。最も多かったのが「体の位置をずらし
て被害を逃れようとした」59.8％、「別な車両に乗り換えた」23.0％、「痴漢の手を抑
えるなど、身振りでやめさせようとした」21.0％、「何もできずに耐えていた」ことが
ある人は 36.1％で、その理由は「怖かった」「勇気がなかった」がともに 63.1％だった。

　いずれの調査結果からも被害者が被害を訴えられないという性暴力被害に共通の実
情がはっきりと浮かび上がっている。

（ウ）加害者像を探る

　2010 年 8 月、「痴漢防止に係る研究会」（警察庁が設置し、鉄道事業者、学者、弁
護士等 8 名から構成される研究会）が報告書を発表した。その中には、加害者（報告
書では『被疑者』）に対する調査結果もある。調査の対象は、東京・埼玉・千葉・神奈川・
愛知・大阪・兵庫の、電車内の痴漢行為の被疑者（加害者）219 人（全員男性）であ
る。調査期間は 2010 年 6 月から 9 月であった。調査方法は、「取調官が通常の取り
調べの範囲で把握した事項に基づいて調査した」となっている。

※V -1-4　痴漢加害者（被疑者）の
年齢と職業

被疑者の年齢	％
30代	33.8％
40代	26.9％
20代	16.4％
50代	11.9％
10代	5.9％

被疑者の職業	％
会社員	51.1％
無職	10.5％
アルバイト	5.0％
大学生	5.0％
公務員	3.7％

※V -1-5　痴漢加害者の動機等

なぜ、この時間だったのか（複数回答可）	％
通勤・通学の路線だった	67.1％
たまたま乗車した路線だった	22.4％
なぜ、この路線だったのか（複数回答可）	％
通勤・通学の路線だった	56.2％
たまたま乗車した路線だった	30.1％
なぜその被害者だったのか（複数回答可）	％
偶然近くにいたから	50.7％
好みのタイプだったから	33.8％
訴え出そうにないと思ったから	9.1％
動機は何か（複数回答可）	％
痴漢をすると興奮するから	49.8％
混雑していて発覚しないと思ったから	16.0％
飲酒して気が大きくなっていたから	14.6％

被疑者（加害者）の年齢と職業を示す（※V -1-4）。

年齢は、30代と40代で約6割を占め、20代を加えると、76％以上になる。

職業は、会社員が半数以上である。公務員もアルバイトも含めると、7割以上がいわゆる普通の勤労者である。他は大学生。通勤・通学電車中で痴漢行為をしたのだから「普通の勤労者・学生」が被疑者の多くを占めるのはある意味では当然といえる。

この調査結果からは、加害者たちに共通する属性としては特筆すべきもののない、いわば「普通」の人物（男性）であることが見えてくる。

同報告書ではどんな状況で、どんな動機で痴漢行為をはたらいたのかについても調査している（※V -1-5）。

痴漢行為の対象とした相手については「その日に目を付けた」が80.8％、「電車の中で目を付けた」が78.1％と、多くは計画的ではない犯行であることを示している。

多くの加害者は、「通勤・通学のついでに」、「偶然近くにいた」、「自分の好み」である被害者に対して、「興奮するから」あるいは「発覚しないだろうから」という極めて身勝手な動機と理由で痴漢行為をしていることがわかる。

（エ）痴漢加害行為の根底にあるもの

痴漢加害行為の根底にあるものを掘り下げる上で、斉藤章佳の『男が痴漢になる理由』（イースト・プレス 2017年）が参考になる。

筆者は、精神保健福祉士・社会福祉士であり、10数年にわたって、のべ約900人の痴漢・盗撮・のぞき・露出・下着窃盗などを中心とした性犯罪者を対象に再犯防止プログラムを実施してきた。その経験から筆者は加害者像を、「四大卒で会社勤めをする、働きざかりの既婚男性」と概括している。これは前述した「痴漢防止に係る研究会」報告書の内容とも重なり合う。つまり、加害者は特異なパーソナリティを持つ人ではなく、「ごく普通の人間（男性）」だということである。

問題は、「普通の人間」がなぜ痴漢という性暴力加害行為を行ってしまうのか、ということである。筆者は、痴漢行為のきっかけとは何か、同じきっかけがあった時に痴漢行為に足を踏み入れる人とそうでない人を分けるものは何かを問いかけ、次のように指摘している（要約）。

◆ 痴漢を突き動かしているものは性的欲求だけではない。仕事や人間関係などでの平凡な悩みの解消（ストレスの解消）が動機であるケースもある。

◆ 痴漢は、「行為・プロセス」依存に陥っている性嗜好障害者であり、「リスクを承知しているのに、自身の性的欲求をコントロールできない。または精神的、身体的、

社会的な破たんをきたしているにもかかわらず、それがやめられない状態」である。

◆多くのケースに見られるのは、優越感の実感としての痴漢行為である。

そして、以下のように概括する。

「痴漢行為の本質は、支配欲にあり、それを満たせると感じているからこそ、彼らはその行為に溺れます」（前掲書）。

痴漢行為は、相手の立場や気持ちへの想像力が全く欠如した自己中心的な行為であり、相手に対する支配的意識があらわれた人権侵害行為である。ただ通勤・通学時の異常な電車内環境は、この痴漢行為を可能であると錯覚させている面もある。乗車率200％という路線すらある、都市部における通勤・通学時の電車等の非人間的な混雑は、個人個人の「パーソナルスペース」（※V-1-6）を完全に侵害しており、その状況が「混雑していて発覚しないと思ったから」と思わせる働きをしていることについても指摘しておかなければならない。

(b)　子どもに対する性暴力

(ア) 家庭等における性暴力

性暴力は広く存在する。安全に安心して生活する場であるべき家庭でも性暴力は発生している。配偶者間の性暴力、保護者などの養育者による子どもへの性暴力、きょうだい間の性暴力などである。子どもへの性暴力は、「子どもへの性的虐待」と表現されることもある。

子どもへの性暴力は、被害者に長期にわたる深刻なトラウマを与えるケースが多い。また、権利侵害に対する「学習性の無力感」（※V-1-7）状態になることにより、ほかにも様々な被害を多重的に受けてしまう結果をもたらすことも多く、被害者を長期にわたって苦しめるものである。また、性暴力の多くは、第三者から発見されにくく、被害者やその家族は沈黙を守ろうとするため、多くは「暗数」（※V-1-8）となっている。

2018年3月、神奈川県中央児童相談所が発表した「神奈川県児童相談所における性的虐待調査報告書（第4回）」は、冒頭で次のように述べている。

「全国の児童相談所が対応した平成28年度（2016年度）の虐待相談件数は122,578件ですが、うち性的虐待は1,622件と全体の1.3％でしかありません。しかし、この数字は氷山の一角にすぎず、性的虐待の潜在的な件数はこの何倍にもなるのは間違いありません」。

子ども・女性への虐待問題に取り組む森田ゆりは子どもへの性的虐待の件数について次のように述べている。「国際的な研究の場でしばしば引用される子どもへの性的虐待の統計数値によれば、性的虐待は3～4人に1人の女子、5～6人に1人の男子に起きているといわれている。男子は女子にくらべてはるかに多く家庭の外で性的被害にあうこともわかっている。被害者はあらゆる年齢に及んでおり、米国の調査では、性的虐待の被害児の平均年齢は9.3歳である。これは0歳から18歳のちょうど中間年齢に当たる。被害年齢が幅広く分布していることを示している」（『子どもへの性的虐待』岩波新書）。

先ほどの神奈川県児童相談所の報告書では、調査対象とした全212件の性的虐待

※V-1-6
パーソナルスペース（英：personal space　パーソナルエリア）とも。他人に近付かれると不快に感じる空間のこと。社会文化によっても、個人の性格や相手との関係性によっても差がある。

※V-1-7
1967年にマーティン・セリグマンが提唱した心理学理論。「学習性の無力感」とは、ある状況下で不快な体験をし、何をしてもその状況を変えることができないことが続くと、あきらめのような感覚が生じ、自発的行動すら起こせなくなる現象を指す。

※V-1-8
暗数（Dark Number）＝何らかの原因によって統計に現れなかった数字のこと。主に犯罪統計で、警察などの公的機関が認知している犯罪の件数と実際に起きている件数との差を指す。

※Ｖ-1-9
養父とは養子縁組により親子関係にある父のこと。継父とは母の夫で、子どもとは血縁関係のない父。

における「主たる虐待者」を調査している。それによると、「実父」が75件（35%）、ついで「養（継）父」（※Ｖ-1-9）が合わせて52件（25%）、「兄」が27件（13%）であり、この傾向は第1回調査から変わらない。「その他」は、おじ9件、祖父5件、遠縁の親族が3件、弟が1件であった。

2017年に改正された刑法では、「監護者わいせつ・監護者性交等罪」が新設され、18歳以下の子どもを監護する親（実の親に限らず再婚相手である養親も該当する）や児童養護施設職員など、その影響力に乗じて性交・わいせつ行為をした者を処罰することが可能になった。「強制性交等罪」の適用には「暴力・脅迫を用いていること」が要件だが、暴行・脅迫がない場合でも適用できるようになった。しかし、「監護者」だけが対象になっており、学校や塾の教師、クラブのコーチや先輩など地位関係性や力の不均衡を利用した性暴力全般が対象になっていないという不充分さがある。家庭の中においては、きょうだいや親族も対象とすべきであることが先の実態調査からも浮かび上がっている。

幼い頃に性虐待を受けた被害者の多くが、「何をされているかわからなかった」「それが性暴力であり、自分は被害者だと気づいたのは相当後になってから」と述べている。

すべての子どもたちに幼児期から科学的な包括的性教育を行い、自分のからだの名称と機能、プライバシー、プライベートゾーンなどの基本的な知識を持つようにすることが急務である。

（イ）未成年者に対する性的搾取と性暴力

児童性買売の問題（※Ｖ-1-10）と児童ポルノの問題は、どちらも未成年者に対する性的搾取と性暴力という文脈で捉えるべきである。

①児童性買売の問題

※Ｖ-1-10
本項では、やむをえない場合を除き、「売春」「買春」ということばを使用せず、「性売」「性買」ということばを使用する。「買売春」という語の「春」は、季節の意味ではなく、「生命力」「いのち」「生殖」等を意味する。売春・買春とは、性の買売を美化あるいはあいまいにする言葉と考えられるようになっている。

児童や未成年者を対象とした性買行為及びかれら自身の性売行為も、かれらに対する性的搾取と性暴力として重視しなければならない。

1970年代以降、欧米では児童性買に対して厳しい規制をする法改正が進むが、日本は手つかずであった。ようやく1999年5月に「児童買春、児童ポルノに係る行為等の処罰及び児童の保護等に関する法律」（以下、児童買春・児童ポルノ禁止法）が成立した。

2001年、政府は「児童の商業的性的搾取に対する国内行動計画」を策定する。ここで報告されている「国内における実態及び要因」では、「児童買春・児童ポルノ禁止法」違反で検挙された事件の6割はテレクラに関わるものであった。

21世紀に入り、児童性買売の場は次第にテレクラからインターネット（出会い系サイト）に移行してゆく。出会い系サイトに関連する検挙数は、2000年の104件から2002年の1,731件に激増している。

2003年、出会い系サイト規制法（「インターネット異性紹介事業を利用して児童を誘引する行為の規制等に関する法律」）が制定された。処罰の対象は、出会い系サイトの掲示板に児童を性交の相手方とする交際を求める書き込みをした者、児童を相手方とする金品を目的とした異性交際を求める書き込みをした者とされた。この法律に対しては「出会い系サイトの定義自体があいまい。警察による立法目的以外

の捜査や検閲に濫用される危険性」「人と人のコミュニケーションがあれば、どのようなサイトも使われ方次第で出会い系サイト＝規制対象になってしまう」などの批判があった。

また、児童が処罰対象になることへの批判もあった。児童は性的被害や児童性買から保護されるべき立場であるのに、この規制法では児童が大人を勧誘することも「処罰」の対象になっている。被害者であれば行為を通報できたが、処罰の対象にされるとなれば隠すことになり、児童性買の摘発自体が困難になるという批判である。しかし、児童からの働きかけも相当数ある中で児童の性買売が広く行われているという現実の前に、批判は力を持たなかった。

2008 年、出会い系サイト規制法改正。利用の際の年齢確認が厳格化される。

2009 年以降、「非出会い系サイト」と呼ばれるプロフ（自己紹介サイト）や会員制交流サイト（SNS）、ブログ（ウェブログ＝インターネット上の書き込み）やツイッターなどに関連した児童の被害が増加する。さらにスマホの普及に伴い、LINE などの無料通話コミュニケーションアプリに関連する事件が増加している。

先に、児童性買売を考える基本的な視点として、性的搾取と性暴力として見ることが必要であると述べた。児童性買売にはどのような問題があるか、いくつか挙げてみる。

- ◆ だましや強要等により性売するという問題
- ◆ 貧困から性売せざるを得ない問題
- ◆ 無知によって性売に加わる問題
- ◆ 劣悪な環境下での性行為による性感染症等の衛生上の問題
- ◆ 予期せぬ妊娠の可能性がある問題
- ◆ 密室での不均衡な力関係による性行為の強要という問題
- ◆ 性売者の金銭感覚がマヒし、性売に依存せざるを得なくなる問題
- ◆ 金銭の介在する性的関係に依存することにより、豊かなコミュニケーションづくりが不可能になる問題
- ◆ 性買者（多くはおとなの男性）性売者（多くは少女）相互が不信感と軽蔑を抱かざるを得なくなる問題

などが考えられる。

児童性買売と児童ポルノについては Section 2「性の商品化と人権侵害」でも触れる。

②児童ポルノの問題

子どもを対象とした児童ポルノは、深刻な被害をもたらしている問題である。

そもそも子どもを性的な対象として捉え、撮影したり、流通させること自体が子どもへの人権侵害であり、性暴力である。盗撮、欺瞞、暴力などによって児童ポルノ画像や動画が集められ、流通させられる。そうしてインターネット上にあげられた画像や動画は永久に消えない。しかし盗撮行為自体を処罰する法律はまだない。

1996 年ストックホルムでの「第 1 回児童の商業的性的搾取に反対する世界会議」で、日本人のアジアでの児童性買が非難の対象になり、ヨーロッパで流通している児童ポルノの 8 割が日本製であることも指摘された。1999 年の「児童買春・児童ポルノ禁止法」成立の背景には国際的な批判が存在した。

　2018 年における児童ポルノ事件の検挙人員は、過去最高の 2,315 人にのぼった。被害に遭った児童の人数は 1,276 人であったが、検挙人員から見てもこの被害者には、多数の暗数があるとみるべきである。検挙件数は 3,097 件であったが、その内訳は、製造 1,417 件、所持 951 件、提供・公然陳列 729 件であった。

　近年の児童ポルノ事件の特徴は、SNS（ソーシャルネットワーキングシステム）を通じての被害が急増していることである。警察庁発表の「子どもの性被害」（2018 年版）によると、SNS に起因する被害児童（ここでは 18 歳未満の者）総数は 1,811 人で、罪種別の内訳は、青少年保護育成条例違反 749 人、児童買春 399 人、児童ポルノ 545 人などであった。

　児童ポルノ被害者数の推移をみると、2009 年の 53 人から 2018 年の 545 人と、およそ 10 倍に激増していることがわかる。しかもこの数字は非常に多くの暗数を含んでいると言わざるを得ないのである。

　児童ポルノ事件の加害者の中には、一定の割合でペドフィリア（小児性虐待者、小児性暴力者）が含まれていることを見過ごすことはできない。国内外のさまざまな調査研究によって、一人のペドフィリアが被害を与える子どもの数は相当数にのぼることがわかっている（※V-1-11-a）。

　ペドフィリアは加害者臨床の専門家によっても治療困難な依存症であることが指摘されており、対策の強化が求められている問題である（※V-1-11-b）。

※V-1-11-a
アメリカの研究者エイブルの研究によると、「1 人の性犯罪者が生涯に出す被害者の数は、平均 380 人である」斉藤章佳著『「小児性愛」という病─それは、愛ではない』ブックマン社

※V-1-11-b
斉藤章佳前掲書

> 　子どもを性の対象として、性的接触や性行為を強いる者らは、これまで「小児性愛者」と呼ばれてきました。いまでもそのように言い表されているものを多く見聞きします。
> 　しかし、よく考えてみてください。子どもに与えられたものは "愛" ではなく、暴力です。加害行為であり、搾取であり、心と身体を踏みにじる行為で、人権そのものを侵害しています。子どものその先の人生を大きく変えてしまうほどの、苛烈な暴力なのです。
> 　これを "愛" といってしまうのは、加害者視点からの発想でしかないと私は考えます。（中略）
> 　彼らの問題行動の背景には、精神疾患があり、日本語では小児性愛障害といわれていますが、英語では Pedophilic Disorder、または Pedophilia といわれ、この「ペドフィリア」という語のほうが馴染みがある人も多いでしょう。また、加害行為を何度も何度も反復するのは、性的嗜癖行動の側面があるからです。嗜癖とは、わかりやすくいえば依存症のことです。

(c)　学校と「性的いじめ」

　学校での性暴力のかなりの部分はいじめとのかかわりが深い。

　多くの学校関係者が見聞きしているいじめの中には、当然性暴力ととらえるべきものがあるのは確実である。それらを一般的ないじめと区別して「性的いじめ」と名付けたい。そうすることで、学校でのいじめの深刻な現実を、より正確に描き出すことができるであろう。

　文科省や教育委員会のいじめに関する調査——「児童生徒の問題行動等生徒指導上の諸問題に関する調査」にも、「いじめの様態」に「嫌なことや恥ずかしいこと、危険なことをされたり、させられたりする」という項目はあるが、性暴力、性虐待に特化した調査はない。しかし、事件化したケースの中にも「性的いじめ」は決して少なくなく、被害者のこころとからだに大きな傷を残しており、自殺の引き金になっていることも充分考えられる（※V-1-12）。

　いじめ問題の解決を目指すNPO法人「ジェントルハートプロジェクト」理事の武田さち子は次のように指摘している。

　「相手の心や体に深い傷を残すようないじめは保育園や幼稚園時代からありますが、性的いじめは小学校の3、4年生頃からみられます。同性間も異性間もあります。男女混合グループやクラス全員が加担していることもあります。今のいじめはたいへん巧妙かつ陰湿です。性的いじめは、いじめる側の性的興味を満足させるとともに、相手の自尊心を破壊して抵抗力を奪います。口止め効果もあります」（※V-1-13）。

　武田が挙げる性的いじめの具体例は次のようなものである。

小学生	女子のスカートめくり、男女ともにズボン下ろしや下着脱がし、とくに水泳の授業などで下着やタオルを隠す、着替えの最中にバスタオルをはぎとる、教室から追い出すなど。 トイレで服を脱がす、性器を触る、人前での排泄を強要する、便器に顔をつっこみ舐めることを強要するなど。 わいせつな言動の強制、人前でのキスの強要など。
中学生	（小学生の行為に加えて） 性を連想させるあだ名をつけてからかう、肉体的特徴をからかう、からだを触る、性的行為を強要するなど。 下着姿や裸体・性的行為を携帯電話で撮影し、ネットで公開するなど。 （特に男子のグループ内では） 服を脱がせる、性器を露出させる、自慰行為を強要するなど。 （女子の場合） なりすましてネットなどに「援助交際」を呼びかける投稿をする、売春を強要し金を巻き上げる、男子生徒にレイプさせる、その様子を撮影しネット上に公開するなど。 （移動教室や修学旅行などで） 入浴中の裸体の撮影、無理やり裸にして撮影する、自慰行為を強要し撮影するなど、それらを、ネットに公開するなど。
高校生・大学生	性的いじめの嗜虐性がいっそう強まる。

　多くの性的いじめの被害者は、被害にあっていることを隠そうとする。これは一般的ないじめの場合でも同様なのだが、性的いじめの場合は、性に対する羞恥心も加わることにより、その傾向はいっそう強い。そのため、性的いじめは第三者からは発見

※V-1-12
「実際に深刻ないじめ事件では、ほとんどといってよいほど、『性的いじめ』を伴う。大津市中学2年生いじめ自殺事件での生徒からのアンケートには、被害者は毎日のようにズボンをおろされていたとの回答があったという」。井口博「いじめの基本理論」『季刊セクシュアリティ』No.61　特集「見落とさないで！『性的いじめ』」

※V-1-13
武田さち子「性的いじめの現状と大人たちがすべきこと」前掲誌

されにくい。表面的には被害者と加害者がふざけあったり、じゃれあっているだけのように見えることもある。被害者が「いじられキャラだから」などと弁解することや、加害者がそのように主張することもある。被害を打ち明ける時にも、およそ深刻な被害の告白とは思えないような調子で、平静に、あるいは笑いを交えて話すこともある。性的いじめを的確に発見し、集団的に対処するために、教育関係者や保護者は、児童生徒のこのような心理的特徴を知ることをはじめとした学習を深める必要がある。

(d)　セクシュアル・ハラスメント

セクシュアル・ハラスメント（Sexual Harassment）は、「性的いやがらせ」と訳される（Harassment は「嫌がらせ」「苦しめること」「悩ませること」の意）。

狭い意味では、「相手の意に反した性的な言動をなすことで、仕事上の不利益（失業・配転・業績悪化など）を与えたり、仕事環境の悪化を生じさせたりする加害行為をいう」（※Ⅴ-1-14）という解説が適当だろう。これは男女雇用機会均等法（以下「均等法」）第 11 条における規定（※Ⅴ-1-15）を踏まえた解説である。均等法では、セクシュアル・ハラスメントは「労働条件において不利益を受け」るような「性的な言動」、「就業環境が害される」ような「性的な言動」として叙述されている。セクシュアル・ハラスメントは、刑法上の犯罪行為としては規定されておらず、法律上は均等法において事業主が「措置を講ずべき」問題として取り上げられているのである。

前述した解説だけでは、セクシュアル・ハラスメントを、職場における現象のみを指すと誤解する人がいるかもしれない。そこで、より広くしかも本質的な定義を紹介しよう。

「セクシュアル・ハラスメントとは、組織内の権力関係を背景にした性関係の強制である」（※Ⅴ-1-16）。ここでは、前述した「性的な言動」の背景に「権力関係」があるということが指摘されている。「権力関係」とは、言い換えると、「不均衡な力関係」が存在するということである。

セクシュアル・ハラスメントは誰もが加害者・被害者になり得るが、実際の相談事例は、圧倒的に女性からのものである（※Ⅴ-1-17）。

セクシュアル・ハラスメントは、多種多様な形態をとって行われている。それをいくつかの類型として表に示した（※Ⅴ-1-18）。

長い間、セクシュアル・ハラスメントは「存在はするが見えない」問題であった。

江原由美子はこのことに関して、次のように述べている。「こうしたセクシュアル・ハラスメントが「女性の人権」を傷つける加害行為であるという認識は、先進諸国においても 1980 年代にいたるまで確立されなかった。セクシュアル・ハラスメントという言葉がない時代、被害女性は、加害者の加害行為への怒りをどこにも訴えることができないでいた。今日セクシュアル・ハラスメントという加害行為として認識される問題は、単に男女間の個人的問題だと考えられていたのである」（※Ⅴ-1-14）。

特に 1980 年代以降、被害者の立場に立った実態把握が進み、裁判その他の取り組みを通して、セクシュアル・ハラスメントは個別の問題ではなく、構造的なものであることが可視化されるようになった。また、セクシュアル・ハラスメント以外にも、

※Ⅴ-1-14
江原由美子著『ジェンダーの社会学 入門』岩波書店

※Ⅴ-1-15
「男女雇用機会均等法　第 11 条
　事業主は、職場において行われる性的な言動に対するその雇用する労働者の対応により当該労働者がその労働条件につき不利益を受け、又は当該性的な言動により当該労働者の就業環境が害されることのないよう、当該労働者からの相談に応じ、適切に対応するために必要な体制の整備その他の雇用管理上必要な措置を講じなければならない（以下略）」

※Ⅴ-1-16
加藤秀一ほか『図解雑学ジェンダー』ナツメ社

※Ⅴ-1-17
2014 年に都道府県労働局雇用均等局に寄せられた労働者からの相談 7,343 件中、9 割以上の 6,725 件が女性からの相談だった（内閣府男女共同参画局『男女共同参画白書』平成 27 年（2014 年）度版）。

代償型		・上司や教師などがその地位を利用して、性的関係やデートなどを迫る。 ・セクシュアル・ハラスメントを拒否したことを理由に、不利益を与える。
環境型	言葉によるもの	・「胸が大きい」「脚が太い」「ハゲ」「デブ」など、身体に関する発言。 ・容姿に対する品定めのような発言。 ・「今日はデートか」「まだ結婚しないの」「子どもはまだ？」など、プライベートなことに立ち入る。 ・「異性関係がだらしない」などの噂を流す。 ・性的な経験についてたずねる。 ・「○○（ちゃん）」などと、下の名前で呼ぶ。
	行動によるもの	・肩や腰、お尻などをはじめとしてからだに触る。 ・コンパなどで女性（または男性）だけにお酌を強要する。 ・カラオケでデュエットを強要する。 ・しつこく交際を迫る。
	視覚によるもの	・これ見よがしにヌードの雑誌や新聞を広げる。 ・胸などをジロジロ見る。 ・更衣室を覗く。
グレーゾーン （ジェンダー・ハラスメント）		・「女には仕事をまかせられない」などという。 ・「ボク、坊や、お嬢さん、おじさん、おばさん」など人格を認めないような呼び方をする。 ・女性にのみお茶くみを要求する。

※Ⅴ-1-18　セクシュアル・ハラスメントの諸類型（加藤秀一前掲書を参考に作成）

パワー・ハラスメント、アカデミック・ハラスメント、モラル・ハラスメント等の問題が指摘されるようになってきた。（※Ⅴ-1-19）。

　2017年頃から、31ページで紹介したSOGI（Sexual Orientation and Gender Identityの頭文字。性的指向と性自認をさす）に関連する差別、いじめ、いやがらせ、ハラスメントを指す「SOGIハラ」という言葉が提唱された。このSOGIハラには誰かのSOGIについて本人の許可なく公表すること（アウティング）も含まれている（※Ⅴ-1-20）。

　2007年の均等法改正では、男性へのセクシュアル・ハラスメントの防止義務も定められた。職場におけるセクシュアル・ハラスメントに対しては、前述したように均等法で事業主の配慮義務が定められている。また、各自治体で制定される男女共同参画関連の条例では、セクシュアル・ハラスメントの防止が定められている。セクシュアル・ハラスメント、妊娠や出産をめぐる嫌がらせ（マタニティー・ハラスメント）は既に企業に防止策が義務付けられている。ただ、これらも禁止規定はなく、実効性への疑問の声も多い。

　2019年5月に職場でのパワー・ハラスメント防止を義務付ける関連法が成立し、上下関係を背景としたパワー・ハラスメントは許されないと明記された。

　だが、行為そのものの禁止や罰則は盛り込まず、企業に相談窓口の設置などの防止

※Ⅴ-1-19
◆パワー・ハラスメント＝「同じ職場で働く者に対して、職務上の地位や人間関係などの職場内の優位性を背景に、業務の適正な範囲を超えて、精神的・身体的苦痛を与える又は職場環境を悪化させる行為」（厚生労働省の定義　2012）
◆アカデミック・ハラスメント＝「教育活動又は研究活動上、指導又は優越的な立場にある者が、その優位な立場や権限を利用し、又は逸脱して、その指導等を受ける者に対して行う次の行為。
1.教育活動又は研究活動上で、不当な言動又は指導を行うこと。
2.正当な理由なくして教育活動又は研究活動を阻害する言動を行うこと」（龍谷大学ホームページ）
◆モラル・ハラスメント＝様々な定義・解説があるが、大方は「精神的暴力」と解する。

※Ⅴ-1-20
2015年4月に一橋大学法科大学院において同性愛に関する悩みを告白した相手による暴露（アウティング）をきっかけとして学生が投身自殺した。翌2016年に死亡した学生の遺族が相手側の学生と一橋大学の責任を追及して損害賠償を求める民事訴訟を起こした。一橋大学アウティング事件。

策を義務付けるにとどまる。職場内での取り組みが中心で、就職活動中の学生など従業員以外への対応も明確にはされていない。

2019年6月、国際労働機関（ILO）年次総会は、労働の世界における暴力とハラスメントを禁止する条約と勧告を圧倒的多数で採択した。この「暴力とハラスメント禁止条約」は、職場などでの暴力・ハラスメントをなくすための初めての国際労働基準であり、暴力とハラスメントは人権侵害だと明確にした画期的な人権条約である。条約では暴力やハラスメントを「身体的、心理的、性的、経済的被害を引き起こしかねない行為」などと定義し、これらの行為を法的に禁止している。

保護されるべき対象も従業員やインターン実習生、ボランティアなど幅広く含められた。職場や出張先だけでなく、通勤途中やSNSなどでのコミュニケーションにおいても適用される。さらに「暴力とハラスメントのない労働の世界への権利を尊重、促進、実現」することを締約国に義務付け、暴力とハラスメントを法律で禁止し、政策を立案し、予防や履行のための戦略や監視メカニズム、また被害者の救済の仕組みをつくることなどを求めている。

日本の現状と今回のILOの条約とのかい離は大きく、日本が批准するにはさらなる法改正が必要である。日本の労働組合の連合体である日本労働組合総連合会（連合）や全国労働組合総連合（全労連）をはじめとした労働組合は追加改正や指針強化を急ぎ、速やかに条約を批准することを主張している。

一方、セクシュアル・ハラスメントを法律で禁じることで生じる訴訟リスクや罰則を恐れ、経団連など経済界は規制に反対しており、それを反映して日本政府は条約を支持はしているものの、批准には慎重な姿勢である（※Ⅴ-1-21）。

児童や生徒の通う学校におけるセクシュアル・ハラスメント＝「スクール・セクハラ」について触れておこう。

「スクール・セクハラ」は教職員から児童生徒への加害行為にとどまらず、学校にかかわるあらゆる人びと（教職員、保護者、業者、ボランティア、指導員、コーチなど多種）と児童生徒との間においておこるセクシュアル・ハラスメントであるという認識を持つ必要がある。

職場以上に力の不均衡が顕著な学校という場所において、大人・年長者から児童生徒が被害を受ける点にスクール・セクハラの特徴がある。

※Ⅴ-1-21
東京新聞　2019年6月10日付を改変

職場のハラスメント対策をめぐるILO条約と日本の対策の差

	ILO 条約		日本の国内法（※）
	身体的、精神的、性的、経済的危害を引き起こす可能性のある広範な行為と慣行	職場のハラスメントの定義	優越的な関係を背景とした言動で、業務上必要な範囲を超えたもの（パワハラ） 労働者の就業環境が害されるおそれのある性的な言動（セクハラ）
	法的に禁止する	ハラスメント行為への対策	行為自体の禁止規定なし 企業に相談窓口設置など対策義務づけ
	制裁を行う	違反した場合	窓口設置など対策をしない企業に厚労省が指導・勧告。従わなかった場合、公表
	企業の雇い主、労働者に加え、取引先、客など第三者、就職志望者、ボランティアなど幅広く対象	被害者・加害者	取引先や客、就活生、フリーランスなどは法に入らず。今後指針策定に際して配慮
	効果的な紛争解決メカニズム、被害者が報復を受けることの防止、被害者が自ら異動する権利など	被害者の救済措置	企業の相談窓口などで対応、労働局によるあっせんや調停

（※）女性活躍・ハラスメント規制法

(e)　DV とデート DV

　ここでは DV、デート DV を取り上げるが、そのすべてが性暴力ということではない。しかし、配偶者あるいはそれに準ずる相手から性的な暴力を受けたという被害者は、各種調査における回答者の 5 ％近くにのぼっており、統計に表れない暗数を考えると、決して無視することはできない状況である。また、DV、デート DV の起きる関係性が性暴力を生みやすいものであることは容易に想像できる。このように考えて、ここで「DV とデート DV」という一項を起こすこととする。

　DV とは、「ドメスティック・バイオレンス」(Domestic　Violence) の頭文字をつなげたものである。Domestic の訳語はさまざま考えられるが、ここでは、「親密な関係」としておく。つまり、DV とは、「親密な関係性における暴力」のことである。親密な関係性とは何を指すのか。具体的には、法律上の夫婦・事実婚関係の夫婦等の配偶者間や交際中のカップルなどを指す。親密な関係ではあっても、親子・きょうだい間の暴力は「家庭内暴力」という言葉で呼ぶことが多い。また、交際中のカップル（多くは若者）間の DV すなわち交際相手からの暴力については、「デート DV」という言葉で呼ぶことも多い（※V -1-22）。

　社会問題に名前がつけられることは、問題を目に見える形で理解する上で極めて大切なことである。名前がつけられることで、問題の輪郭が浮かび上がり、他の問題との識別や関連性の認識が可能になり、適切な対策が考えられるようになる。このことは、セクシュアル・ハラスメントの場合も、ドメスティック・バイオレンスの場合も、ストーキング（ストーカー）の場合も同様である。「ドメスティック・バイオレンス」と名付けられるまでの長い間、この問題は、「夫婦喧嘩」、「痴話喧嘩」であり、「家庭内のもめごと・いざこざ」であり、外部の人間が介入すべきではない当事者だけのプライベートな問題であるととらえられていた。この背景には、近代社会における公私二分論があった。

　近代社会では、政治、職場等の「公的領域」と、家庭などの「私的領域」とを区分し、国家は私的領域あるいは親密圏には干渉しないことが原則とされた。

　1960 年代以降、主として欧米で展開された第二次フェミニズムは、そのような公私二分論を批判し（※V -1-23）、DV を含めて、女性に対する暴力を社会問題化した。

　国連は、1993 年に女性に対する暴力の撤廃に関する宣言を採択し、1995 年の北京行動綱領では、各国政府に対して、女性に対する暴力廃絶のため、法律を制定することなどを求めた。

　2001 年 4 月の日本の DV 防止法制定（※V -1-24）には、このような国連の動きと市民運動が大きな推進力となった。DV 防止法は、配偶者からの暴力に係る通報、相談、保護、自立支援等の体制を整備し、配偶者からの暴力の防止及び被害者の保護を図ることを目的とする法律である。同法は、超党派の女性議員を中心とした議員立法として制定され、制定後も法律の問題点を克服するために、2004 年、2007 年、2013 年に改正されている。制定当初は「配偶者」の定義が狭かったが、その後の改正により、「配偶者」には、婚姻の届出をしていない、いわゆる「事実婚」を含むようになった。また、被害者は男性・女性の別を問わないようになった。さらに、離婚後（事実上離

※V -1-22
「デート DV」は日本製英語。2003 年頃から広まった言葉。「恋愛関係にある（あった）若者」や「交際しているけれど同居はしていない恋人など」の間での DV をいう。

※V -1-23
1970 年代のフェミニズム運動が掲げた主要なスローガンの一つは「個人的なことは政治的である（The Personal is Political）」であった。p.27 参照。

※V -1-24
正式名称は「配偶者からの暴力の防止及び被害者の保護に関する法律」である。法律全文及び諸解説は、「DV 防止法」でインターネット検索を。

婚したと同様の事情も含む）引き続き暴力を受ける場合も含む、等の改正も行われた。

　次に 2017 年に内閣府男女共同参画室が実施した「男女間における暴力に関する調査」（回答者：女性 1,807 人、男性 1,569 人）によって日本における DV の実態を見ていこう。これによると、配偶者などから、身体的、心理的、経済的、性的暴力を受けたことが「何度もあった」女性は、13.8％、男性は 4.8％、という結果がある。いずれも 2014 年調査（女性 9.7％、男性 3.5％）よりも増加している。

　配偶者からの暴力被害経験をまとめたグラフ（※Ⅴ-1-25）を見てみよう。

※Ⅴ-1-25　配偶者からの被害経験の有無
出典：内閣府「男女間における暴力に関する調査報告書」2017年公表

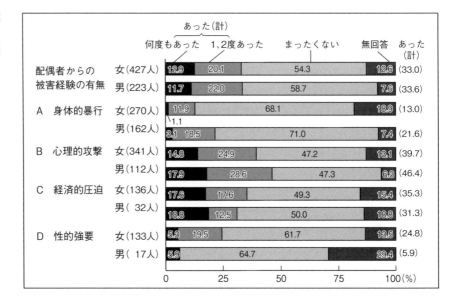

　この調査では、暴力被害による命の危険についても尋ねているが、女性の 15.0％、男性の 3.1％が「感じた」と回答している。このような配偶者から受ける被害について誰かに相談をしたかどうかを尋ねると、女性の 57.6％が相談をしているのに対して、男性はその半分以下、26.9％しか相談をしていないという回答であった。また、被害を受けた家庭の約 2 割は、子どもへの被害もあると回答している。

　内閣府が 2002 年に実施した「配偶者等からの暴力に関する調査」によれば、夫や恋人から身体的暴行、心理的攻撃、性的強要といった行為を受けたことのある女性のうち、当時子どもがいた 224 人中、21.0％が、子どもに対しても暴力があると回答している。また、40.2％が、夫や恋人からのそういった行為を子どもが目撃していたと回答した。

　関西圏と関東圏の二つの児童精神科クリニックにおける男子 842 名、女子 631 名のカルテ調査によると、DV 目撃を経験させられた子どもは、何らかの精神疾患症状を呈していた（※Ⅴ-1-26）。具体的には、不安障害、ADHD、双極性障害、うつ、精神遅滞などである。また、子どもたち自身の主訴は、頭痛、腹痛、睡眠の問題などの身体症状を主訴としたものが最も多かった。

※Ⅴ-1-26
「DV 目撃が子どもに与える影響：児童精神科クリニックにおけるカルテ調査から」武蔵野大学人間科学研究所年報 2017年 3 月

　この研究のほかにも、虐待や DV の目撃（「面前 DV」という）が子どもの安全や、健やかな成長発達に負の影響を与えることは、多くの実例が物語っている。DV 家庭

で子どもが育つことは、子どもがその暴力を直接目撃するかどうかにかかわらず、子どもに心理的外傷（トラウマ）を与えるおそれがあり、児童虐待のうちの心理的虐待にあたる。

　DV のもたらす被害について、森田ゆりは『ドメスティック・バイオレンス』（小学館文庫　2007 年）の中で次のように述べている。

> 「このようないつ起こるか予想のつかない暴力を繰り返し受けるうちに被害者には、不安、緊張、屈辱感、恥、不信、罪悪感、自責感、無力感、絶望などの感情が増大していきます。自分ではもう対応しきれないほどのさまざまな負の感情は、誰かに語ることで外に吐き出されないと、人の内面深くに根を張ってしまいます。被害者はしだいに慢性的な悲しみ、不眠、過眠、悪夢、白昼夢、何にも興味を持てない、集中できない、子どもや自分の世話ができなくなる、頭痛や腹痛や筋肉痛などの身体の不調、うつ状態、感情の麻痺、パニック症状、過食、拒食、アルコール・薬物依存、自傷行為、自殺願望などの症状を呈するようになります」

　このように DV は広範で深刻な被害をもたらすものとしてとらえる必要がある。

　DV 研究初期の段階では、DV の加害者と被害者には、特有の（あるいは共通する）性格や行動の特徴があり、それが DV の原因であるかのようにとらえられていた。しかし、調査と研究が進むにつれ、被害者の多くが女性であるということ以外には、特有の性格や行動の特徴は存在しないことが明らかになってきている。被害者に「非」があるから、あるいは加害者が異常だから、などの特定の原因を探すことには意味がなく、DV はどんな人にも起こり得る問題としてとらえるべきであるという認識が広がってきた。そして多くの DV 事例調査と研究から、DV は "力の不均衡な関係性の中で起きる問題" であるということがはっきりしてきた。

　この認識を踏まえて DV の本質を定義するなら、親密な関係において「『強い方』が『弱い方』を力で支配すること」である。ここでいう「強い」「弱い」はあくまで関係性におけるものであり、肉体的な力に限らないことはいうまでもない。暴力を肉体的、物理的、身体的なものに限定せず、「強い方」が支配することを暴力とみなす見方が大切であることは、支配され続けている被害者が何を奪われていくかを考えると理解できるだろう。このことは DV に限らず、いじめなどでも同様である。「強い方」の支配が続くと、安心感が奪われ、自信や自己肯定感が奪われ、自由が奪われ、自己決定力が奪われる。安心・安全・自信・自己肯定感・自由、これらが奪われるということは、その人の人権が侵害されたことになる。つまり DV は、重大な人権侵害なのである（※V -1-27）。

　前述したように DV における暴力とは、殴る蹴るなどの身体的暴力だけを指すのではない。内閣府などの記述を参考に、DV の 4 つのカテゴリーを次頁に示す（※V -1-28）。

　次に「デート DV」について考えよう。

　176 ページで紹介した内閣府の「男女間における暴力に関する調査報告書」では、交

※V -1-27
配偶者からの暴力に悩んでいることをどこに相談すればよいかわからないという人のために、全国共通の電話番号（0570-0-55210）から相談機関を案内する DV 相談ナビサービスを実施している。
発信地等の情報から最寄りの相談機関の窓口に電話が自動転送され、直接相談できる。通話料は有料。

※V-1-28 DVのカテゴリーと行為
（内閣府男女共同参画局のウェブサイトなどから作成）

	行為の例
身体的暴行	・殴る、蹴る ・物を投げつける ・身体を傷つける可能性のある物で殴る ・刃物などを突きつける ・髪をひっぱる、突き飛ばす、首を絞める ・熱湯をかける（やけどさせる）
心理的攻撃 （精神的暴力）	・大声でどなる、ののしる、物を壊す ・何を言っても長時間無視し続ける ・ドアを蹴ったり、壁に物を投げつけたりして脅す ・人格を否定するような暴言を吐く ・暴力行為の責任をパートナーに押しつける ・子供に危害を加えるといって脅す ・交友関係や電話・メールを細かく監視する ・SNSなどで誹謗中傷する ・行動や服装などを細かくチェックしたり、指示したりする ・家族や友人との関係を制限する ・他の異性との会話を許さない
経済的圧迫	・生活費をわたさない ・デート費用など、いつもパートナーにお金を払わせる ・お金を借りたまま返さない ・パートナーに無理やり物を買わせる
性的強要	・無理やり性的な行為を強要する ・見たくないのに、ポルノビデオやポルノ雑誌を見せる ・避妊に協力しない ・中絶を強要する

＊相手に許可なく情報や写真をSNS等に拡散する、相手の携帯等を使用して行動を監視する、ひんぱんに電話やメールをするように命令する、ひんぱんに電話やメールをする、相手の携帯のメールを勝手にチェックしたりアドレスを消したりする、などを「デジタル（サイバー）暴力」とする分類もある。
留意してほしい点を二つ挙げる。一つは、これらの暴力は一つのカテゴリー内の目的で振るわれる場合もあるが、複合して振るわれる場合もあるということである。二つ目は、それぞれの暴力行為は、その前段階とも言えるようなさまざまな段階の行為とグラデーション（連続的変化）をなして存在しているということである。

際相手からの暴力経験を尋ねている。それに対する回答を179ページのグラフ（※V-1-29）に示した。

この数字は配偶者間の調査とそれほど異なるものではない。

しかし、交際相手の場合、「暴力による命の危険を感じたか」という問いに対しては、女性の21.3％、男性の12.1％が「感じた」と答えており、配偶者間の場合よりはるかに高いことに注目する必要がある。実際に、デートDVが殺人・傷害などの重大な刑法犯罪につながった事例も数多くあり、「デートDV」という呼称の持つ、ある種「軽い」印象を伴う表現に幻惑されてこれを軽視するとすれば、大いに危険である。

DVが権力関係（力の不均衡な関係）において起こりやすいということはすでに触れた。このことはデートDVにおいても同様である。どのカップルも、暴力や束縛があるような関係を目指していたわけではない。はじまりは恋愛であり、より良い関係を目指していたはずである。しかし、デートDVという状況に至ってしまった。

多くのケースでは、暴力や束縛に苦しんでいたとしても、また、友人や家族などのアドバイスがあったとしてもなかなか別れられず、関係を解消できないでいる。このようにデートDVを継続させ、暴力を温存する役割を果たしてしまう恋愛観やジェンダー意識とはいったいどのようなものか。

多くの被害者支援関係者や研究者が共通に指摘しているのは次の諸点である。
①相手を本当に好きなら束縛するのも当然、という思い込み（愛と束縛との混同）。
②相手を本当に愛しているなら、我慢すべきだという思い込み（愛と支配との混同）。

③女性の被害者は、「女らしくあるべき、我慢しなければ」というジェンダー意識があり、暴力を我慢しがちになる。

④逆に男性の被害者は、「男のくせに」と言われることを恐れて誰にも相談できない。

⑤加害者の多くは、暴力を使わない対等な関係や、穏やかな関係を経験しておらず、知らない。

　統計上は女性の被害者が多いが、年齢や集団によってはそうとも限らない。男性から女性だけではなく、女性から男性、同性カップル間の暴力もある。男女を含むすべてのジェンダーの問題としてとらえる必要がある。大阪府の中高生 1,000 人への調査結果を示す。

※Ⅴ-1-29　交際相手からの被害経験の有無

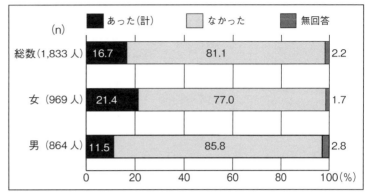

出典：2017 年に内閣府が実施した「男女間における暴力に関する調査報告書」

暴言や暴力…被害者は男子生徒、女子の倍以上／デート DV を受けた経験／大阪府の中高生 1,000 人調査

　大阪府の高校生グループが府内の約 1,000 人の中高生に「デート DV」に関する調査をしたところ、男子生徒の 3 割以上が「（彼女から）暴言や暴力を受けて傷ついた」経験があることが分かった。女子生徒が「（彼から）暴力を受けた」割合は 12％で、男子の半分以下。交際相手に「暴言が嫌と言えない」割合も、男子（30％）が女子（22％）を上回った。

　調査は昨年 9 ～ 11 月に書面で実施。府内の 105 人の中学生（男子 55 人、女子 50 人）、886 人の高校生（男子 300 人、女子 586 人）が回答した。

　男女ともに傷つけられた経験は暴言が最多。男子は暴力（31％）、無料通信アプリ「LINE（ライン）」のチェック（17％）、女子は性行為の強要（16％）、ラインのチェック（16％）が続いた。

　一方、暴力を嫌だと言えない男子は 24％、女子は 17％。「下着姿や裸の画像を求められると断れない」という高校生は男子が 23％、女子が 17％だった。

　男子の場合、女子に「『死ね』『デブ』と暴言を吐かれるが、好きなので別れられない」や「たたかれて嫌だが男として我慢せざるを得ない」との答えがあった。女子は「ラインにある男友達の連絡先をすべて削除するように強要されて困る」などと悩んでいた。

　生徒指導に詳しく、調査のアドバイスをした兵庫県立大の竹内和雄准教授は「見えを張って嫌といえない男子生徒の悩みがあるのかもしれない。教員にデート DV の被害を相談する生徒は少なく、実態がつかみにくい。学校で何らかの対策も必要になるだろう」と話している（毎日新聞 2016 年 2 月 7 日）。

　DV やデート DV は、ストーカー行為と結びつくこともある。数多くのストーカー被害者及び加害者と、カウンセリングなどを通じて向き合ってきた小早川明子（※Ⅴ-1-30）は次のように述べている。

※Ⅴ-1-30
ストーカー、DV をはじめとするハラスメント相談に対処する NPO 法人「ヒューマニティー」理事長。

「多くのストーカーは、別れを悪と思い込んでいて、もし別れるならば、両方が納得するまで話し合うべきだと言います。両方の合意で始まる男女関係（恋愛関係）が、一方からの申し出によって終わりになるという現実が受け入れられません。一方的に『別れ』を告げる相手は『人としておかしい』のであり、『言われた自分は被害者』で、『負けた』『相手に見捨てられた』と解釈する。その解釈が怒りとなり、体全体を支配していきます」（『「ストーカー」は何を考えているか』新潮選書）。

親しい人から相談されたら、あるいは親しい人のDV状況に気づいたら、どのように行動するのがいいのだろうか。『サヨナラ性暴力』という学生向けのパンフレット（一般社団法人" 人間と性 "教育研究協議会編集・発行）中の記述が、簡にして要を得ているので紹介する。

「もし友だちから相談されたら・友だちのデートDVに気づいたら

まずそれが『デートDV』だということ、『あなたが悪いのではない』ということを伝えることが大切です。『どうして別れないの？』はNGです。『別れないあなたが問題』と、被害者を責めることになってしまいます。あなたが真剣に心配している友だちが、DVの相手を選んでしまうことで、あなた自身が傷ついてしまうこともあるかもしれませんが、暴力で支配されている関係の中で相手と別れることがとても難しいことを心に留めておいて下さい。相談機関への相談をすすめることも大切です」（※Ⅴ-1-31）。

(f) レイプ

本書では英語のレイプ（Rape）と日本語の強姦（2017年の刑法改正後は『強制性交等』）を基本的に同義語として使用する。

レイプは性器、肛門、口腔等身体への「侵襲」を伴う性暴力であり、重大な人権侵害行為である。また、レイプは、被害者の圧倒的多数が女性であり、ジェンダーの力関係を極めて強く反映した性暴力である。ただ、男性のレイプ被害者も少数ではあるが確実に存在していたし、現在も存在している。また同性間のレイプも存在する。このような現実を反映し、ジョー・イーディー（※Ⅴ-1-32）が編集した『セクシュアリティ基本用語事典』（※Ⅴ-1-33）では、レイプは次のように解説されている「レイプとは、一般的に相手の同意なしにその個人の身体に対し1人ないしは複数の人間によって性的暴行が加えられることであると解されている。（中略）レイプというものはたんに男性が女性に何かをするというものではない。最近は女性同士、男性同士、子ども同士、おとなと子どもといったさまざまなレイプが問題となっている。対象となる人物は異なりはするが、レイプは権力である（レイプは権力の行使であるということ：引用者注）というフェミニスト理論が示唆するように、レイプとは第1に、そして何よりも暴力と支配の行為であるということを理解することが重要である」。

本書では、この見解に同意し、「何よりも暴力と支配の行為」という視点でレイプをとらえていく。

実際にレイプはどれくらい起きているのか。調査結果を示す（※Ⅴ-1-34）。

この数字には暗数があり、実際の発生件数はこの数倍にのぼることが指摘されてい

※Ⅴ-1-31
DV被害者と同様に全国共通の電話番号（0570-0-55210）から相談機関を案内するDV相談ナビサービスを実施している。（" 人間と性 "教育研究協議会『サヨナラ性暴力』プロジェクト編　2019年）

※Ⅴ-1-32
「セクシュアリティについて広く執筆活動をおこなっている。イギリスのスタッフォード大学では社会・文化理論の講師を務め、またバイセクシュアル・コミュニティではアクティビストとしてキャンペーン活動を担当している」（『セクシュアリティ基本用語事典』編著者紹介）。

※Ⅴ-1-33
金城克哉訳　明石書店

※Ⅴ-1-34
「しかし、そもそも警察による認知件数が性暴力被害の実数を示しているとは、到底、考えられず、相当に高い暗数の存在が推認される」（角田由紀子編『性暴力被害の実態と刑事裁判』信山社）

る（※Ⅴ-1-35）。

※Ⅴ-1-35　強姦の認知・検挙件数等
「警察白書平成31年版」を改変
（2019年は11月までの数字）

年度	2014	2015	2016	2017	2018	2019
認知件数（件）	1,250	1,167	989	1,109	1,307	1,295
検挙件数（件）	1,100	1,114	970	1,027	1,190	1,202
検挙人員（人）	919	935	875	910	1,088	1,072
検挙率（%）	88.0	95.5	98.1	92.6	91.0	92.8

　政府の内閣府男女共同参画室は「女性に対する暴力」に関する調査研究を3年ごとに行っている。2017年の「男女間における暴力に関する調査」において、女性（1,807人、男性1,569人）に、これまでに異性から無理やりに性交された経験を聞いたところ、被害経験がある女性は7.8%、男性は1.5%であった。その女性のうち、被害について「どこ（だれ）にも相談しなかった」者は58.9%だった。
　その理由の主なものは（複数回答）、
「恥ずかしくてだれにも言えなかったから」……………………………… 55.4%
「自分さえ我慢すれば何とかやっていけると思ったから」…………… 27.7%
「そのことについて思い出したくなかったから」……………………… 24.1%
「相談するほどではない」………………………………………………… 20.5%
「相談先が分からなかった」……………………………………………… 16.9%
であった（※Ⅴ-1-36）。

※Ⅴ-1-36
角田由紀子編　前掲書

　さらに、法務省の機関である法務総合研究所は2000年から4年ごとに「犯罪被害実態（暗数）調査」を実施しているが、その2012年調査によると、過去5年間（2007年から2011年）の女性の性的事件の被害申告率は18.5%であり、暗数は4.4倍となる。性暴力被害の実数は発表数字の数倍を想定する必要があることを示している。
　女性が被害にあった時期としては、「20歳代」が52.5%で最も多く、次いで「中学卒業から19歳まで」が18.4%となっており、「小学生以下」や「中学生」といった低年齢で被害を受けた者の割合は、それぞれ14.9%、5.7%となっている。
　レイプは被害者に大きな影響を与えている。先に紹介した2017年の「男女間における暴力に関する調査」において、「無理やりに性交等をされた被害による生活上の変化」を訊ね、複数回答を得ている。
　それによると、
「加害者や被害時の状況を思い出させるようなことがきっかけで、被害を受けたときの感覚がよみがえる」 ………… 女性 23.4%　男性 8.7%
「異性と会うのが怖くなった」 ………… 女性 18.4%　男性 13.0%
「夜、眠れなくなった」 ……………… 女性 17.0%　男性 13.0%
「誰のことも信じられなくなった」……… 女性 16.3%　男性 17.4%
「自分に自信がなくなった」 ………… 女性 14.9%　男性 17.4%
「心身に不調をきたした」……………… 女性 14.2%　男性 13.0%

などであった。

この調査結果に表れている被害者の声から、レイプが男女を問わず被害者に与えるダメージの大きさの一端を想像することができるだろう（※Ⅴ-1-37）。

科学警察研究所防犯少年部付主任研究官であった内山絢子は、1997年10月～1998年1月末に全国の警察で取り扱った強姦及び強制わいせつ事件について、被害者204名と被疑者553名を対象とする調査を行った（※Ⅴ-1-38）。

かなり以前の調査だが、これだけの規模と内容を持つ調査が他に見当たらないため、これを紹介する。

内山は、強姦と強制わいせつの被疑者（＝加害者）553名の状況についても調査している。

◆ 加害者の職業は、会社員25％、労務者（原文ママ）25％、無職18％、学生15％である。

◆ 成人加害者の学歴は、短大・大学以上24％、高校卒業31％と、中等教育以上を受けた普通の社会人が多いことがわかる。

◆ また、強姦については、少年の79％、成人の61％が計画的だった。決して衝動的な犯行ではない（※Ⅴ-1-39）。

※Ⅴ-1-39　加害者が被害者を選んだ理由、基準（複数回答）

警察に届け出るようなことはないと思った	45％
おとなしそうに見えた	28％
警察に捕まるようなことではないと思った	26％
一人で歩いていた	22％
挑発的な服装	5％

これらの調査結果は、レイプをめぐる俗説や、「神話」と呼ばれる誤った思い込みに根拠がないことを立証しているといえるだろう（※Ⅴ-1-40）。

特定非営利活動法人「レイプクライシスセンター TSUBOMI」代表の望月晶子弁護士のインタビューを紹介する（インターネットマガジン「wotopi」から抜粋）。

被害を受けた時の相談先、ワンストップセンターについては③「性暴力なき未来をめざして」の（b）「被害者支援のためのさまざまな取り組みと施策」に述べている。

「もしもレイプ被害に遭ってしまったら、身近な人が被害に遭ってしまったら」

◆ 被害に遭ってしまったときには
被害後は、どうか72時間以内に産婦人科に行くようにしてください。たとえケガがなかったとしても、妊娠と性病の検査をし、自分の身体を守ることが大切です。検査の費用などは、警察に被害を訴えれば、負担してもらうこともできます。

◆ 友人や、家族が被害に遭ってしまったら
「あのときあんなことしなければ…」というような、被害者に事件の責任の一端を

※Ⅴ-1-37
レイプ被害者の受ける打撃の大きさ等を伝えてくれる著書を紹介する。小林美佳著『性犯罪被害にあうということ』朝日文庫、同『性犯罪被害とたたかうということ』朝日新聞出版。筆者の小林美佳は、現在性犯罪被害者支援活動「みかつき」主宰。

※Ⅴ-1-38
内山絢子「性犯罪被害の実態（1）～（4）性犯罪被害調査をもとにして」『警察学論集』53巻第3号～第6号　立花書房

※Ⅴ-1-40
レイプをめぐる「神話」や法的な問題などについては、③「性暴力なき未来をめざして」の（a）「性暴力に対する思い込み」（p.186）で述べている。

負わせる言動はさけてください。自分にも落ち度があったのではないか、と被害者自身が一番気にしています。「ああしてればよかった」などと、被害に遭ったあとに言ってもしようがありませんし、いかなる理由があっても、襲われていい、なんていうことはないのです。

◆ 最後に、周りの人が気を付けたいこと
「腫れ物に触るように」接することは、被害者に「自分は変わってしまった」といった感覚をあたえてしまいます。事件をなかったことにはできませんが、事件に遭ったことでその人が変わってしまったわけではないのだから、変に特別に扱ったりしないでください。事件に遭ってしまったことで、その人の人生に何かが付加されたことも全部含めて、今までと同じように付き合い続ける。「昨日までのあなたと同じではないかもしれないけれど、昨日も今日も、あなたはあなたなんだよ」と、被害者が丸ごと受け止められていると感じられるような関係性がいいと思います。

(g)　紛争・戦争と性暴力

(ア)　性暴力―容認から戦争犯罪に

　「性暴力の現実」の最後にこの項を立てた。

　有史以来現代に至るまで、戦争に付随して大規模な性暴力が繰り返されてきた。

　紛争・戦争と性暴力は、今日を生きる私たちが直視しなければならない問題を数多く含んでいる。記憶に新しいところでは、1991 年から 95 年の旧ユーゴスラビア内戦やアフリカのルワンダ内戦（1994 年）での「民族浄化」を口実とした大規模な集団レイプの事実がある（※Ⅴ-1-41）。21 世紀初頭の現在も、「IS（イスラム国）」や「ボコハラム（※Ⅴ-1-42）」などの集団によって、レイプ、強制結婚、奴隷化、人身売買などが、組織的に実行されている。古くから、戦争における性暴力は、勝者・支配者への「褒美」として、敗者への懲罰として、相手の民族や国家・社会を辱めるものとして、あるいは勝者・支配者の支配欲求を満足させるものとして許容されてきた。また、それらの性暴力は、国家や軍組織の問題ではなく、兵士たち個人の行為であると認識されてきた。

　戦時の性暴力を禁止する動きは、1907 年の「ハーグ陸戦条約」の中に反映された。しかし、この条約では、性暴力禁止を明示してはおらず、「家の名誉及び権利の遵行」という文脈に性暴力の禁止も含まれているとするものであり、被害者個人の人権を擁護する視点は薄弱であったと言わざるを得ない（※Ⅴ-1-43）。性暴力は禁止兵器の使用や捕虜虐待などの他の戦争犯罪に比べて軽視される傾向が強く、事実上戦争につきものの逸脱行為として扱われていたと言えるだろう。

　しかし、その後、次第に犯罪行為として禁止・処罰する方向に進んでいる（※Ⅴ-1-44）。アメリカのフェミニスト・ジャーナリストのスーザン・ブラウンミラー（※Ⅴ-1-45）らによって、戦時における性暴力が、単に戦争中に行われた個人の性暴力という問題ではなく、戦争の行為主体である国家の責任を含め、構造的な問題として捉える必要があることが明らかにされてきた（※Ⅴ-1-46）。1990 年代以降、国際社会で、「戦時性暴力」を普遍的犯罪として裁くための枠組みづくりが進められ、

※Ⅴ-1-41
「旧ユーゴスラビア紛争では、女性への暴力は『民族浄化』の手段であった。しかし、その被害の全容は明らかになっていない。(中略) 女性 NGO によれば、九八年からのコソボ紛争以前の段階で、全ユーゴスラビアで二万件ともいわれる強かん被害があったとされているが、(中略) 正確な数字は判明しない。また女性 NGO が確認できた女性被害者の年齢は、四歳から七〇才代までである」川口博「旧ユーゴスラビア紛争――女性への暴力と国際刑事法廷」内海愛子・高橋哲哉責任編集『戦犯裁判と性暴力』緑風出版

※Ⅴ-1-42
「ボコハラム」は「西洋の教育は罪」という意味。ナイジェリアで活動するイスラム原理主義組織。

※Ⅴ-1-43
ハーグ陸戦条約　第 46 条：「家の名誉及び権利、個人の生命、私有財産ならびに宗教の信仰及びその遵行を尊重しなければならない」

※Ⅴ-1-44
1949 年には「戦時における文民の保護に関するジュネーヴ条約」が「女子は、その名誉に対する侵害、特に強姦、強制売淫、その他あらゆる種類のわいせつ行為から特別に保護しなければならない」とするに至った。

※Ⅴ-1-45
1935 年生まれ。1966 年から 1968 年まで ABC の記者。ベトナム戦争への反戦運動に積極的に参加。1960 年代後半からニューヨークを拠点にしてフェミニスト団体の活動に関与し、レイプ問題への対応や反ポルノなども訴えた。

※Ⅴ-1-46
『レイプ・踏みにじられた意思』勁草書房

※V-1-47
ノルウェー・ノーベル賞委員会は、2018年のノーベル平和賞を、コンゴ民主共和国のデニ・ムクウェゲ医師と、イラクの少数派ヤジディー教徒の権利擁護を訴えてきた活動家のナディア・ムラド氏に授与すると発表した。両氏が「自らの命を危険にさらしてまで、戦争犯罪と勇敢に闘い、犠牲者らの正義を果たそうと尽力してきた」「戦争の武器として用いられる性暴力の撲滅を目指す取り組みを続けてきた」ことを高く評価するとしている。

※V-1-48
「女性の異性愛間性行為の経験は合意かレイプかではなく、圧力による選択から力による強制までの連続線上に存在する」
ジャルナ・ハマー、メアリー・メイナード編　堤かなめ監訳『ジェンダーと暴力　イギリスにおける社会学的研究』明石書店（第4章「性暴力の連続体」リズ・ケリー）

※V-1-49
上野千鶴子「戦争と性暴力の比較史の視座」：上野千鶴子・蘭信三・平井和子編『戦争と性暴力の比較史へ向けて』岩波書店

※V-1-50
Chapter Ⅰ のSection2　「⑥ジェンダー・セクシュアリティ平等──日本の現状」p.37 参照。

※V-1-51
「慰安婦」問題に関して、委員会は日本政府が国際人権法に基づいた「慰安婦」被害女性への対応を怠っていることに、引き続き「深い懸念」を表明した（第28パラグラフ）。そして、大臣や官僚がこの問題に対する国の責任を軽減するような発言をやめ、被害者を中心にした補償を行うよう促した（第29パラグラフ）（CEDAW2016年所見の抄訳より）。

1993年、旧ユーゴスラビア国際刑事裁判所は、強姦を「人道に対する罪」として処罰対象とする考えを示した。2003年、国際刑事裁判所（ICC＝The International Criminal Court）がオランダのハーグに設置された。そして、2016年には性暴力を理由として、初めて有罪判決を下した。性暴力を人道に対する罪であり戦争犯罪でもあるとする認識は、これから国際的にいっそう強まっていくだろう（※V-1-47）。

　紛争・戦争における性暴力はレイプだけではない。イギリスの社会学者リズ・ケリーによって「性暴力連続体」という概念が提起されている（※V-1-48）が、上野千鶴子はこれを援用し、戦時性暴力における連続性と断絶について考察した。

　「性暴力は戦争にともなう物理的・構造的暴力の一部をなしており、強姦から売買春、恋愛まで、さらには妊娠、中絶、出産から結婚までの多様性を含んでいる。性暴力を強姦から売買春、恋愛、結婚、までの連続線上に配置するのは、事実このあいだに連続性があって、境界を引くことが難しいからである」（※V-1-49）との指摘は重要である。

　紛争や戦争には、戦闘、攻撃や襲撃、戦闘や補給への民衆の動員や物資の徴発、戦闘後の占領や駐屯、支配者・占領者の交代、民衆の脱出や逃避、再定住等さまざまな局面がある。民衆の近くに敵対しあう軍隊や民兵・民間軍事組織などが存在するケースも数多くある。民衆とこれらの軍事組織（敵味方を問わない）との間には、圧倒的な「力の不均衡」が存在する。そして、そのような力の不均衡を背景とした戦時性暴力が、レイプだけではなく、見かけ上は「自由意志」であるかのような性買売、不均衡な力のもとでの（あるいは余儀なくされた）交際や結婚も含むことは、数多くの研究が明らかにしている。

（イ）日本軍「慰安婦」問題

　このような「戦時性暴力連続体」の一つとして、日本軍「慰安婦」問題を取り上げる。

　日本軍「慰安婦」問題は、他でもない日本が関わった戦時性暴力問題として、CEDAW（国連女子差別撤廃委員会）の2016年所見（※V-1-50）でも、1ページ全部を使って勧告されている問題である（※V-1-51）。

　日本国内には「慰安婦」問題を、韓国と日本二国間の問題、あるいは韓国政府の「捏造(ねつぞう)」であると主張する言説があり、世論に一定の影響を与えている。しかし、次の事実を見るならば、この問題は日韓の問題にとどまらず、数多くの国民に被害を与えた問題であることがわかるだろう（※V-1-52）。「慰安所」が作られた場所は、ロシア（サハリン）、中国、台湾、韓国、北朝鮮、フィリピン、インドネシア、マレーシア、ミャンマー、ミクロネシア、東チモールそして日本（沖縄）など多数の国や地域に及んでいる。日本軍「慰安婦」問題とは、それらの国の女性たち、植民地宗主国（インドネシアはオランダ領だったのでオランダ人）の女性たち、そして日本人女性たちに対する、「慰安婦」という名のもとでの自由の剥奪と性虐待であったと見るべきである。何人の女性たちが日本軍の慰安所に集められたのか、何人が帰れなかったのかについては総括的な資料は存在していない。総数についてのさまざまな意見はすべて研究者の推計である。秦郁彦、吉見義明、蘇智良という3人の研究者の推計は数万人（最小でも秦郁彦2万人〜最大は蘇智良41万人）にのぼる規模である。

慰安婦「兵 70 人に 1 人」と記述　外務省文書、軍関与を補強
2019 年 12 月 6 日（金）21:36 配信 共同通信

　旧日本軍の従軍慰安婦問題を巡り、関連する公文書の収集を続ける内閣官房が 2017、18 年度、新たに計 23 件を集めたことが 6 日、分かった。うち、在中国の日本領事館の報告書には「陸軍側は兵員 70 名に対し 1 名位の酌婦を要する意向」「軍用車に便乗南下したる特殊婦女」などの記述があった。「酌婦・特殊婦女」は別の報告書内で「娼妓と同様」「醜業を強いられ」と説明され、慰安婦を指している。専門家は「軍と外務省が国家ぐるみで慰安婦を送り込んでいたことがはっきり分かる」と指摘する。

　1993 年の河野洋平官房長官談話が認定した「軍の関与」を補強する資料と位置付けられそうだ。

　この問題に対する日本政府の公式見解として、1993 年の河野洋平内閣官房長官（当時）の「慰安婦」問題に関する談話（以下「河野談話」）を示そう。

　「慰安所は、当時の軍当局の要請により設営されたものであり、慰安所の設置、管理及び慰安婦の移送については、旧日本軍が直接あるいは間接にこれに関与した。慰安婦の募集については、軍の要請を受けた業者が主としてこれに当たったが、その場合も、甘言、強圧による等、本人たちの意思に反して集められた事例が数多くあり、更に、官憲等が直接これに加担したこともあったことが明らかになった。また、慰安所における生活は、強制的な状況の下での痛ましいものであった。

　（中略）本件は、当時の軍の関与の下に、多数の女性の名誉と尊厳を深く傷つけた問題である。政府は（中略）心からお詫びと反省の気持ちを申し上げる」（1993 年 8 月 4 日）。

　この「河野談話」を否定する言説は当時も数多くあったし、今もある。しかし、忘れてはならないことは、日本政府はその後もこの談話を政府の公式見解として踏襲し続けているということである。

　「『慰安婦』＝自由意志による売春」論は、インターネット上で、あるいは街頭におけるヘイトスピーチで、あるいは出版物で声高に語られてはいる。しかし、日本政府自身は公式見解において「河野談話」を継承しているのであり、さらに、日本の司法においても、日本軍「慰安婦」の非人間的な実態が事実認定されている（※Ⅴ-1-53）。

　加害国の司法が、自らの国の与えた被害を事実認定していることは重要である。「『慰安婦』問題はなかった」あるいは、「韓国などの捏造である」などの主張は、根拠のないものであることを、あらためて記しておきたい。

　2015 年 12 月 23 日、日韓合意を受けて行われた共同会見においても、岸田外務大臣は次のように記者発表をしている（※Ⅴ-1-54）。

○慰安婦問題は、当時の軍の関与の下に、多数の女性の名誉と尊厳を深く傷つけた問題であり、かかる観点から、日本政府は責任を痛感している。
　安倍内閣総理大臣は、日本国の内閣総理大臣として改めて、慰安婦として数多の

※Ⅴ-1-52
1942 年（昭和 17 年）9 月 3 日の陸軍省恩賞課長の報告では、「将校以下の慰安施設を次の通り作りたり。北支（＝中国北部、水野）100 ヶ所、中支 140、南支 40、南方 100、南海 10、樺太（＝サハリン、水野）10、計 400 ヶ所」とある。これらの地域は、日本軍の展開した地域と重なっており、東アジア全域と南太平洋にまたがる広がりを持った問題であることがわかる。その後沖縄にも 130 ヶ所あまりの慰安所がつくられた（デジタル記念館・慰安婦問題とアジア女性基金 「慰安所と慰安婦の数」）。

※Ⅴ-1-53
各国の元「慰安婦」が、日本政府を被告として謝罪と賠償を求めた裁判は全部で 10 件。
損害賠償請求はいずれの裁判でも認められなかったが、10 件中 8 件の裁判で、35 人の女性が「慰安婦」とされた被害を事実認定されている。内訳は韓国人 10 人、中国人 24 人、オランダ人 1 人。35 人全員が強制的に「慰安婦」とされたと日本の裁判所が認定しているのである（「アクティブ・ミュージアム女たちの戦争と平和資料館（wam）」の web 上の記述に、その後の裁判資料を追加した）。

※Ⅴ-1-54
外務省ホームページから。

苦痛を経験され、心身にわたり癒しがたい傷を負われた全ての方々に対し、心からおわびと反省の気持ちを表明する。
○日本政府は（中略）全ての元慰安婦の方々の心の傷を癒やす措置を講じる。（中略）全ての元慰安婦の方々の名誉と尊厳の回復、心の傷の癒やしのための事業を行うこととする。
○（略）日本政府は、韓国政府と共に、今後、国連等国際社会において、本問題について互いに非難・批判することは控える。

　この言明がその通り実行されるかどうか不安を抱く人もいる。これまでの歩みを振り返れば、その不安に根拠がないとは言い切れないであろう。

　また、次のような指摘を見過ごすことはできない。

　「重大な人権侵害の解決のためには、事実の徹底的な究明、その事実を認定したうえでの謝罪、賠償、再発防止措置の実行（教育、記念碑、記念館の設置など）が必要であることは国際的な常識となっているが、日韓合意では、首相の事実認定を伴わないあいまいな謝罪と、賠償ではない金銭の支払いが行われただけだ」（吉見義明著『買春する帝国　日本軍「慰安婦」問題の基底』岩波書店　2019年）。

　しかし、少なくとも日本政府は、「慰安婦」問題は日本国政府が「責任を痛感」しなければならない問題であるとの認識を公式に表明しているのである。「日本軍『慰安婦』問題はなかった」などとする主張は、国際社会ではまったく問題にもされないものであることを直視しなければならない。

　被害者の声に耳を傾け、日本軍「慰安婦」問題を根本的に解決し、「慰安婦」被害者の名誉と尊厳を回復することは、女性に対する性暴力をなくしていくことに、また、他民族差別の克服にもつながる道を拓く。さらに、アジアにおける過去の克服と相互信頼のために大きく役立つだろうし、私たち一人ひとりの平和的生存権が保障されることにもつながるに違いない。

❸　性暴力なき未来をめざして

（a）　性暴力に対する思い込み

　残念ながら、日本では性や性暴力被害について、正しい知識を得る機会はほとんどないと言わなければならない。そのため、性暴力に関して、事実と異なる思い込みやステレオタイプ化された通念（これを逆説的な比喩表現として『神話』と呼ぶこともある）が一般に流通している。そうした現状をよく考え、現実を直視しつつ、それらの思い込みを払拭することが、性暴力なき未来を展望する上で必要不可欠であろう。

　レイプに対する思い込みの例をいくつか挙げてみよう。

　「レイプは一部の人にしか起こらない」「一人で暗い夜道を歩かなければ被害に遭わない」「全く見知らぬ男によって若い女性が屋外で突然襲われて暴行される」ことがレイプだという、ステレオタイプ化されたイメージだけを信じ込むことなどが「神話」の代表的なものである。さらに、「抵抗すれば被害に遭わなかったはずだ」「被害に遭っ

たのは本気で強く抵抗しなかったからだ」などという思い込みも強くある。

　これらの思い込みは、被害者に自分の被害を訴え出にくくする働きをし、また、周囲の人にも、性暴力の事実を直視することを妨げ、被害者の立場に立って受け止めたり、支援することを妨げてきた。また、何をもって性行為への同意とみなすかについても、「思い込み」がある。

　NHKと通信会社LINEが、2019年7月に共同で実施したアンケート（10代から50代男女1,046人が回答）を紹介する（※Ⅴ-1-55）。

　「二人きりで食事」「相手の家や部屋へ行く」等、日常生活で起こりうる13の行為について「"性的行為への同意があった"と一般的にみなされても仕方がない」と思う人の割合が示されている。念のため、どれもそれだけで「性的行為への同意」とみなされるものではないことは指摘しておきたい。

　「性的同意」とは双方が明確に意思を表示するべきものであり、決してあいまいなものではないのだが、日本社会では往々にしてその意思を明確にしないことを是としたり、ある時には自らの行為に対する責任を避ける方便に使われてきた。

　性的同意をしたとは到底考えられない行為までも「性的同意があったとみなされても仕方がない」とする人の割合が、項目によっては半数を超えている。その背景に何があるのか、深く考える必要がある。

　性暴力に関して「迷信」と呼んでもいいような誤解が、依然として広く存在する。いくつかの例を示す。

※Ⅴ-1-55　NHK と通信会社 LINE の共同アンケート

Q. "性的行為への同意があった"と一般的にみなされても仕方がないと思うものは？
（複数回答可）【世代・男女別】（単位%）

	10代男性	10代女性	20代男性	20代女性	30代男性	30代女性	40代男性	40代女性	50代男性	50代女性
二人きりで食事	2	6	5	6	3	4	4	3	6	5
二人きりで外出	4	7	4	5	4	5	3	6	9	8
二人きりで飲酒	11	16	12	13	14	19	6	16	15	19
二人きりで車に乗る	4	14	7	13	6	13	7	10	7	13
二人きりで個室に入る	23	31	21	27	28	31	24	44	46	57
相手の家や部屋へ行く	18	41	34	58	40	60	29	61	40	64
二人きりで深夜まで過ごす	30	53	31	34	38	43	29	48	38	55
露出の多い服で会う	15	28	9	23	12	25	10	28	15	31
二人きりでいるときに泥酔している	20	32	22	36	27	36	12	41	24	39
二人しか知らない話や相談事をする・される	6	3	4	5	3	4	8	5	8	10
キスをする	37	57	70	71	65	69	73	69	66	67
手をつなぐ	11	14	23	22	15	24	12	22	10	23
二人きりで同じ部屋で寝る	42	56	53	73	60	68	59	73	75	77
あてはまるものはない	15	10	8	5	9	7	8	2	3	5
わからない・答えたくない	18	11	6	3	4	6	4	6	9	3

出典：NHK『性暴力を考える Vol.10【全データ公開】10〜50代男女1,046人に「性暴力」への意識について聞きました』（2019年7月30日）

広島県警察ホームページから

性犯罪に関する誤解

　性犯罪に関しては、世間に広まっている迷信のようなものがあります。この迷信のために、被害者にもそれなりの責任があると見なされたり、周りの人が被害者を責める言動をしてしまう下地となっています。また、被害者は自分が悪かったのだと考えたり、だれかに相談しても自分が責められるのではないかと思って、人に知られないように一人で悩みを抱えたままとなっていることが多いようです。

　その迷信の例を、いくつか挙げてみましょう。

性犯罪に関する迷信の例

〇被害者が加害者を挑発した結果、性犯罪が起きる

　「薄着やミニスカートなどの挑発的な服装を見て、急に性的欲求が高まった男性が性犯罪を起こすのだから、そのような服装をしている女性は被害にあっても仕方がない」と思っている人がいるのではないでしょうか。しかし、性犯罪は一部または

全部が計画的に行われていることが多いようです。それには被害者の服装や容姿は関係なく、「だれでも良かった」というケースも多数含まれています。もちろん、パンツスーツや、ジーンズに丈の長いコートを着ていても被害にあうことがあります。

○美しく若い女性が性犯罪の被害にあう

被害者の年齢は幼児から80代まで、広範囲にわたっています。また、被害者の服装や外見、職業もバラバラです。幼児の場合は女児のみではなく、男児が被害にあって警察に届け出られるケースもあります。

成人男性が性犯罪の被害を受けた場合は、だれかに相談したり警察に届け出ることもためらわれ、女性より深刻な状況に陥っていることも考えられます。

○夜、一人歩きしなければ性犯罪にはあわない

警察へ被害届が出された内容から、夜、一人歩きの女性が被害にあうことが多いのは事実ですが、午前中や夕方にも、性犯罪は起きています。自宅やいつもよく行く場所でも事件は発生しており、夜と屋外だけが危険なのではありません。

○性犯罪は見知らぬ男性から受ける

顔見知りからの被害は知人にも相談しにくいため、警察へ届け出ることはもっと難しいと考えられますので実態は把握できておりませんが、被害全体に占める割合は高いと考えられています。警察への届け出をされた事件にも、知人からの被害が多数あります。

○いやだったら、被害者は最後まで抵抗するはずだ

被害者は恐怖で体が硬直したり、声も出なかったりして抵抗できなくなることがありますが、加害者を受け入れる気持ちがあったわけではありません。

○性犯罪は大都市でしか起こらない

事件は地域に関係なくどこでも発生します。地方では周囲の目を気にして警察に届け出られない場合も少なくないと考えられていますが、実態は不明です。

○性的欲求を爆発させた男性が衝動的に性犯罪を行う

性犯罪は計画的に行われていることが多く、また、周りに人がいる時やだれかに見つかりそうな場所では行われていないことからも、コントロールできない行動ではないことが判ります。

○性生活に不満を持っている異常な男だけが性犯罪の加害者となる

加害者は見るからに異常な男性だろう思われがちですが、社会的に地位があり、信頼されている人物であることも少なくないのです。もちろん、妻や子、恋人と、家庭でも職場でも人と変わらない生活を送っている加害者もまれではありません。

※V-1-56
2003年に発覚した大学のサークルを舞台にした組織的な輪姦事件（「スーパーフリー事件」）に関する自民党の太田誠一元総務庁長官の発言を報道した新聞記事を紹介する。
――自民党の太田誠一元総務庁長官は、26日、鹿児島市内で開かれた少子化問題などをめぐる討論会で、早大生らが女子大生を集団暴行した事件について「集団レイプする人はまだ元気があるからいい。まだ正常に近いんじゃないか」と発言した。
太田氏は少子化の原因を議論する中で「（男性に）プロポーズできる勇気がない人が多くなっている」と指摘。司会者が「プロポーズできないから集団レイプする（のか）」と問いかけたのに対し、「元気があるからいい」と応じた。太田氏は討論会後、記者団に「『レイプは重大な犯罪で従来以上に厳しく罰せられないといけない』という言葉を付け加えようとしたが、時間とタイミングがなかった」と釈明した。――
（産経新聞 2003年6月27日付）

この他にも、「女性は心の底では強姦を望んでいる」という思い込みすら一部に信じられている。「男は性欲が強く、攻撃的な本能を持っているのだから、『勢い余って』レイプに及ぶことも仕方ない」という言説も根強く信じられている（※V-1-56）。

人権を守ることを基盤にした性教育によって、このような「神話」を解体し、性暴力に対する正しい、事実に即した認識を広げていくことが必要である。

性の学びは、学校だけに限らず、同世代の若者たちによるピアエデュケーションなども活用して行われる必要がある。性教育と並んで、若者の心身の健康に関する相談・支援活動がもっと広げられなければならない。以前から、若者が叱責されることなく、同世代の仲間や友人と、性や心身の悩み・疑問を相談し、勉強もできるような地域の相談・支援機関の必要性が指摘されていたが、その必要性はいっそう増している。電話、メールが使え、無料で信頼できる情報が手に入れられる相談機関が大切である。そして、それぞれの支援・相談活動がネットワークを形成していくこと、インターネットでのリンクを充実させ、若者がアクセスしやすくすることが求められている。

「キャンパス性暴力防止に向けて『大学、管理者、指導者への提言』」（※V-1-57）を紹介しよう。

※Ⅴ-1-57

「大学における性暴力の実態があらわになっている現実だけでなく、隠されたままになっている現状があることを踏まえて、各大学でどのような取り組みがされるべきかについて、提言するものです。」

1. 大学等での性暴力をなくすための基本政策を確立すること
① 現在、少なくない大学で、キャンパス性暴力が顕在していますが、それは氷山の一角でしかありません。こうした現実をどうとらえていくのかを、大学執行部および学生部で"自らの大学の問題"として真摯に検討し、「キャンパス性暴力防止」に向けての基本政策（規定、ガイドライン、取り組みのシステム、根絶・防止宣言などを含む）を明示すること。
② 「キャンパス性暴力根絶宣言」を大学構成団体によって作成し、活用すること。
③ 教育・研究活動の場において、地位、権力関係を利用して、機会・条件・評価等についての不当で差別的な扱いをする行為の具体例を大学関係者に広報をすること。
④ 大学内の施設設備・建物構造上で、性暴力を防止するうえで改善課題があるかどうかをチェックすること。
⑤ 研究室、ゼミ室、個別指導の空間などの問題点と改善点を具体化すること。体育会系クラブ・サークルにおける人間関係の現状と問題点を具体化すること。
⑥ 「キャンパス性暴力」に関する教職員の研修体制の整備と継続的な研究体制について、検討すること。
⑦ 基本政策を検討する上で、学生参加を検討すること。

2. 相談体制と広報を整備すること
① 相談の窓口に専任のソーシャルワーカーを配置すること。
② キャンパス性暴力に関わる専用Eメールアドレスを開設すること。
③ 毎年、新入生オリエンテーション、新年度オリエンテーションで「キャンパス性暴力」防止について、注意を喚起することを盛り込むこと。

3. カリキュラム上の改善、必要な授業科目を開設すること
① 「セクソロジー」「ジェンダー論」「男性学・女性学」「人権論」などの授業科目を1・2年次までに履修できるようにカリキュラムの中に位置づけること。
② 関連する授業で、「暴力」の本質、「対等な人間関係」に関して具体的に論究すること。
③ 対等なコミュニケーションのあり方を学ぶための授業運営上の工夫をすること。

4. 教職員・指導者が厳守すべき事項
① 個別指導が必要な場合は、開かれた空間を確保することを原則的対応とすること。
② 指導者側の意識に関わらず、「私にとって望まない行動である」という受け手の判断基準に立って行動すること。
③ 教育上の公的な関係を私的な関係にまで延長し利用することを厳格に慎むこと。
④ 教職員向けに「キャンパス性暴力」チェック項目などを示すこと。

5. 学生指導
① サークル・ゼミでの飲み会のモラルとルールについて、指導者が注意を喚起すること。
② 学生向けに「キャンパス性暴力」チェック項目などを示すこと。

出典：パンフレット「サヨナラ性暴力」（"人間と性"教育研究協議会「サヨナラ性暴力」プロジェクト編）

(b) 被害者支援のためのさまざまな取り組みと施策

　被害者を支援する取り組みと、性暴力を処罰する法的整備の二つの取り組みを紹介する。

　まず紹介するのは、被害直後からの総合的な支援をめざす、「性犯罪・性暴力被害者のためのワンストップ支援センター」開設に向けた動きである。2018年の強姦と強制わいせつの認知件数はあわせて6,600件あまりだが、誰にも被害を打ち明けることができない人もいるため、実際の数はさらに多いと考えられる。現在、被害者は、自力で警察や産婦人科などを探し歩き、そのつど被害の状況を説明しなくてはならな

い。「ワンストップ支援センター」とは、性暴力の被害者が二次被害を受けずに、1か所で法的、医学的（心身両面で）、心理学的、社会的支援を受けて回復できることを目指す施設である。国連は女性20万人に1か所の支援センターの設置を勧告している。

　このワンストップ支援センターの設置を求める要望は、「第2次犯罪被害者等基本計画」（2011年策定）にあたって、犯罪被害者団体・犯罪被害者支援団体等から、「性犯罪被害者の被害の深刻さにかんがみ、より性犯罪被害者のニーズに寄り添った施策の充実を強く望む」として出されていたものである。

　「第3次犯罪被害者等基本計画」（2016年）においても、「ワンストップ支援センターの設置促進」が提起され、2019年には全都道府県での設置が実現した。

　現在開設されている全国の支援センター一覧は、性暴力被害者支援情報サイト "ぱーぷるラボ"ホームページでアクセス可能である（※V-1-58）。

※V-1-58
ぱーぷるらぼのHPにアクセスし、サイトマップをクリック。次のページの一番下に「性暴力被害者支援ワンストップセンター」一覧がある。

　全国で整備が進むワンストップ支援センターの大きな課題は、24時間対応を実現することである。性犯罪の多くが夜間に起きるためだが、財政的な問題、人材確保の難しさなどから実現できていない。

　名古屋市では、24時間の対応を可能にするため、総合病院の中にセンターを作った。

　救急外来のすぐ隣の部屋に、相談窓口を設置する予定で、病院の中に窓口があることで、被害者はいち早く検査や治療を受けることができ、性暴力にあったとは言えずに救急外来に運ばれてきた患者の中から被害者を見つけ出せる可能性もある。

　ワンストップ支援センターの開設に尽力してきた市民団体、司法、医療、福祉、行政等の関係者が国に要求しているのは、主として以下の内容である。

> ◆国が性暴力救済センター設置・運営のための予算措置を講じること
> ◆実績ある民間機関への財政的支援、性暴力被害者の支援者育成への予算措置
> ◆性暴力被害者に対応する医療機関への診療報酬の見直し
> ◆予算、人材、施設・機能の確保のための措置
> ◆性暴力被害者にたいする支援についての根拠法の制定
> ◆子どもたちの性をまもり育てる環境づくり
> （2013年4月18日の日本弁護士連合会の意見書及び内閣府が2010年にまとめた要望から作成）

（c）　110年ぶりの刑法改正の意義と新たな課題──「性的同意」を中心に

　次に法律上の改善の取り組みを紹介しよう。

　日本に性暴力全般を包括的に処罰する法制がないこと、強姦が暴行または脅迫を用いて行われる、直接的な性交（ペニスの膣への挿入、射精の有無は不問）を伴う性的暴力に限られており、被害者が女性の場合にのみ成立し、被害者が男性の場合は強制わいせつ罪などが適用されることなどは広く知られ、問題として指摘されてきた。国連の女性差別撤廃委員会や子どもの権利委員会などの人権条約機関から繰り返し懸念が表明され、是正を求める勧告が出されていた。

（ア）刑法性犯罪の改正

　2017年6月、110年ぶりに性犯罪に関する刑法の改正案が国会で可決された。この

改正は、前述した国際社会からの声とともに、性犯罪被害者団体や女性団体などからの強い後押しがあって実現したものである。いくつもの団体が「ビリーブ・キャンペーン」という運動を立ち上げ、世論に働きかけ、国会議員等に対するロビー活動を精力的に進めた。日本の性犯罪にかかわる法律はなかなか変わらなかったが、今回の改正実現は関係者に大きな勇気を与えた。

　主な改正点を挙げる。

◆「強姦罪」が「強制性交等罪」に変更

　　改正前の強姦罪では、男性器が女性器に挿入された場合のみを「性交」とみなしていたが、強制性交等罪では、肛門・口腔性交が「性交等」に含まれることとなり、男女ともに被害の対象となる。

◆懲役刑の下限が引き上げられ、厳罰化

　　これまでの強姦罪の法定刑の下限（もっとも軽い刑）は懲役3年という、被害の重大さに見合わない極めて軽いものだった。今回の改正で下限が懲役5年に引き上げられた。強制性交等の過程で傷害を負ったり、死亡したりという結果が出た場合は、懲役6年以上となる。

◆「親告罪」から「非親告罪」に変更

　　これまで被害者が告訴しなければ事件を立件できなかったが、改正により事件の認定をもって、検察は立件することが可能になった。強制わいせつ罪も同様に親告罪の規定は撤廃された。

◆「監護者わいせつ及び監護者性交等の罪」の新設

　　18歳以下の子どもを監護する親や児童養護施設職員など、その影響力に乗じて性交・わいせつ行為をした者を処罰することが可能に。「強制性交等罪」の適用には「暴力・脅迫を用いていること」が要件だが、この場合は暴行・脅迫がなくても適用できるようになった。

　この改正された刑法には"附則"が付き、施行後3年を目途に、実態に即して見直しをすることが盛り込まれた。

（イ）残された課題

◆「性交等」の概念の狭さ

　　ペニス以外の異物や手指等を女性器や男女の肛門、口腔に挿入しても、「性交等」には当たらないため、強制性交等及び準強制性交等の罪にならず、強制わいせつ及び準強制わいせつの罪にしか問われないという問題がある。異物や手指の場合でも、被害者が受ける精神的苦痛の大きさは、性交等と何ら変わらないため、「性交等」と同等に取り扱うべきである。

◆地位関係性を利用した性犯罪―適用範囲の狭さ

　　「監護者わいせつ及び監護者性交等の罪について」であるが、監護者という狭い範囲なので、教師と生徒の関係、雇用関係、スポーツの指導者と選手の関係等には適用されないという問題がある。監護者の範囲をひろげ、地位関係性を利用した場合の規定が必要である。

◆性的同意年齢（性行為の同意能力があるとみなされる年齢）の問題

わが国における性的同意年齢は 13 歳以上であり、これは 2017 年の改正でも変更はなかった。そのため、13 歳以上の未成年者が成人から被害に遭っても、暴行脅迫があったと認められなければ有罪にならない。実際、13 歳が性交に対し適切な判断をするというのは難しく、性的同意年齢の引き上げが必要である。

◆ 暴行脅迫要件―「抗拒不能」の行為でないと処罰されない問題

単に「無理やり性行為をされた」「意に反して性行為をされた」だけでは犯罪とは認められない。現行法では、抗拒不能の（抵抗することができない）暴行脅迫があったと立証できなければ、被害者側が性行為に不同意でも、加害者を罪に問えない。また、加害者が性交等について同意があると思いこんでいた場合も罪に問えない。不同意性交を性犯罪と認めるようにすべきである。

◆ 公訴時効（罪に問えなくなるという時効）の問題

強制性交等罪の公訴時効は 10 年である。しかし、被害者が子どもの場合、被害を認識するのに時間がかかる。また、被害の記憶がよみがえってからも PTSD に苦しみ、加害者をすぐに訴えることができないことが多い。そのような被害者の状態を考慮すれば、公訴時効を撤廃するべきである。

◆ セクシュアル・ハラスメントを犯罪とすること

これに関しては、セクシュアル・ハラスメントの項（172 ページ）参照。

2019 年 11 月、性被害支援団体などからなる「刑法改正市民プロジェクト」は、独自の刑法改正案を発表した。現行規定と改正案を比較して示す（※V -1-59）。

※V -1-59　性犯罪に関する刑法の主な現行規定と「市民プロジェクト」の改正案

	現行規定	改定案
117条	強制性交等罪	不同意性交等罪など
	十三歳以上の者に対し、暴行又は脅迫を用いて性交、肛門性交又は口腔性交（以下「性交等」という。）をした者は、強制性交等の罪とし、五年以上の有期懲役に処する。十三歳未満の者に対し、性交等をした者も、同様とする。	1項：他の者の認識可能な意思に反して、性交、肛門性交又は口腔性交（以下「性交等」）を行った者は、不同意性交の罪とし、3年以上の有期懲役に処する。 2項：前項の性交等を暴行又は脅迫を用いて行った者は、加重不同意性交の罪とし、5年以上の有期懲役に処する。 3項：第1項の性交等を 16 歳未満の者に対して行った者は、若年者不同意性交の罪とし、5年以上の有期懲役に処する。但し、16 歳未満同士の場合は除く。
178条	準強制性交等罪	同意不能等性交等罪
	2項：人の心神喪失若しくは抗拒不能に乗じ、又は心神を喪失させ、若しくは抗拒不能にさせて、性交等をした者は、前条の例による。	2項：前条1項の性交等を、人の無意識、睡眠、恐怖、不意打ち、酩酊その他の薬物の影響、疾患、障害もしくはその他に状況により特別に脆弱な状況に置かれていた状況を利用し、又はその状況に乗じて行った者は、同意不能等性交等罪とし、前条2項の例による。
179条の2 （新設）		地位関係利用性交等罪
		2項：現にその者を監護又は介護する者、親族、後見人、教師、指導者、雇用者、上司、施設職員その他同種の性質の関係にある者が、監督、保護、支援の対象になっている者に対する影響力があることに乗じて性交等をした者は、117条1項の例による。

改正案の全文は「ヒューマンライツ・ナウ」のホームページで閲覧できる。

（ウ）合意・同意なき性行為の問題―"No Means No"から"Yes Means Yes"へ―

　日本と同様に多くの国で暴行・脅迫が性暴力・性犯罪として認定されるための要件とされてきた。しかし、近年見直しが進み、このような要件が撤廃されつつあり、同意のない性行為をすること自体を罪として処罰する国が増えている。アメリカ、イギリス、カナダ、フランス、ドイツ、スウェーデン、フィンランド、韓国、台湾の10か国（及び1地域）の法制度を調査した伊藤和子弁護士（国際人権NGO「ヒューマンライツ・ナウ」のメンバー）が著書『なぜ、それが無罪なのか！？』（ディスカヴァー携書）の中で次のように述べている。

　「調査の結果、たとえば、スウェーデン、イギリス、カナダ、ドイツ、米国の一部の州（ニューヨーク州など）では、すでに同意なき性行為を犯罪とする法制度が実現していることが明らかになりました。/#MeTooの影響もあり、この流れはどんどん進んでおり、さらに法改正をする国も増えていくでしょう」

　同書には10か国の法制度が記されているが、"No Means No"（Noは拒絶を意味する）という考え方に立脚したものである。

　2018年に法改正をしたばかりのスウェーデンの法制は、"No Means No"からさらに進んで、"Yes Means Yes"（Yesが同意を意味する）の考え方に立脚している。

　スウェーデンの刑法第6章第1条は、相手が「イエス」と言っている場合（＝相手が自発的に参加している場合）でない限り、性行為を行うことはレイプであると規定しているのである。

スウェーデン

刑法第6章第1条　レイプ

自発的に参加していない者と性交をし、または侵害の重大性にかんがみ、性交と同等と認められる性的行為を行った者は、レイプ罪として2年以上6年以下の拘禁刑に処する。相手方が自発的に性的行為に参加しているか否かの認定にあたっては、言語、行動その他の方法によって、自発的関与が表現されたか否かに特別の考慮が払われなければならない。

　「No Means Noの場合は、『YESかNOか不明』という場合は、NOではないので無罪になることになりますが、Yes Means Yesの場合は、YESでない以上は有罪、ということになるでしょう。/そして、この法律では、自発的関与があると認定することが許されない事例を明記している点でも先進的と言えます。そのなかには、睡眠、深刻な恐怖、酩酊、その他の脆弱な状況を悪用した場合、依存する関係を悪用した場合、などが網羅的に記載されています。」（伊藤和子　前掲書）

　今後このような流れは世界中で一層強まっていくであろう。その中で、性行為をはたらきかける者が、相手の同意を得るために何をし、どのような言葉かけをすべきか、そして同意を得られなかった場合に退くことの意味と重要性などについて学ぶことが不可欠である。このことをはじめとして、二人の関係性をめぐる課題がいっそう深く問われていくはずである。

Section 2
性の商品化と人権侵害

❶ 性の商品化とは

性の商品化としては次の三つの内容が考えられる。

1. 避妊具や性的興奮をもたらす薬剤など性行為に関連する物品を商品として販売すること

2. 性行為をはじめとした性的欲望や性的幻想などを満足させるサービス（性売＝売春（※V -2-1）や性風俗産業などでの性的サービス）を商品とすること

3. 性行為に関連する情報媒体（アダルトビデオやインターネットでの映像配信、アダルト雑誌、成人向け漫画などのポルノグラフィーを商品とすること

である。

1については、通常の商品売買行為と本質的に変わるところはない。ここで取り上げるのは、2と3すなわち「サービス」と「情報媒体」における性の商品化である。2と3においては、ほとんどの場合サービスの提供者として、あるいはポルノグラフィーの出演者としての人間の存在が不可欠であり（※V -2-2）、単なる物材の販売とは違い、何らかの形で性的自己決定権の侵害（すなわち性暴力）や、性的人格権の侵害、人身の売買につながる可能性を持っているのである。その意味で性の商品化は人権に対する重大な侵害の危険性を持っている。

❷ 性の商品化の現実

（a） 性の商品化における男女の非対称性

性の商品化には、男女の非対称性という特徴があり、ジェンダーの視点を抜きに考えることはできない。

次のような指摘がある。「『性の商品化』という現象を考察する際に欠落させてはならない認識は、少なくとも現在では、それが男女にとって、全く異なる事態として表れているという認識である。すなわち、男性は主として買う側に、女性は主として売る（あるいは『商品』として売られる）側に位置づけられてしまっているのである。この非対称的な男女の位置が、『性の商品化』という問題を論議する場合の男女間の相互理解を困難にしている」（※V -2-3）。

この「非対称性」については、次のような、さらに踏み込んだ指摘もある。「一般に風俗は『女性が男性に裸を売る』世界」と考えられているが、これは間違いであり、正確には『男性（経営者）が、男性（客）に対して、女性の裸を売る世界』である。つまり、売るのも買うのも男性だ。にもかかわらず、男性側にスポットライトが当た

※V -2-1
本書では一般的に使われている「売買春」ということばではなく、「性買売」ということばを使用している。その理由については、p.168 に述べた。「性売買」ではなく「性買売」としているのは、「性買」の方により問題性があると考えるからである。

※V -2-2
生身の人間ではなく、アニメーションやコンピューター・グラフィックスなどによって、人工的に作られたキャラクターが「出演」している場合もある。しかし、それらのキャラクターも「人間であること」「人間を模していること」は当然の前提とされている。

※V -2-3
江原由美子著『ジェンダーの社会学入門』岩波書店

ることはほとんど無い」（※Ⅴ-2-4）。

「男性側にスポットライトが当たることはほとんど無い」に注目しておこう。性売に関わる人について、「売春婦」「売女」などと、「売る」（売られる）側に対する蔑称はあるが、「買う」側を形容する言葉は定着していない。

※Ⅴ-2-4
坂爪真吾著『性風俗のいびつな現場』ちくま新書

(b)　日本における性買売の実態

国際的に見ると、性買売を容認する国、性売は容認し性買は禁止する国、性買売を禁止する国、廃止を展望する国に分類することができるが、日本は性買売の廃止を展望する立場に立っているといえる。

そのことは、日本の売春防止法が性買売を事実上は容認し、性買売行為そのものは処罰の対象としていないこと、処罰の対象が性売を勧誘・斡旋し、性売場所を提供する組織的な性売の関係者と、性売強要行為であることから見て取れる。

日本の法律で「性の商品化」に関わるものは、売春防止法、風俗営業法、児童ポルノ・児童買春禁止法、刑法226条の2（人身売買罪　2005年新設）である。

売春防止法では、「対価を受け、又は受ける約束で、不特定の相手方と性交すること」が「売春」と定義され、禁止されている。ここでは「性交」とはペニスの膣への挿入を意味する。このような挿入行為を行わないというタテマエのもとで「風俗営業」が認められ、性買売がなかば公然と行われているのが日本の実態と言ってよいだろう。「性風俗関連特殊営業」は、常に業態を変化させ続けているが、最近の大まかな傾向として、「無店舗型」が最大の割合を占めており、「店舗型」の4倍ほどであること、「無店舗型」の中では、「派遣型ファッションヘルス」と呼ばれる業態が最大のものであることを指摘しておく。

また、「映像送信型」と呼ばれる、インターネット上のアダルトビデオ販売業が、店舗型を上回る数であることも、最近の特徴と言っていいだろう。

(c)　メディアと性の商品化

私たちが日々接する、TV、雑誌、インターネット等のメディアには、さまざまな性表現が登場している。

内閣府が2012年度に実施した「男女共同参画社会に関する世論調査」では、メディアにおける性・暴力表現をどう考えるかについて尋ねている。

この調査によると、メディアにおける性・暴力表現に関して「問題がある」と回答した人は73.8%にのぼった。

さらに、どのような点で問題があると思うかを尋ね、その結果は次頁の表に示した。（※Ⅴ-2-5）。

メディアがどのように性を表現しているか、性が本人の望まないかたちで商品化されていないか、そして性暴力を肯定したり助長するものになっていないかどうか。メディアに対するリテラシー（ここでは批判的に見抜く力の意味）を高めていくことが私たちに必要になっている。

※Ⅴ-2-5　メディアにおける
性・暴力表現による問題点
出典：2012 年 10 月調査　内閣
府　「男女共同参画社会に関する
世論調査」

メディアにおける性・暴力表現による問題点　　複数回答	「そう思う」「どちらかといえばそう思う」の合計
そのような表現を望まない人や子どもの目に触れている	60.3%
社会全体の性に対する道徳観・倫理観が損なわれている	55.4%
児童に対する性犯罪を助長する	52.8%
自分自身が、そのような表現を望まないので不快に感じる	38.2%
女性の性的側面を過度に強調するなど、女性の人権が侵害されている	36.9%
女性に対する暴力を助長する	32.9%
その他	0.7%

（d）　児童買春・児童ポルノをめぐって

　日本では 1999 年成立の児童買春・児童ポルノ禁止法により、児童ポルノの提供・製造・頒布・公然の陳列・輸入・輸出および単純所持と、18 歳未満の児童に対する買春行為が禁止されている。

　この法律は、「児童に対する性的搾取及び性的虐待が児童の権利を著しく侵害する」ことを重大視し、児童買春、児童ポルノに係る行為を規制・処罰するとともに、「心身に有害な影響を受けた児童の保護のための措置」を定め、「児童の権利を擁護することを目的」として制定されたものである。

　日本も批准した「児童の売買等に関する児童の権利条約選択議定書」（2005 年効力発生）は「児童の売買、児童買春及び児童ポルノを禁止する」と規定しており、世界各国で 10 代の買売春とくに 10 代の子どもへの買春は禁じられている。

　児童ポルノ事件の被害児童の人数は、2017 年で 1,216 人である（『平成 30 年警察白書』による）（※Ⅴ-2-6）。もちろん、ここには「暗数」（統計資料に現れない数）がある上に、児童ポルノ違反での検挙者が 1,000 人以上である（2011 年）ことから考えても、さらに多くの児童が被害を受けている可能性は大きい（※Ⅴ-2-7）。

※Ⅴ-2-6　児童ポルノ事件の
送致事件に係る被害児童数の
推移（2013 〜 2017 年）
出典：『平成 30 年警察白書』

※Ⅴ-2-7
『平成 29 年警察白書』によると、
児童買春違反での検挙者は 2,057
人、児童ポルノ違反での検挙者
は 1,703 人となっている。

年 次区分		2013	2014	2015	2016	2017
被害児童総数（人）		646	746	905	1,313	1,216
	未就学	12	31	31	39	36
	小学生	80	107	113	146	227
	中学生	272	284	359	698	441
	高校生	256	296	374	390	477
	その他の学生	1	1	0	1	4
	有職少年	9	5	11	12	13
	無職少年	16	22	17	27	18

注：各年において新たに特定された被害児童数を計上している。

(e)　国境を越える性の商品化

「女子差別撤廃条約」は第6条で、「締約国は、あらゆる形態の女子の売買及び女子の売春からの搾取を禁止するためのすべての適当な措置（立法を含む）をとる」と定めている。「女子の売買」は、人身売買のことであろう。「女子の売春からの搾取」はあまりに直訳的で意味がとりにくい。「売春における搾取」と考えられる。

この条約を日本は1985年に締結し、すでに締結から30年以上が経過している。しかし、人身売買と性的搾取の実態はなかなかつかみづらい。

世界的な人の移動（移住）の問題を専門に扱う国際機関IOM（国際移住機関）が、日本の実態について概要を記している。そこには、日本国内だけではなく、国境を越えた性の商品化、人身売買等の実態が浮かび上がっている（※V -2-8）。

また、アメリカ国務省人身取引監視対策部は、2001年以来、毎年世界180数カ国と地域の「人身売買報告書」を出している（※V -2-9）。

その報告書からも、日本にかかわる国境を越えた性の商品化の実態が見て取れる。

◆「日本は、強制労働および性的搾取の人身取引の被害者」（男女と児童）が送られる国であり、被害者の「供給・通過国」である。

◆「東アジア、東南アジア（主にフィリピンおよびタイ）、南米、アフリカ、東欧、ロシアおよび中米」からの男性、女性および児童の中には、「雇用あるいは偽装結婚のために来日し、性的搾取の人身取引の被害にさらされる者もいる」。

◆「人身取引犯は、バー、クラブ、売春宿およびマッサージ店で強制売春をさせる目的で外国人女性を日本へ入国させやすくするために」、日本人男性との偽装結婚を利用する。

◆「人身取引犯は、借金による束縛、暴力または強制送還の脅迫、恐喝、その他の精神的な威圧手段を用い、被害者の移動を厳しく制限する」。

◆日本人男性は依然として、「東南アジア、および（程度は低いものの）モンゴルにおける児童買春旅行」の需要の源泉となっている。

(f)　「社会のポルノ化」とポルノ被害

（ア）AV産業とインターネットの影響

「アダルトビデオ（AV）」と称されるポルノ映像は、年間数千億円の巨大な市場を形成している。AVメーカー100社以上が加盟するCSA（コンテンツ・ソフト協同組合、2015年6月解散）の松本栄一事務局長によれば、「AV業界の市場規模は少なく見積もっても年間4000〜5000億円」である。若者への浸透をはじめとして、アダルト動画（AV）などのポルノグラフィーやそれに類する情報が、日常生活の隅々にまで蔓延している現状がある。

性交（セックス）について、「どこから知識や情報を得ていますか」という問いに対する答えを紹介しよう（※V -2-10）。

特に高校・大学の男子にとって、アダルト動画（AV）とインターネットが大きな影響を与えていることは明らかである。インターネットの内容は明らかにされていないが、ポルノ映像がその大きな部分を占めていることは容易に想像できる。

※V -2-8
「日本国内における人身取引の全体像は必ずしも明らかではありませんが、これまでのケースから、日本は主にフィリピンやタイ、インドネシア、中国、韓国などから連れて来られた人身取引被害者の目的地になっていることが分かっています」（「日本におけるIOMの人身取引対策」IOMホームページから）。

※V -2-9
日本は、2012年まで11年連続で「人身取引根絶の最低基準を満たさない国」に位置づけられていた。これは、先進国では最低ランクであり、同じランクにはカンボジアや南アフリカがある。
最近の2014年度版報告では、日本は4段階評価で上から2番目の「最低基準を十分に満たしていないが、改善に努めている」に分類された。4段階のうち、最高評価だったのは米英仏独や韓国など。最低ランクは北朝鮮やロシア、イランなど23カ国だった。

※Ⅴ-2-10　性交について、どこから知識・情報を得ているか

性交（セックス）について、「どこから知識や情報を得ていますか」				
高校男子	アダルト動画など	34.3%	インターネットなど	39.6%
高校女子	アダルト動画など	7.0%	インターネットなど	28.4%
大学男子	アダルト動画など	51.1%	インターネットなど	49.8%
大学女子	アダルト動画など	14.1%	インターネットなど	43.8%

日本性教育協会編 『「若者の性」白書―第8回青少年の性行動全国調査報告』小学館

※Ⅴ-2-11
日本性教育協会編　前掲書

※Ⅴ-2-12
池谷壽夫「ポルノ化社会における性教育の課題」、『民主教育研究所年報2014』「ジェンダー・セクシュアリティと教育」

※Ⅴ-2-13
宮本節子著『証言　現代の性暴力とポルノ被害』～研究と福祉の現場から～東京都社会福祉協議会編

日本では、中学男子18.6％（女子8.9％）、高校男子55.9％（女子15.1％）、大学男子77.1％（女子29.4％）がインターネットでアダルトサイトを見た経験があると答えている（※Ⅴ-2-11）。ポルノグラフィーが多くの人の極めて身近にあり、容易にアクセスできるこのような現状を踏まえて、社会がポルノ化しつつあるととらえるべきだという指摘もある（※Ⅴ-2-12）。

（イ）ポルノ被害

AVはすでに「個人の密かな楽しみ」という範疇を超えており、広く被害を与えているのではないか、これを「ポルノ被害」としてとらえ、ここからの脱却と問題の克服をすべきだという指摘がある。

「ポルノ被害はもともとアダルトビデオやピンク映画の中に埋もれていた性暴力被害なのだが、インターネットが爆発的に普及した情報化社会の環境下で従来とは質量ともに異なる被害が拡大してきているのではないか」（※Ⅴ-2-13）

アメリカの法学者キャサリン・マッキノンと作家アンドレア・ドウォーキンは、ポルノ問題を「言論表現の自由と法規制の問題」から「ポルノの実践と被害の問題」へととらえ直し、「反ポルノ公民権条例」を共同で作成した。この時にポルノ被害を大きく5つの類型に分けた。

マッキノン分類によるポルノ被害の類型を示す（※Ⅴ-2-14）。

※Ⅴ-2-14　マッキノン分類によるポルノ被害の類型

被害類型	主たる内容
ポルノへの強制行為	ポルノへの出演を強制される、ポルノの中で契約外の行為を強制されること、等
ポルノの押し付け	ポルノの視聴を強制される、ポルノで描かれた行為を押しつけられること、等
ポルノに起因する性暴力	特定のポルノに影響を受けた者によって性的暴行を受けること
ポルノの取引行為	ポルノの販売・流通・頒布・公開等を通じて、女性の社会的地位が低下すること、等
ポルノによる名誉毀損	女性の顔写真とポルノ女優のヌードの体との合成写真を作られ頒布されること、等

出典：宮本節子著『証言　現代の性暴力とポルノ被害』（前掲書）

インターネット上の諸問題がここまで大規模になっていなかった1980年代の問題提起だが、ポルノ被害を考える上での骨格が提起されていると言える。

AV女優で、2007年には「AV・オブ・ザ・イヤー」というものにも選出された穂花（ほのか）という女性のケースは、だましと違約金による恫喝であった。彼女は自伝の中でそのことを告白している。

彼女は水着の撮影という約束で口頭の契約を交わしたが、撮影現場に行ってみると、水着ではなくヌードグラビアの撮影現場だった。21歳の彼女には、すでに著名なカメラマンとスタッフが勢ぞろいしている現場で、「いやです」と断ることはできなかった。

> 「そのヌード撮影から数週間後、また社長から連絡が来た。『AV のメーカーが決まった』という勝手な連絡だった。OK したつもりはない。『したくないです』。グラビアの教訓もあり、迷うことなく断った。でも返ってきた言葉は信じられないものだった。『だって、契約したよね。口約束でも契約は契約だから。今からだと違約金が発生するよ。イヤだというなら、600 万円現金で払ってもらうことになるけど』『600 万円……ってなんのこと…』全身から力が抜けていった。…逃げられない。それ以外何も思いつかなかった」。(穂花著『籠』主婦の友社)

（ウ）　違法な請求とたたかう

　このような「違約金」をめぐっては、2015 年 9 月に東京地裁で「違約金請求を棄却する」判決が出され確定した。

AV 出演拒否した女性への違約金請求を棄却　東京地裁
朝日新聞デジタル　2015 年 9 月 29 日 19 時 35 分

　アダルトビデオ（AV）への出演を拒否した女性が、プロダクション会社から「契約違反」として 2460 万円の違約金などを請求された訴訟で、東京地裁（原克也裁判長）が「本人の意に反して強要できない性質の仕事だ」として、会社側の請求を棄却する判決を出した。

　女性の代理人が 29 日、明らかにした。判決は 9 日付。会社は控訴せず、確定した。代理人の伊藤和子弁護士は「高額の違約金で脅され、AV 出演を強要される事例は多い。重大な人権侵害だ」としている。

　判決などによると、女性は高校生の時、タレントとしてスカウトされ「営業委託契約」を結んだ。意に反して露出度の高いグラビア撮影をされ、20 歳になると会社が無断で AV 出演を決定。出演後、さらに出演契約を結ばされた。

　精神的なショックで体調が悪化し、出演を拒否したところ「違約金が 1 千万円かかる」と言われた。女性が民間団体に相談し、契約解除を通告すると、2014 年 10 月、提訴された。

　原裁判長は「意に反するのに、莫大（ばくだい）な違約金がかかると告げて AV 撮影に従事させようとした」と指摘。「契約上の規定にかかわらず、直ちに契約を解除できるケースだ」と判断した。

　女性が相談した民間団体「ポルノ被害と性暴力を考える会」には 12 年以降、93 件の相談が寄せられ、半数近くが AV の出演強要や違約金をめぐる相談だという。

　このように「モデルにならないか」と勧誘され、意に反する契約で AV 出演などを強制されるケースは決してまれな例ではないだけに、この判決の意義は大きい。

　提訴した女性が相談先とした「PAPS」（「ポルノ被害と性暴力を考える会」）（※V-2-15）のホームページ中の「ポルノ被害とは何か」には、次のような指摘もある。

　「アダルトビデオの出演者（あるいは売買春の従事者）としては、家出をしてきた少女、学校などでいじめを受けて自己肯定感を持てない女性、知的障がいを持った少女や女性などがとくにターゲットにされています。自己決定によって出演していると言われていますが、それは一個の神話です」。

※V-2-15
PAPS = People Against Pornography and Sexual Violence

❸ 「性の商品化」をめぐる論議──論点は何か

　「性の商品化」とりわけ性買売は、いくつかの論拠にもとづいて批判されてきた。それは主として以下の二つの論拠である。

　第一に、性についての社会規範を乱すものとして。

　性行為は、ほとんどの社会で厳しく規制されてきたが、それは、生殖につながるかどうかがその主な理由であった。多くの社会では、性行為を婚姻という形態の中で認めた。婚姻は性行為を承認するにとどまらず、財産・扶養・生活・愛情関係など、広範囲にわたる人間関係を保障するものとして位置づけられてきたからである。これに対して、利益を目的として不特定多数の人間と性的関係を持つこと（性買売）は、性に関する社会秩序を乱すものとして批判された。性買売は禁じられ、制裁を科されることが多かった。

　第二に、女性の人権侵害として。

　近代社会では「人格」を何ものにも代えがたいものとする思想が主流である。性を人格の中心におく考え方からすると、女性の「性」を買売するのは、人格を売り買いすることであり、人間の尊厳、人格の尊厳を冒涜する行為であるということになる。

　また、性売行為を行う女性と、性買する男性あるいは性売業者との間には大きな「力の不均衡」がある。その力の不均衡を背景に、性売をさせるための強要、暴行、監禁、借金の押し付けなどの不法行為が横行した。性買売の現場においては、望まない妊娠や性感染症感染の危険にさらされる、稼ぎをピンハネされるなどの人権侵害が広く行われてきた。理念的にも、現実問題としても、性買売は女性の人権を侵害する行為である、という批判は、近代に入って強くなった。

　以上二点が性買売批判の主な論拠であるといえるだろう。

　これを踏まえて、新たな問題が指摘されている。

　第一は、性買売批判におけるジェンダーの指摘である。

　前に述べた「性についての社会的規範を乱すもの」としての性買売批判は「売る側」「買う側」双方に向けられるべきである。また、女性の人権侵害を問題にするなら、「売る側」よりも「買う側」がより強く批判されるべきである。

　しかし、実際には、多くの社会で「売る側」の女性に対してより強い道徳的・社会的非難が寄せられている。たとえ自分の意志に反した行為であっても、女性には「売春婦」などの蔑称が与えられ、侮蔑されても仕方のない存在とみなされてきた。性買側の男性に対しての社会的制裁はなにもないか、あってもそれと比較すれば極めて弱いものだった。不特定多数の男性と性的関係を持つ女性は道徳的に強く非難され、多くの女性と性的関係を持つ男性は大目に見るという社会的な風潮は長く温存されてきたのだ。

　第二は性売に従事している女性の人権を守る立場からの問題提起である。

　性買売が、実態としては「性産業」（風俗産業）と言えるほどの巨大な市場を形成しているにもかかわらず、法的には禁止されているという状況において、違法な性売に従事している女性たちが法的保護を求めることや、権利を守るために自己主張する

ことは幾重にも困難である。性買売に対する社会的な厳しい視線により、性売する女性たちは、「売春婦」としてさげすまれ、道徳的非難の対象にされてきた。権利保障の対象とはみなされず、長い間枠の外に置かれてきた。

　そこで提起されてきたのが、現在の売春防止法を改正し、対価をともなう性行為（ただし、自発的意志に基づくものに限る）を、非犯罪化すべきだという見解である。

　貧困や経済的困難などによってそうせざるを得ないという事情が、性売に従事している女性の多くにある。そのような社会的環境を変えること、及び性の商品化という領域においても、人権を保障し、権利を擁護する課題があることを忘れてはならないという主張が、そこにはある。

（水野哲夫）

〈参考・引用文献〉

『子どもへの性的虐待』　　　　　　　（森田ゆり、岩波新書）

『季刊セクシュアリティ』No.61「特集　見落とさないで！『性的いじめ』」（エイデル研究所）

『図解雑学 ジェンダー』　　　　　　（加藤秀一ほか、ナツメ社）

『証言　現代の性暴力とポルノ被害』～研究と福祉の現場から～　（東京都社会福祉協議会編）

『性風俗のいびつな現場』　　　　　　（坂爪真吾、ちくま新書）

『殺人者はいかに誕生したか──「十大凶悪事件」を獄中対話で読み解く』

　　　　　　　　　　　　　　　　　（長谷川博一、新潮文庫）

『トラウマ』　　　　　　　　　　　　（宮地尚子、岩波新書）

『「ストーカー」は何を考えているか』（小早川明子、新潮新書）

『ドメスティック・バイオレンス 愛が暴力に変わるとき』（森田ゆり、小学館文庫）

『戦犯裁判と性暴力』　　　　　　　　（内海愛子、高橋哲哉責任編集　緑風出版）

『男が痴漢になる理由』　　　　　　　（斉藤章佳、イースト・プレス）

『なぜ、それが無罪なのか！？』　　　（伊藤和子、ディスカヴァー携書）

『戦争と性暴力の比較史へ向けて』　　（上野千鶴子・蘭 信三・平井和子編、岩波書店）

『ジェンダーと暴力 イギリスにおける社会学的研究』

　　　　　　　　（ジャルナ・ハマー、メアリー・メイナード編　堤かなめ 監訳、明石書店）

『「小児性愛」という病──それは、愛ではない』（斉藤章佳、ブックマン社）

『買春する帝国　日本軍「慰安婦」問題の基底』（吉見義明、岩波書店）

おわりに ——性の学びを基盤に、未来を展望する

性のあり方について、世界の流れは劇的に変わりつつある。

私ども本書の執筆に関わる者が性教育を始めた30〜40年前、世界の多くの国々で同性同士の婚姻が認められたり、人生中途で性別を変更できたりする時代が来るなど、予想だにしなかった。このことにも現実の変化の大きさは如実に示されている。

一方、わが国では婚姻にあたって「別姓」の選択さえ未だ認められず、強制的な性行為を証明するためには、「暴行脅迫があった」「抗拒不能であった」ことを立証しなければならないなど、数多くの性差別的扱いが厳然と存在している。

世界と日本のこの大きな格差・落差がどうして生まれたのか、時代を遡れば1960年後半から始まる女性解放運動に行きつく。アフリカ系アメリカ人に対する人種差別反対の公民権運動は、女性差別反対の運動に大きく影響を与え、労働環境の改革からやがて性のあり方に及んだ。経口避妊薬（ピル）解禁や、人工妊娠中絶の合法化（わが国は世界に先駆けて1948年にこの手術の条件付き合法化に踏み切ったが、それは女性の性的主体性・人権とは無縁の、戦後の混乱期に於ける人口抑制策としてであった）など女性の性的主体性確立の主張は、ヨーロッパをはじめ世界に広がっていったのである。

1980年代に入ると、女性差別撤廃条約（81年9月発効）が国連総会で可決（日本は85年批准）され、それに伴って女性を差別扱いしない法律が次々と作られていく。しかし罰則規定がないこともあって法律の実行度は国によって著しい差が生じている。先ほど述べた婚姻による別姓選択一つとってみても、国連からの度重なる勧告にも拘わらず、わが国は頑固にこれを拒んでいるのである。この意味で、それぞれの国の民主主義の力が問われているといえよう。

さて、時代はさらに進み、人種差別・女性差別から子どもの人権や冒頭に述べた性の多様性についての認識の深化など、取り組むべき課題はますます広くなっていく。そして1999年、世界性科学会で「性の権利宣言」が採択された。自らの性をどのように生きるかは、すべての人が生まれながらにして持つ普遍的人権とされたのである。こうした経緯をふまえて性教育のあり方に対する注目度が次第に大きくなっていった。

2009年、ユネスコ（国連教育科学文化機関）、WHO（世界保健機関）、ユニセフ（国連児童基金）などが世界中の性教育専門家の協力をもとに「国際セクシュアリティ教育ガイダンス」という文書を作り上げた。国連史上初めての取り組みである。いよいよ子どもの性教育をどうすべきかに視点が及んできたのである。

「ガイダンス」が作られた背景として「多くの若者が性的な生活に向けての十分な準備をすることができていない」「正確な情報を得ることは、すべての子どもと若者が享受すべき利益」で

あり、「こうした情報が欠落する中で友だちやメディアなど他の情報源から、矛盾した、場合によっては有害なメッセージを受け取ることになる」と述べているが、こうした分析に共感する。

　私どもは、"セクシュアリティは人間であることの中心をなすテーマであり、人権そのものである"という考えを共有している。そして「人権としての性」は性的自己決定権が保障されることによって裏付けられるし、性的自己決定権を現実のものにするためには性的自己決定力が不可欠であると考えている。この性的自己決定力を確かなものにするためには、相手の自己決定権を侵害しないことを前提とした性の学びが保障されなければならない。次の時代を生きる子どもたちがどのようなセクシュアリティを身につけて生きていくか、セクシュアリティに関する確かな学びは、一人ひとりの視野を広げ、慎重で自分自身と他者を尊重した性行動の可能性を増大させる。

　また、性を含む人間の多様性を認識することは、自分とは「異質な存在」（他者）への敬意ある接し方をもたらし、さまざまな立場の人びとの共存の可能性を広げるだろう。そのことは、いろいろな人間のあり方や生き方が認められる社会、違っていても差別されず、人権を侵害されない社会、平等で民主的な社会への展望を広げることにも通じるだろう。

　本書での学びを出発点とし、さらに豊かなセクシュアリティの道を拓いていかれることを心から期待する。

2020 年 6 月

狛　潤一　佐藤明子　水野哲夫　村瀬幸浩

INDEX

INDEX

このINDEXは、調べるときのキーワードやトピックスに係る言葉を中心に載せました。目次とあわせてご活用ください。

PROFILE

狛 潤一
こま・じゅんいち

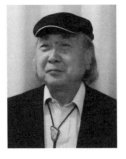

1946（昭和21）年北海道北見市生まれ。日本体育大学卒業後、社会教育・社会体育の施設で12年間（内2年間は働きながら体育社会学研究室で学ぶ）勤め、その後、高等学校で保健体育の教師として26年間勤務。退職後は塾で保健体育科の教師になるための受験対策に携わる。津田塾大学と恵泉女学園大学で非常勤講師として「セクソロジー」「女性と健康」を担当した。現在は一般社団法人"人間と性"教育研究協議会幹事。

佐藤明子
さとう・めいこ

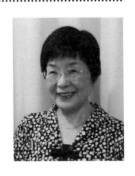

1943（昭和18）年東京生まれ。東京教育大学（現筑波大）卒業後、私立田園調布雙葉中学高等学校保健体育科教諭として38年間勤務。2005年より武蔵野美術大学、恵泉女学園大学、埼玉医科大学短期大学にて「人間と性」の講座を担当した。現在一般社団法人"人間と性"教育研究協議会会員。

水野哲夫
みずの・てつお

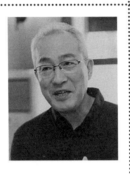

1953（昭和28）年、長野県生まれ。慶応義塾大学文学部国文学科卒業。1978（昭和53）年、東京都世田谷区にある私立大東学園高校に国語教諭として就職。1998年から総合科目「性と生」も担当。現在、関東学院大学、白梅学園大学、一橋大学、都立六本木高校、大東学園高校でセクソロジー関連科目を担当。一般社団法人"人間と性"教育研究協議会代表幹事。『季刊セクシュアリティ』誌副編集長。

村瀬幸浩
むらせ・ゆきひろ

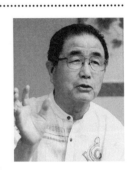

1941（昭和16）年名古屋市生まれ。東京教育大学（現筑波大）卒業後、私立和光高等学校保健体育科教諭として25年間勤務。この間総合学習として「人間と性」を担当。1989年同校退職後、25年間一橋大学等でセクソロジーを講義した。現在一般社団法人"人間と性"教育研究協議会会員、同会編集による『季刊セクシュアリティ』誌編集委員、日本思春期学会名誉会員。

装丁・デザイン　松田志津子　　編集　堀切リエ

改訂新版
ヒューマン・セクソロジー
生きていること、生きていくこと、もっと深く考えたい

2016年7月27日　第1刷発行
2019年5月15日　第2刷発行
2020年7月26日　改訂新版　第1刷発行

著　者　　狛潤一　佐藤明子　水野哲夫　村瀬幸浩
発行者　　奥川隆
発行所　　子どもの未来社
　　　　　〒113-0033　東京都千代田区本郷3-26-1　本郷宮田ビル4F
　　　　　TEL 03-3830-0027　FAX 03-3830-0028
　　　　　Email：co-mirai@f8.dion.ne.jp
　　　　　http://comirai.shop12.makeshop.jp/
振　替　　00150-1-553485
印刷・製本　シナノ印刷株式会社